江苏省高校优势学科建设工程项目资助

江苏省高校品牌专业建设工程资助项目

tiyu yundong shanghai fanghu

体育运动伤害防护

主　编　王国祥　　王　虎

副主编　鲍　捷　顾伟光　张洪涛

编　委（以姓氏笔画为序）

马国际　李爱萍　李盛村

吴　波　尚长景　宗增增

夏　华　雷园园

苏州大学出版社

Soochow University Press

图书在版编目(CIP)数据

体育运动伤害防护 / 王国祥,王虎主编. —苏州：
苏州大学出版社,2017.1(2018.6重印)
（体育类专业实验教学指导丛书）
ISBN 978-7-5672-2026-3

Ⅰ. ①体… Ⅱ. ①王… ②王… Ⅲ. ①运动性疾病－
损伤－防治 Ⅳ. ①R873

中国版本图书馆 CIP 数据核字(2017)第 010879 号

体育运动伤害防护

王国祥　王　虎　主编

责任编辑　施小占

苏州大学出版社出版发行
（地址：苏州市十梓街 1 号　邮编：215006）
常州市武进第三印刷有限公司印装
（地址：常州市武进区湟里镇村前街　邮编：213154）

开本 700 mm×1 000 mm　1/16　印张 18.75　字数 328 千
2017 年 1 月第 1 版　2018 年 6 月第 2 次印刷
ISBN 978-7-5672-2026-3　定价：45.00 元

苏州大学版图书若有印装错误,本社负责调换
苏州大学出版社营销部　电话:0512-67481020
苏州大学出版社网址　http://www.sudapress.com

编写说明

　　随着我国竞技体育和全民健身事业的快速发展,无论是专业运动员,还是体育运动的业余爱好者,参加体育运动的人群数量均逐年增加,随之而来的运动意外伤害、慢性运动损伤也越来越多。如何预防和处理各类运动损伤,已经成为体育类专业学生必须学习的专业知识和运动锻炼爱好者应该掌握的防护手段。

　　本教材与以往同类教材相比,更加突出各类体育运动项目的动作特征与人体解剖学弱点之间的内在联系,将各类体育运动项目的专项动作与人体各部位骨骼、关节、肌肉的功能解剖特征相结合,借鉴功能训练、人体动作筋膜链、动态神经肌肉稳定技术等多种现代运动学和康复医学的理念,强调了主动功能训练才是运动损伤防护的最佳途径,并从运动损伤发生机制、症状体征以及处理方法与措施等方面,对人体各部位常见运动损伤进行了详细介绍。教材共设 14 章内容,着重介绍了头部、躯干和四肢主要关节部位的 120 多种急、慢性伤病,知识内容不仅能完全满足体育类本科专业学生的教学需求,还可适用于专业运动员、教练员和体育教师进行学习和专业培训。

　　本教材编写过程中,刘文、孙慧珍、杨桃、高仁轩和马渊源等参与了资料收集和文稿整理等方面的工作,赵雨阳为本教材提供了动作展示模特照片,在此一并表示感谢。

　　尽管编者做了最大努力,力求准确无误,但由于水平有限,其中可能会有欠妥或疏漏不当之处,敬请读者指正。

编　者

2016 年 10 月

目 录

第一章 概 述

运动损伤与防护是运动医学的重要组成部分,其通过对损伤发生与发展规律的研究,提出有效的防护与康复治疗方案,尽可能减少运动中伤害事故的发生。随着现代竞技体育竞争的日益激烈,运动员训练的强度和难度也逐渐增大,随之而来的意外伤害及慢性损伤概率也逐年增加。近年来,全民健身普及,社会上马拉松跑团、羽毛球俱乐部的兴起及校园足球、篮球等各种运动项目的推广,使各类运动损伤的出现越来越多。在美国,50%以上的健身活动是在运动医学专家或者健身教练的指导下进行的,而我国得到健身指导的人群仅占总数的10%,加上一些原本应该具备相关运动防护知识的教师与教练员经验不足,以及部分医生只具备临床医学知识,不具备运动医学知识,未能完善地进行医务监督,导致运动损伤的发生率增高。学习研究运动损伤,就是帮助掌握运动损伤的发生与发展规律,了解损伤的防护与训练思路,降低运动损伤的发生率,了解损伤的康复治疗思路,提高运动损伤的治愈率。

第一节 运动损伤发生的原因

运动损伤发生的原因众多,从运动者本身来说,包括主观原因和客观原因两个方面。主观原因是由于运动员自身的不足所造成的,比如赛前准备不足、体能储备不足、技术动作不合理、精神不集中、选择与自身水平不符的难度动作或强度等。客观原因则包括运动项目的自身特征及其场地、器械、对手情况和医务监督缺乏等。可见,运动损伤的发生具有一定的规律性,掌握其发生的规律性,就可以把运动损伤的发生率降低到最低限度。

一、运动员训练水平不足

从运动训练学角度分析,训练学包括基础身体训练和专项技术训练两类。而运动成绩的获得需要运动员心理、技能、体能、战术、智能五个方面素质的综合应用。任何一个方面出现问题,就可能导致动作应用的不合理,出现运动损伤。从生理学的角度讲,运动动作技能的形成,是条件反射的建立过程。在这个过程中,若训练水平不够、动作要领掌握不好、战术运用不当、心里过于紧张、则会导致运动技能形成过程中条件反射的定型不能很好巩固,就容易发生意外伤害。

1. 基础身体训练

基础身体训练即身体素质训练,包括力量、速度、耐力、灵敏、协调等方面的训练。基础身体训练不足,是发生运动损伤的重要原因。

(1)力量训练 力量训练非常重要,分为绝对力量和相对力量。在高强度的身体对抗过程或者有爆发力的项目中,需要的是绝对力量;而在运动过程中对身体动作进行合理的控制,则需要相对力量。肌肉的弹性良好,绝对力量强,会使关节更稳定,不但能避免关节扭伤和关节脱位的发生,也会减少肌腱过度牵拉与磨损的概率。肌力的第三种决定因素——神经肌肉控制能力越强,相对力量就越强,对身体动作控制能力越强,则越不容易受伤。

(2)耐力训练 耐力训练是保证比赛顺利进行的关键,缺乏耐力而致伤的例子有很多,常常看到某些运动员,在比赛最后阶段受伤,大部分原因是由于耐力不足出现疲劳所致。疲劳时大脑皮层的活动处于抑制状态,致使已建立起来的条件反射受到影响,肌肉关节反应迟钝、动作表现不合理,失误增多,进而引发生物力学的代偿而致损伤的发生。

(3)速度训练 速度训练的不足也容易发生运动损伤。在一些高难度技巧类项目中,需要角速度腾空转体前必须要进行助跑或者助跳,当然这种助跑或助跳达到一定速度时和力量素质也高度相关,但是力量转化到速度或者速度耐力的表现不足会进一步影响到角速度,从而导致动作失误,增加了受伤的风险。

(4)灵敏与协调训练 灵敏与协调是所有运动项目的基础,这是由神经系统控制的结果。人体的运动,不是单纯的解剖学叠加,也不是单纯的生物力学杠杆原理,而是神经肌肉的控制能力。所有的动作受大脑三个水平的控制,即脊髓水平、皮质下水平和皮质水平,在大脑的三个水平分别处理原始反射、条件反射和意识控制三个层次信号,并且输出动作。这三个水平相互关联和影响,是建立灵敏和协调的基础,也是预防运动损伤风险的重要环节。

表1-1 中枢神经系统对肌肉控制的三个层次

位置	神经传导速度	神经肌肉控制	意识控制
脊髓	最快	无意识	无意识
皮质下	中等	自动化	潜意识
皮质	最慢	高级信号处理	有意识

2. 专项技术训练

专项技术训练水平不足,可以分为适合专项的生理生化代谢水平不足、专项发展的身体解剖学结构不足、完成专项技术动作的生物力学表现不足三个方面。各种违反了人体结构的特点、各器官系统功能活动的规律以及运动力学原理的专项训练,都是引发机体组织损伤的原因。动作是人类生长发育的核心,也是各运动专项的核心。动作功能不良的表现之一就是专项技术训练不足,容易导致运动损伤的发生。如果一个短跑选手改练长跑,他的生化供能水平则无法达到该项目要求,在中后期迅速地疲劳就容易导致技术动作变形而致受伤。同样现代五项项目大部分在游泳运动员中选才,虽然游泳和田径的供能类型相似,但是运动员的身材结构不一样、身体的生物力学发力特征不一样,使得运动员在田径项目上更容易发生疲劳,从而导致受伤。少年儿童或者大众健身的选手,由于未经过专业的技术动作培训,在健身过程中动作多数不合理,易产生各种错误动作而造成损伤。例如,排球传接球时,由于手形不正确引起手指扭挫伤;标枪投枪时的出手动作,要求肩关节急剧旋转,同时在枪"出手"时由于枪的反作用力会迫使前臂突然外展、外旋,如果在错误姿势下完成上述动作,就会引起肱二头肌长头腱滑脱,或引起肘关节内侧副韧带的损伤。

3. 心理状态调节

运动员的心理状态与运动损伤的发生也有密切的关系。运动员注意力不能集中、精神相对不安定、情绪低落、对训练及比赛缺乏自觉性和积极性,或持续的超负荷训练而产生身心疲劳,或过度紧张、高度兴奋、心慌意乱等心理状态都有可能增加运动员受伤的概率。当运动员不能有效地控制自己的情绪活动时,运动损伤的可能性也会随之增大。例如,往往有些运动员成绩提高后,骄傲自满,不听从教练员和医生的意见,疏于防护,易造成运动损伤的发生。培养运动员的良好的道德品质和严谨的组织性、纪律性,不但是提高运动成绩与在比赛中获胜的基本保证,也是预防运动损伤发生的重要环节。

4. 理解和执行战术的能力

赛前良好的理解和执行战术能力训练也是防止运动损伤发生的主要因素。由于许多人认为战略战术的理解和执行是教练员的事情,运动员更多的是关注表现个人技术,所以其容易被忽略。但是严格的理解和执行教练正确的战术,不但可以节省体能,而且能够降低损伤风险。如马拉松长跑时,由于体力分配不当,最后可能因过度疲劳而发生意外伤害;冰

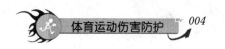

上速滑项目在超越时,超越的时间及地点选择不当而易滑倒致伤等,都与赛前战略战术的制定有关。

二、运动员的生理状态不良

运动员的生理状态不良,一方面是运动员的生物节律造成的,另一方面是长期的大负荷训练致运动性疲劳造成的。女运动员正好在生理周期时比赛,容易造成运动成绩下滑。长时间的大强度训练,导致运动员疲劳的积累,在监控时发现晨脉升高、晨尿中仍有尿蛋白甚至尿潜血,则会出现力量、动作精确度与协调平衡能力的显著下降,或者发生注意力减退、机体反应迟钝等,这些都是导致损伤发生的主要原因。当运动员疲劳后,即使平时非常熟练的运动技术动作都会发生变形,从而引起严重的损伤。因此,为了防止意外事故的发生,必须禁止在剧烈运动后,接着进行技术复杂和要求精确的动作。

三、准备活动不充分

运动前进行准备活动无论是对专业运动员,还是对体育爱好者都非常重要。准备活动的意义主要有三个方面。第一可以通过活动全身各关节肌肉提高肌肉温度,预防运动损伤。体育锻炼前进行一定强度的准备活动,可使肌肉内的代谢过程加强,肌肉温度增高。一方面可使肌肉的粘滞性下降,提高肌肉的收缩和舒张速度,增强肌力;另一方面还可以增加肌肉、韧带的弹性和伸展性,减少由于肌肉剧烈收缩造成的运动损伤。第二可以提高内脏器官的机能水平。内脏器官的生理惰性较大,即当活动开始,肌肉发挥最大功能水平时,内脏器官并不能立即进入最佳活动状态。在正式开始体育锻炼前进行适当的准备活动,可以在一定程度上预先动员内脏器官的机能,使内脏器官的活动一开始就达到较高水平。另外,进行适当的准备活动还可以减轻开始运动时由于内脏器官的不适应所造成的不舒服感。第三可以调节心理状态。体育锻炼不仅是身体活动,而且也是心理活动,现在越来越多的研究认为心理活动在体育锻炼中起着非常重要的作用。体育锻炼前的准备活动可以起到这种心理调节作用,接通各运动中枢间的神经联系,使大脑皮层处于最佳的兴奋状态从而投身于体育锻炼之中。

准备活动时间应当在 10～15 分钟左右,不合理的准备活动会增加损伤发生的风险。

1. 不做准备活动

许多教练员与运动员对准备活动不重视,认为准备活动可有可无,往往就忽略了准备活动,使得运动员在神经系统和其他各器官系统的功能在没有做好准备的情况下,就立即投入紧张的正式运动,肌肉、韧带的力量及延展性都不够,运动中肌肉相对弱链功能不良,身体协调性差,从而容易发生肌肉拉伤和关节扭伤。

2. 活动不充分

许多运动员对于准备活动的认识不够,认为只要有运动前的活动即可,往往准备活动不充分,导致神经系统和内脏器官不能充分动员,肌肉微循环状态不良引发收缩能力欠佳,力量不能很好发挥,动作协调性差,容易诱发运动损伤。

3. 运动量过大

许多运动员在进行准备活动时,对运动项目的供能方式认识不够,导致准备活动的运动量过大,机体容易提前出现疲劳,当进入正式运动时,身体机能未处在良好状态,容易发生动作失误而造成伤害。

4. 内容安排不合理

各专项运动均有其自身动作特点,均对应特定的损伤类型。比如田径运动中的跨栏,常见有腘绳肌的拉伤。如果在准备活动中不针对腘绳肌做专门的练习,则发生损伤的风险就会增加。因此准备活动时要着重对专项运动中容易出现损伤的部位进行相应防护,否则容易受伤。

5. 未掌握好准备活动时间

每个项目都有自己的供能方式,神经肌肉的激活也具有个体化周期。准备活动与正式训练或比赛的间隔时间过长,容易造成准备活动的效果下降,损伤风险增加。

四、比赛及教学的组织安排

环境因素是运动损伤发生的重要因素之一,现代训练不仅仅强调神经肌肉的控制能力,更关注环境对运动员神经系统及行为的影响。

1. 缺乏医务监督

在比赛或训练时缺乏医务监督,或因教练员、运动员不重视医生的意见,允许伤病或过度疲劳的运动员参加比赛或训练。现代高水平运动队中队医的意见越来越重要,在英超的曼城队,高水平球员每次上场前,教练都会收到队医递交的健康报告作为参考。必要的医务监督缺乏,不仅容易引起运动损伤或者使运动员原有的伤病加重,而且如果该运动员的身价昂贵,还会损害到国家或俱乐部的利益。

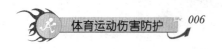

2. 不遵守训练原则

训练原则包括竞技需要原则、动机激励原则、有效控制原则、系统训练原则、周期安排原则、适宜负荷原则、区别对待原则、适时恢复原则等。在教学训练过程中,不遵守这些原则,不仅运动员的成绩不容易提高,而且运动损伤风险也会增加。

比如说竞技需要原则中,要求运动员从实践出发,科学安排训练的内容、方法、手段和负荷,这也是正确地完成技术动作的前提,也是预防损伤的关键。

系统控制原则和周期安排原则要求运动员按照运动训练的规律,按照生物节律的规律及竞技状态形成的规律,循序渐进地组织训练过程。一个动作技巧的掌握和规范需要经过一定的过程,人体的生物适应具有节段性,训练的效应具有不稳定性。因而在学习时,应当先学分解动作再学连贯动作、先学简单动作再学复杂动作、先学容易动作再学困难动作等,只有这样才能避免因动作错误而发生运动损伤。

区别对待原则和适宜符合原则要求教练员的训练计划针对不同性别、年龄和不同项目的运动员,根据其身体机能状态进行个体化差异训练。如果不加区别地给所有运动员同样大的运动量与强度,学习同样难度的动作,素质较差的运动员就容易受伤,而对已有损伤的运动员也势必加重伤病。

3. 缺乏运动防护

运动前队员伤病及运动状态的评估非常重要,准确的评估能够提前判断运动员损伤的易患情况,并且可以通过积极的准备活动、合理的运动防护来进行预防。若教练员或者运动员运动防护意识淡漠,则可能导致损伤发生。

4. 场地器材、天气等原因

场地器材不符合标准,如足球场地太硬且不平整,则容易造成运动员的踝关节和膝关节损伤风险增加;跳远比赛时沙坑内有杂物会造成运动员损伤风险增加;体操比赛时器械固定不良、质量欠佳容易造成体操运动员动作变形,发生损伤。

体育项目很多是在户外进行的。自然环境好坏不仅影响运动成绩,有时也是致伤是否发生的原因。雨后运动场地湿滑容易致滑倒,夏天气温太高易发生疲劳或中暑,寒冬气温过低易造成肌肉僵硬、动作不协调而容易导致运动损伤的发生。

第二节 运动损伤的特点与分类

一、运动损伤的特点

运动损伤的部位与运动项目、专项技术特点有着密切的关系。比如足球运动员常见的损伤部位是足踝,因为他们在比赛过程中足踝承担的任务不仅仅是对抗中的保持稳定,还有精细运动。每个项目都会因其自身的专项技术特点有其易伤的部位。总的来说,运动损伤的发生具有以下的普遍性特点。

1. 小伤、轻伤多

运动损伤发生时,严重的损伤很少,大部分属于"轻度"损伤。所谓轻度损伤,系指对一般骨外科常见损伤而言的,但对于运动员,则可能影响正常训练和比赛、降低竞技成绩,甚至断送运动生涯。虽然损伤较轻,但对运动员而言必须高度重视。运动损伤的治愈标准不能满足于症状的消除,而应使之恢复到损伤前的运动水平。

2. 软组织损伤多

运动损伤中以肌肉、筋膜、肌腱、腱鞘、韧带和关节囊损伤最为多见,其次是关节软骨、半月板、腕三角软骨盘、肩袖等损伤。这些损伤与运动项目及运动技术特点有关。

3. 慢性损伤多

慢性损伤多系积累性,或多次小伤所致,或大伤未彻底治愈而造成。慢性损伤常常反复发作,是困扰运动员的重要问题。

4. 复合性损伤多

运动时各个部位、各种组织可能同时发生损伤。坚持长年训练的专业运动员,往往有多处复合损伤。运动技术动作的不合理,或者局部的损伤造成其他部位运动动作的代偿模式,往往会引发新的损伤,所以复合性损伤非常多见。

二、运动损伤的分类

为了更好地理解运动损伤,对运动损伤进行快速的归类,有助于指导防护与康复治疗的思路。主要见于以下分类方法。

(一)按损伤时间分类

1. 急性损伤

指瞬间遭到直接暴力或间接暴力造成的损伤。任何急性损伤都有明显的受伤原因、受伤机理、同时有不同程度的功能障碍,这种功能障碍也许会影响训练,甚至影响生活。如田径运动员比赛过程中造成的腘绳肌拉伤、足球运动员在比赛过程中的踝关节扭伤都属于急性损伤。

2. 慢性损伤

是指由于急性损伤处理不当转化而来的陈旧性损伤,或者局部过度负荷而多次微细损伤积累而造成的劳损,这种损伤在运动损伤中较多见。如:举重运动员长期超负荷的练习造成腰背肌劳损、网球运动员的肘关节外侧疼痛、足球运动员的足背隆起症等。在某些时候,慢性损伤也可以因为运动不当转化为急性损伤。

(二)按损伤轻重分类

1. 轻度损伤

损伤症状轻、经过适当处理能够迅速重新上场,恢复也比较快。一般这类损伤既不会影响日常活动,也可以进行运动训练。比如对抗性项目中大腿肌肉被别人踢伤,经过冷敷立刻可以上场比赛,但需要注意的是由于腿部疼痛,会引发动作模式的代偿,从而造成其他部位的损伤风险加大。所以即使是比较轻微的损伤,也值得关注。

2. 中度损伤

损伤时症状较严重,经过紧急处理无法坚持比赛,在日常活动中虽然功能不受影响,但是也会伴有疼痛等症状出现,恢复时期较长,如治疗不及时容易引起后遗症或转为慢性损伤。此类损伤发生时,运动员一般不能按训练计划完成训练,需要停止患部练习或减少患部活动。

3. 重度损伤

损伤时症状较重,完全不能坚持比赛,且需要医疗介入。这类损伤不但影响训练计划的实施,还影响了运动员的日常生活活动。此类损伤常常伴有较为严重的并发症。

表 1-2　损伤程度对运动训练及日常生活活动的影响

损伤程度	日常活动	运动训练
轻度损伤	不受影响	不受影响
中度损伤	不受影响,但会引发不适	无法训练
重度损伤	完全影响	无法训练

(三)按损伤部位分类

运动损伤部位与运动项目、技术动作特点有明显关系。如胫骨粗隆骨软骨炎,多发生于青少年足球运动员,由于在足球训练或比赛中,快速而强有力的踢球动作,需要股四头肌的收缩伸直膝关节,使膑腱受到牵扯而引起。肱骨内、外上髁疼痛,多发生于网球、标枪运动员,由于网球运动员在"反拍"回击急球或"高压"扣杀时,球的冲力和球拍的重力,作用手伸腕或屈腕肌群,将该肌群牵扯致伤,标枪运动员的受伤机理与此类同。从解剖角度可分为骨性损伤、关节损伤、软组织损伤等,其中软组织损伤占第一位(51.12%),关节损伤占第二位(34.57%),骨性损伤占第三位(10.88%)。

1. 软组织损伤

软组织损伤以急性损伤的形式较多见,在各类项目中均可发生。如皮肤擦伤裂伤、肌肉挫伤拉伤、肌腱拉伤断裂等。其中肌腹拉伤占全身各种损伤比例第一位(27.79%),主要发生在腰骶、臀、大腿等肌肉较多的部位。肌腱损伤占7.55%,主要发生在小腿、肩等部位。肌腱骨膜附着处损伤占6.81%,主要发生在膝、臀等部位。腱鞘损伤占5%,主要发生在足踝、手腕等部位。软组织损伤治疗不当很容易转为慢性损伤,其主要的病理变化是纤维结缔组织的创伤性炎症及变性。其中,发生在腱止装置部分的微细损伤,俗称"末端病",是治疗最困难的运动损伤之一。脂肪组织及滑囊也可属于软组织范围,多是由于慢性微细损伤而引发的炎症。例如,膝的脂肪垫损伤、膝外侧疼痛综合征等。

2. 关节与软骨损伤

关节损伤主要分关节的病理损伤与结构性异常两种,其中关节囊韧带损伤占全身各种损伤比例的25.25%,主要发生在足踝关节、手腕关节、膝关节等部位。结构性异常,如脱臼,有外伤性和习惯性两类。脱臼或韧带损伤后治疗不当,可以引发关节不稳。关节不稳在运动员损伤中发病较多,其诱因繁多而治疗较为困难,常常严重影响运动员的成绩及训练。

软骨损伤除急性损伤多见于膝关节半月板的损伤外,其他部位以慢性损伤居多。慢性损伤大部分系逐渐劳损所致,主要病理表现为软骨的退行性变。如髌骨软骨病、各个关节的创伤性骨关节病等。由于软骨损伤是影响运动员健康、妨碍成绩提高与运动寿命的最为严重的损伤种类,故必须注意预防。

3. 骨组织损伤

骨组织损伤最常见的是骨折及疲劳性骨膜炎,其中骨膜损伤较多,占总体损伤的5.39%,主要发生在足踝、腰骶等部位。骨折次之(2.94%),主要发生在手腕、足踝、肘关节等部位,对于这一类损伤的防治,一般采用改变训练方法、减轻或停止局部负担等方式,多可不直接影响训练而自愈。但是,发生在胫骨下1/3的疲劳性骨折,一般愈合困难,发生后应该完全停训。

骨劳损的另一类型是骨软骨炎。如胫骨结节骨软骨炎、跟骨骨骺炎、肱骨小头骨骺炎、髂骨坐骨骨骺炎、足跗舟骨损伤、脊椎椎体骨骺炎、手腕骨的骨软骨炎、耻骨骨软骨炎等。由于目前竞技体育训练多从儿童时期就已经开始,针对儿童的骨骼发育特点,各种骨化中心慢性损害的防治,必须予以重视。

4. 神经损伤

神经损伤包括中枢神经损伤及周围神经损伤。中枢神经损伤以脑组织慢性微细损伤最为常见,如拳击引起的"击醉病",即为脑组织软化等所造成。运动训练或比赛造成的周围神经的损伤也比较多见,特别是近年来随着临床诊断技术的提高,可以确诊的病例也越来越多。如乒乓球、游泳的肩过度外展综合征,射击、自行车运动员的尺神经麻痹以及举重、排球运动员的肩胛上神经损伤等比较常见。

5. 内脏损伤

此类损伤较少,但严重影响运动训练。多由于运动员身体间相互对抗,或身体与器械的直接撞击而引起。

第三节　运动损伤的预防与治疗原则

一、运动损伤的预防原则

减少运动损伤的发生,关键是能够遵循运动损伤的预防原则,针对不同项目而充分了解其易发损伤的预防方法。这就要求教练员、医生、科研人员及运动员本人必须掌握相应的预防知识,在运动训练中必须遵循下列原则。

1. 加强全面系统的训练,提高机体对运动的适应能力

对不同运动项目要注意容易损伤部位及相对薄弱部位的训练,是预防运动损伤的一种积极手段。其中主要的训练是加强肌肉力量的训练,加强对身体控制能力的训练。机体的控制和协调能力差常常会造成损伤,如运动员中常见的腰背痛、腰肌劳损,常常是因背伸肌与腹肌的肌力

比失衡而造成的。因此,有人提出为防止腰部肌肉伤病的发生,结合运动员呼吸模式的腹肌控制训练是非常必要的。再如,膝关节伸肌群(股四头肌)和屈肌群(股二头肌、半腱半膜肌、小腿三头肌等)的肌力不协调,常造成股后肌的拉伤或膝关节损伤等。

2. 科学合理地安排运动量是预防运动损伤的有效方法

必须有一套科学的训练方法,盲目追求大运动量的训练,必然导致运动损伤的发生。科学训练具有五大要素:全面性、渐进性、个体性、反复性、意识性。全面性是指要全面系统训练;渐进性是指训练负荷要逐步加大;个体性是指训练时必须因人而异,性别、年龄、体力、技术熟练程度不同,训练量和训练内容、方法亦应不同;反复性是指运动员通过反复训练,建立起相应的条件反射;意识性是指教练员、运动员必须掌握运动项目的不同会相应带来哪些不同的运动损伤,做到心中有数,事先加以防范。

3. 充分做好准备活动和放松活动

在训练、比赛或体育课之前,做好充分的准备活动,运动以后做好放松活动,是预防运动损伤的重要手段。训练比赛前的准备活动,不但能使基础体温提高、深部肌肉的血液循环增加、肌肉的应激性上升、关节柔韧性增大,亦能调整赛前心理、减轻紧张感和压力感。从损伤预防来讲,放松活动和准备活动是同等重要的。放松活动是一种消除疲劳、促进体力恢复的良好方法。从预防损伤的角度看,它同运动前或赛前的准备活动同样重要。放松应包括慢跑、呼吸体操及各肌群的伸展练习。剧烈运动后进行放松,可使心血管系统、呼吸系统仍保持在较高功能水平,有利于偿还运动时所欠的氧债,改善肌肉血液循环,减轻肌肉酸痛和僵硬程度,消除局部疲劳,对预防运动损伤发生有良好作用。

4. 加强运动中的保护与帮助

运动的保护或帮助方法不当、缺乏保护与帮助,常会引起运动损伤。运动中适当的保护与帮助可增强运动员的信心,避免一些意外事故的发生。同时运动员还应学会各种自我保护的方法。例如,从高处摔下或落地时必须双腿屈膝并拢,使双腿相互保护,以免扭伤膝关节和踝关节。当重心不稳快要摔倒时,要学会各种滚翻动作,以缓冲与地面的直接撞击,如跳伞落地或排球救球时常常要做后滚翻,切忌直臂撑地等。

此外,普通健身人群和运动员还必须学会正确使用各种保护支具。使用保护支具可根据运动项目容易受伤的部位进行选择。例如,预防"足球踝"的绷带裹扎法;为防止手及腕损伤,拳击运动员必须用绷带裹手;防止足弓下陷的粘膏支持带及防止腰伤的皮围腰;等等。这些保护支持带也可用于症状不严重的轻度损伤,在训练和比赛前进行防护。

5. 加强运动员的医务监督工作

定期并按需要进行体格检查,应该特别根据运动专项的发病特点及部位进行仔细检查,以早期发现各种劳损性损伤,必要时应定期做 X 线检查。通过体检发现潜在性疾病并及时给予治疗。选拔新运动员时,必须进行详细的伤病检查。对不能从事大运动量训练的伤病或先天畸形,或从伤情特点来看恰好是本专项多发病,从治疗的角度来看较困难或需要时间较长的这一类运动员不宜入选。例如,有髌骨软骨病的新运动员不宜参加篮球、铁饼、跳高等运动,椎板骨折者不宜参加举重与体操等。

加强运动员自我监督,促使运动员关注获得训练和比赛过程中自身反应最直接的资料并反馈,对于教练员调整训练计划、安排运动量、预防运动损伤具有重要意义。其内容除包括一般所熟知的内脏器官的机能自我检查方法之外,还应根据不同项目的特点及外伤发病规律,制定一些特殊的自我监督方法。例如,易损伤肩袖的项目应每日做肩的反弓试验(肩上举170°时再用力后伸),出现疼痛即为(+);易患髌骨软骨病的运动项运动员应于开始运动时做单腿半蹲站起检查,出现膝痛或膝软征象的即属(+);易患胫腓骨疲劳性骨膜炎、足屈肌肌腱腱鞘炎者应每日做"足尖后蹬地试验",伤部出现疼痛即为(+)等。出现以上阳性反应之后,运动员应立即就医仔细检查,并根据伤情的轻重重新安排训练计划。

6. 建立队医、教练、运动员预防运动损伤的协作关系

运动员应该了解运动项目可能发生损伤的机制,对可能出现的损伤有一定的心理准备,增强预防损伤和自我保护的意识。竞技运动教练应该提高预防损伤的意识,科学训练并做好保护工作。队医必须掌握运动外伤的处置和保健知识,负责急救、协助检查运动强度的大小,并做好医务监督。同时运动队应该经常举行有关体育理论和运动损伤知识的讲座和讨论,建立医师和教练员相互学习的制度。建议医师和教练员结合本队的损伤发病情况,理论联系实际进行分析讨论,这样将有助于双方理论水平的不断提高,统一认识,进一步融洽协作关系。

二、运动损伤的治疗原则

运动损伤分急性损伤和慢性损伤,根据损伤的急、慢性不同,处理原则亦不太相同。如急性损伤的处理原则为早期止血、消肿,现多主张伤后

即刻局部冷敷,晚期消除炎症及瘢痕,多以热敷理疗为主;慢性损伤的处理原则主要是对症治疗,减轻疼痛、恢复功能。

（一）急性损伤

1. 肌肉拉伤

损伤特点：肌肉主动强烈的收缩或被动过度的拉长所造成的肌纤维微细损伤、肌肉部分撕裂或完全断裂,在运动员中较常见。肌肉拉伤的病理变化主要是炎性反应、水肿、有时可出血。肌肉拉伤后伤处疼痛、压痛、肿胀、肌肉紧张或痉挛,触之发硬;受伤肌肉主动或被动拉伸时,疼痛加重;皮下瘀血、运动功能障碍、肌肉出现收缩畸形。肌纤维部分断裂时,伤处可摸到凹陷;肌腹中间完全断裂时,出现双驼峰畸形;一端完全断裂时,肌肉收缩呈球状畸形。

治疗原则：肌纤维少量断裂或损伤较轻时,应及时停止运动,并立即冷敷,可用冰块冷敷或冷水冲洗 15～30 分钟以使小血管收缩,减少局部充血水肿,并加压包扎、抬高患肢、局部制动,切忌搓揉按摩及热敷。24 小时后可使用外用止痛药、外敷中药、痛点封闭。48 小时后可行理疗按摩处理。肌纤维大部分断裂或完全断裂时,经加压包扎等急救处理后,应尽快送往医院,及早做手术缝合。此外非甾体化合物抗炎药物的应用对于伤后数天内缓解炎性反应与疼痛有一定帮助,虽然口服皮质激素亦可控制炎症,但其短期应用后对青少年可产生副作用,所以不宜作为首选药物应用。在开始的时候为了减轻疼痛,可进行局部制动,但长期的制动则不利于组织愈合,甚至产生肌萎缩与力量减弱,这一点必须加以注意。

2. 肌肉挫伤

损伤特点：由于身体局部受到钝性外力打击或关节部位突然过猛扭转而引起的软组织损伤。轻度损伤局部仅有疼痛、压痛、肿胀、功能障碍;重者可因皮下出血形成血肿或瘀斑,疼痛和功能障碍明显。其病理变化与肌肉拉伤有所不同,早期组织变化为血肿形成与炎性反应,然后由致密结缔组织的瘢痕取代血肿,甚至可出现异位骨化。常见于股四头肌和胫骨前肌。肌肉挫伤在对抗性运动项目中经常发生,如足球比赛中,运动员大腿前外侧经常被顶撞,引发挫伤。

治疗原则：轻度损伤不需特殊处理,经冷敷处理 24 小时后可用活血化瘀酊剂,轻手法理疗。较严重的扭挫伤,经冷敷处理后外敷新伤药,加压包扎、抬高患肢,同时给镇静止痛药;如合并骨折,固定后应立即送往医院,进一步处理。损伤早期一般禁忌按摩疗法,因为按摩可能会造成更多的内部组织出血。在无疼痛的状态下,鼓励病人早期活动,可促进挫伤的肌肉组织愈合。

3. 血肿

损伤特点:血肿多数是由于外伤直接形成的闭合性损伤,常常合并挫伤。其基本病理是组织内出血,出血压力推开组织而形成一个局限性空间,组织局部出现波动是血肿的基本表现。血肿位置浅表时很容易诊断,但位于肌肉组织间的血肿有时难以判断,抽吸检查十分必要。

治疗原则:早期采用冰袋和绷带压迫包扎。出血较多时可穿刺抽出积血,排出已出的积血,对促进出血的吸收、加速损伤组织的愈合有非常重要的意义。穿刺应严格无菌操作,局部制动,避免剧烈活动,不可按摩,以免加重出血。

4. 韧带损伤

韧带损伤是指韧带因受暴力引起过度牵伸,导致不同程度的韧带纤维及其附着处的断裂。韧带连结于骨与骨之间,其主要功能是维持关节的稳定性,保护关节在生理范围内活动。当外力所致的关节异常活动,超越韧带所能承受范围时就会发生韧带损伤。根据韧带的损伤程度,韧带损伤可分为三度。

Ⅰ度损伤:即轻度损伤。韧带只有部分纤维被拉断,局部有轻度出血,没有明显功能丧失,检查时韧带功能没有减弱。Ⅰ度损伤在治疗方面,由于韧带在功能上减弱不明显,一般只需要对症治疗,不需严格固定,但也仍应引起重视,不能使关节负重运动。

Ⅱ度损伤:即中度损伤。韧带部分断裂,并存在一定程度的功能丧失。其撕裂的程度可小可大,功能的丧失亦随撕裂程度有所不同。Ⅱ度损伤必须强调伤肢的保护,将伤肢制动在不使韧带受到牵伸的位置,使韧带挫伤端不至于受力而回缩分离,并使组织撕裂部分在愈合过程中,通过正常疤痕组织的连结而取代。如果撕裂严重,韧带大部分断裂,没有及时的制动的情况下,则在愈合过程中将形成永久性的大块疤痕,使韧带的张力减低,成为该段韧带的薄弱点,以后在运动中很容易再度导致损伤。

在Ⅱ度损伤中,韧带未完全断裂,其残留部分可稳定关节结构。断裂韧带虽然并未过度回缩,但其愈合时间与完全断裂相似,大约需要 6~10周,甚至长达 4 个月。一般经过非手术治疗后,病人局部疼痛、瘀血、肿胀,在 2~3 周可逐渐消退,关节可无痛完成正常关节活动,但关节不稳定风险加大。运动员韧带损伤后,经过及时合理的早期治疗,病程进展顺利,损伤愈合状态良好,但因制动的时间过短或运动员过早参加了专项训练,会导致关节过度不稳定使得整个疗程延长,甚至引发再度损伤,出现更严重的韧带Ⅲ度损伤。

Ⅲ度损伤:也就是重度损伤。是指韧带完全断裂并完全丧失其功能,是在韧带本身或韧带从骨端上撕裂下来,甚至带有一小片骨组织,即韧带撕脱骨折。这种损伤往往韧带断端呈现出显著分离、回缩现象。由于能否有效地愈合取决于断离的韧带端是否能对接,所以将韧带断端复位对合是治疗的关键所在。Ⅲ度损伤必须在住院早期手术治疗,术后还需要外固定治疗。

表1-3　韧带损伤处理原则

韧带损伤	撕裂程度	处理原则
Ⅰ度损伤	极少量撕裂	运动防护、功能训练
Ⅱ度损伤	部分撕裂	康复治疗、运动防护、功能训练
Ⅲ度损伤	完全撕裂	手术、康复治疗、运动防护、功能训练

5. 关节扭伤

损伤特点:在外力作用下,关节发生超常范围活动时,可引起关节囊或韧带损伤,称为关节扭伤。轻度的关节扭伤,仅使关节囊和韧带的少量纤维撕裂。严重者则使纤维完全断裂,同时合并关节脱位和滑膜的损伤。

处理原则:单纯性关节扭伤若只有部分纤维撕裂可按软组织损伤处理,立即采用冷敷、加压包扎、外敷中草药等方法。48小时后可以进行理疗,康复治疗手法及功能训练。当关节的肿胀和疼痛减轻之后,在加强运动防护的前提下,尽早进行结合运动专项的伤肢功能锻炼,以防止组织粘连。功能锻炼应把握好时机,如果运动过早,会使急性扭伤变成慢性损伤,形成关节囊增生、关节肿大,经常疼痛而影响正常功能。

6. 骨骺损伤

损伤特点:骨骺损伤多发生于青少年,从解剖上骨骺可分压力型骨骺和牵拉型骨骺两大类型。压力型骨骺位于长骨的骨端,承受由关节传来的压力,是一个关节骨骺,其骺板主管长骨的增长,它的损伤多见于关节内。牵拉型骨骺损伤多发于关节外的肌腱附着点等部位。骨骺损伤可分为急性骨骺损伤和慢性骨骺损伤。急性骨骺损伤,在牵拉型骨骺中,多为骨骺撕脱分离;压力型骨骺多为骨骺骨折或分离。慢性骨骺损伤可引起骨软骨病,压力型骨骺以骨坏死、囊变、碎裂及变形为主。骨骺损伤可以引起继发畸形，导致较为严重的骨关节功能障碍，其预后与严重程度和骺板的生长潜力有关。骨骺损伤可出现局部疼痛、压痛、肿胀，或有畸形，功能障碍。X线检查可以显示其异常改变。

处理原则：急性损伤治疗应准确复位，复位后制动固定，处置中不可加重骺板损伤，并应做到随访观察。慢性损伤应避免活动、局部制动、适当休息，并采用热敷、理疗等方法。

7. 关节脱位

损伤特点：关节脱位是指关节面失去正常的对应结构，也称脱臼。脱位后由于关节面位置异常，导致关节功能丧失；关节脱位常伴有软组织的损伤、出血或周围神经卡压症状，引起受伤关节疼痛、压痛和肿胀；关节脱位后，肢体的轴线发生改变而形成畸形。

处理原则：一旦发生关节脱位，应嘱咐患者保持安静、不要活动，更不可揉搓脱臼部位。如有整复技术可就地整复，如无整复技术，不可随意试探性整复，以免加重损伤，应立即在脱位所形成的姿势下固定送往医院。如肩关节脱位，可把患者肘部弯成直角，再用三角巾把前臂和肘部托起，挂在颈上；如肘关节脱位时，用铁丝夹板弯成合适的角度，置于肘后，用绷带缠稳，再用三角巾把前臂悬挂于胸前；如髋关节脱位，则应立即让患者躺在软卧上并送往医院。

8. 骨折

损伤特点：骨折指骨小梁的连续性遭到破坏的损伤。可分为闭合性骨折和开放性骨折及复合性骨折。骨折后可出现疼痛、压痛、叩击传导痛、畸形、肿胀及皮下瘀血，功能丧失，可出现假关节活动、骨擦音。

处理原则：闭合性骨折骨折后肢体不稳定，容易移动，会加重损伤和剧烈疼痛，可找木板、塑料板等将肢体骨折部位的上下两个关节固定起来。以小腿骨折为例：首先要让患者处于静止状态，立刻找 2 块小木板固定，无木板的情况下，用树枝、竹片代替，布条或绳索 4 根。材料备齐后，将夹板分别置于小腿内外两侧，上至大腿下部，下达足跟部，用布条分别在膝上、膝下和踝部缚扎固定，然后将伤腿与健腿捆绑在一起后立即送医院处理。如一时找不到外固定的材料，骨折在上肢者，可固定于躯干上；骨折在下肢者，可伸直腿，固定于对侧的肢体上。怀疑脊柱有骨折者，需尽早卧在门板或担架上，不能抬伤者头部，以免脊髓损伤或发生截瘫，躯干四周用衣服、被单等垫好，不致移动。昏迷者应将头转向一侧，以免呕吐时将呕吐物吸入肺内而引起窒息。开放性骨折首先按照开放性伤口处理原则,应用消毒纱布或相对较干净的敷料对伤口做初步包扎、止血后,再用平木板固定送医院处理。不能用手将断端还原,以免引起骨髓炎。患者一旦出现开放性骨折应尽快进行手术治疗,并使用抗生素和破伤风抗毒素。一般情况下,骨折的患者被送往医院,经复位、石膏或夹板固定等方法后多可逐渐康复。但患者在治疗的过程中,一旦发现骨折部位的皮肤由红变紫或起水疱、活动时疼痛剧烈或感到麻木时,一定要请医师检查,以免出现严重的后果。

9. 出血

出血是损伤中的常见并发症,大血管及心脏的损伤出血,可在短时间内死亡。中等量出血,可因急性失血而导致休克或加重休克,若能及时、准确地判断并进行有效的止血,往往可挽救伤员的生命。出血时要能够判断出血的部位、性质和失血量。

(1)出血部位的判断。出血部位分为体表出血、胸腔出血和腹腔出血三种类型。

体表出血:出血从体表伤口流出,可以直接看到。体表出血以四肢为多见。

胸腔出血:胸部损伤时多伴有胸腔内出血,其出血来源为胸壁的肋间血管、胸廓内血管及心、肺、纵隔的血管损伤。少量出血时可无明显症状,但立位胸X线透视或胸片可见肋膈角变钝或被充盈。中量出血时有失血性休克表现,伤侧胸部饱满,肋间隙增大展平,呼吸运动减弱,叩诊呈实音,呼吸音消失,气管、心脏向健侧移位;立位胸X线透视或胸片可见阴影达胸腔中部。大量血胸时纵隔明显向健侧移位,伤员严重胸闷及胸痛,重度休克;呼吸困难、发绀,颈静脉怒张;X线胸片可见伤侧肺部完全萎陷。

腹腔出血:腹部损伤时可伴有腹腔内出血,腹腔内出血多为实质性脏器破裂所致。除肝、胰损伤时有胆汁或胰液进入腹腔,腹痛剧烈外,一般疼痛均较空腔脏器破裂者为轻。腹腔出血刺激腹膜产生的腹痛,多在伤后立即发生,若积血刺激膈肌,则产生肩部放射痛。腹痛为持续性,伴有阵发性加剧。腹腔出血较多时,可有腹部膨隆和移动性浊音,少数有液波感。在破裂脏器区域有明显的压痛及叩击痛,出现刺激性腹膜炎时,则有明显的板状腹和反跳痛。腹腔穿刺可获血液或血性液体。

(2)出血性质的判断。损伤出血的性质分为动脉出血、静脉出血和毛细血管出血三种。

动脉出血：动脉血管内压力较高，出血为喷射状，发生在血管断裂的近心端，随心脏搏动而增加，血液呈鲜红色。

静脉出血：多为持续性缓缓均匀地溢出，发生在血管断裂的远心端，呈暗红色。若大静脉破裂出血，往往随呼吸运动而改变，吸气较缓、呼气较快。

毛细血管出血：呈渗出状或像水珠样流出，血液颜色为鲜红色，常能自行凝固止血。

（3）失血量的判断。失血量的多少应根据伤情和伤员的临床表现来判断，一般分为少量、中量和大量失血。

表1-4　失血量的判断

失血程度	失血量	患者表现	脉搏	血压
少量失血	500mL 以下	正常	正常	正常
中量失血	500mL ~ 1000mL	烦躁不安或表情淡漠，面色苍白或口唇发绀，肢冷	100 ~ 120 次	血压下降，收缩压在 12kPa 以下
大量失血	超过 1000mL	神志模糊或躁动不安	微弱或摸不清	血压下降，收缩压在 7kPa 以下，甚至测不到

出血的处理原则：如果出现体腔出血，无论轻重，都需要紧急送往医院处理。如果是体表出血，则可以通过按压的方式急救暂时止血，主要适用于动脉出血。施术时，即用手指重按于出血点近心端的动脉使出血停止。常见出血部位的指压法如下：

①头顶部出血指压法：用拇指寻准伤侧耳前的下颌关节上方颞浅动脉进行压迫，即可达到止血的作用。

②面部出血指压法：用拇指或其他指端，在伤侧下颌角处寻准面动脉进行按压。

③头颈部出血的指压法：用拇指在伤侧胸锁乳突肌中点前缘，寻准颈总动脉并向后压于第5颈椎横突上，但不得同时压迫两侧颈动脉。

④肩部出血指压法：于伤侧的锁骨上凹，将锁骨下动脉向下压于第一肋骨上。

⑤上肢部出血指压法：用拇指在上臂内侧中点即肱二头肌内侧沟寻准肱动脉，并压于肱骨上。

⑥手掌部出血指压法：用双手拇指分别在伤肢腕部的两侧寻准尺、桡动脉，并按于尺、桡骨上。

⑦ 手指部出血指压法：将拇指与食指分别紧捏于伤指两侧的近心端的动脉。

⑧ 下肢部出血指压法：在伤肢的腹股沟中点稍下方寻准股动脉，并用拇指重压在股动脉上。

⑨ 足背部出血指压法：用双手拇指在伤足的背部和足内踝后部寻准足背动脉及胫后动脉，进行按压止血。

⑩ 足趾端出血的指压法：将拇指与食指分别紧捏于伤趾两侧的近心端的动脉。

此外还可以采用加压包扎止血法：用纱布、棉花等做成软垫，直接放在伤口上，再用绷带加压包扎而达到止血目的。包扎时要注意垫子的清洁，以免污染创面。若创口在关节屈侧，放软垫后将肢体弯曲包扎。包扎材料亦可用三角巾、四头带等。

（二）慢性损伤

慢性损伤有的是由急性损伤治疗不当转变而来，有的是在长期运动中不断劳损，由小损伤逐渐积累而成的。常见的慢性损伤有腱鞘炎、滑囊炎、末端病、腰肌劳损及关节退变、疲劳骨折等。

1. 腱鞘炎

损伤特点：腱鞘炎为慢性劳损所致，主要多见于举重、体操、摔跤、柔道等运动员。腱鞘比较坚韧，其功能主要是将肌腱约束在骨面上一定位置，使人体的长肌腱在越过活动度较大的关节屈伸面时，防止肌腱弹出和向侧方滑移。腱鞘外层为纤维鞘，两端附着于骨。内层为滑膜，它能减少肌腱与腱鞘间摩擦力。但肌腱与腱鞘间长期反复或强力的摩擦，会使两者均发生损伤而水肿。腱鞘炎、肌腱炎发生时，腱鞘和肌腱所在的鞘管内容物相对增多，变得相对狭窄，压迫其中的肌腱而出现疼痛等各种相应的症状。

处理原则：腱鞘炎发病早期应注意患肢休息、局部制动、理疗，直到症状完全消失。常规物理治疗无效时，可进行局部封闭，以减轻局部炎症反应。对于病情严重、疼痛剧烈而影响训练者，一般实施腱鞘松解术，或切除部分腱鞘等手术治疗。

2. 滑囊炎

损伤特点：滑囊炎是运动员最常见的伤病之一，多由慢性劳损引起。滑囊是结缔组织中的囊状间隙，其位于皮下、筋膜、肌肉、肌腱和骨骼之间。滑囊的主要作用是减轻摩擦力。人体凡在摩擦频繁、压力较大的部位几乎都有滑囊的存在。运动员由于长期大负荷的训练,造成局部长期反复用力的摩擦和压迫,引起滑膜水肿、充血、滑液分泌增多而使滑囊充盈,进而导致囊壁增厚或纤维化。

处理原则:滑囊炎治疗较简单,只需抽吸滑液,注射普鲁卡因及小量的松龙类药物于滑囊内,并加压包扎,使滑囊萎缩即可治愈,但容易复发。对于反复发作,影响训练或日常生活者,应考虑手术切除病变的滑囊。

3. 疲劳性骨折

损伤特点:疲劳性骨折是由慢性损伤累积所造成,见于长期高强度训练的运动员。最常见于15~16岁的青少年运动员。

处理原则:疲劳性骨折常发生于下肢,这是一种不完全骨折,往往骨折时愈合亦同时进行,所以一般只需停止训练,休息3~5周即可,大多不需要复位和石膏固定。有时可用弹力绷带包扎使患部休息、消肿。对骨折严重者,或不能保证停止剧烈活动者,可用石膏外固定,以防再次损伤而变成完全骨折。疲劳性骨折的预防非常重要,特别是青少年在训练时,要循序渐进,逐渐增加运动量,训练前应做充分的准备活动。训练时要掌握要领,训练后应做适当按摩、热水浴等,以放松肌肉解除疲劳。

4. 骨软骨炎

损伤特点:多发生于膝、踝、肘等关节,是由于损伤或劳损使骨骺血液供应障碍引起缺血坏死。软骨碎块从其基底组织分离,分离层由肉芽组织充填,分离下来的骨块缺乏血液供应而坏死。常见于青少年运动员,男性较多。多有关节不适、疼痛、渗出、肿胀,或引起功能障碍,甚至引起关节交锁或打软。

处理原则:治疗可采用肌效贴局部运动防护方法,加强关节周围肌肉力量练习,理疗热敷、对症治疗。可投以中药、维生素、钙制剂等。碎片脱离、关节交锁或功能障碍,可手术取出游离体。

5. 肌肉痉挛

损伤特点:属于常见运动损伤之一,应排除全身疾病,较常见的原因是肌肉受打击而引起轻度出血,或由于过度使用或过度牵拉,或抗阻力肌肉用力收缩而引起劳损所致。也可由于出汗太多,体内盐分丢失,见于高温或烈日下长时间训练或比赛者。或者温度变化太大,突然受凉。也可由于局部血液循环障碍,比如小腿缠缚过紧,局部废物不易排泄,氧气供应不足,二氧化碳含量增加等。肌肉痉挛常为某肌肉整体发生,多见于腓肠肌、腘绳肌、颈、背、手足内在肌等。

处理原则：以手法按摩及拉伸为主。一是沿痉挛肌肉的长轴作稳定平缓的牵拉并维持不动，如小腿腓肠肌痉挛，使足被动地背伸达 90°，按住不动持续稳定牵拉即可解除痉挛。二是使该肌肉处于放松体位，做轻柔缓和的揉、滚、捏拿、按摩等手法。还可配合物理治疗，如热敷、透热疗法，适当休息，补充盐分等。经常发生肌肉痉挛的运动员，平时应逐渐进行一些抗阻力练习，可有助于预防肌肉痉挛。

6. 神经损伤

损伤特点：神经损伤经常发生在肘部的尺神经、腓骨小头后的腓总神经、上臂的桡神经和肩部的腋神经，常由于直接打击、挫伤及牵拉伤引起。多为一过性，立即发生"局部电击式休克"样感觉，继之麻木疼痛，数分钟后逐渐恢复。若损伤严重，神经和神经鞘内肿胀、水肿、充血，可在神经支配区引起持续性疼痛或不适。若损伤了神经纤维，其支配区肌肉也可能出现麻痹、瘫痪。早期症状可为麻木、疼痛，继而肌肉无力以致功能完全丧失。如腓总神经损伤，则足下垂；尺神经损伤则手内在肌萎缩及功能丧失。

处理原则：采用合理的物理疗法后神经损伤多数可以逐渐恢复，若配合针灸，给予能量合剂、神经生长因子治疗，则可加速神经损伤的恢复。若伴有肌肉瘫痪者则应用石膏或支架托扶肢体。个别严重者需手术探查，进行松解术。若肯定神经断裂，则应早期进行手术修补。

第二章 运动损伤的生物学基础

　　运动与运动器官的形态和功能,是互相制约、互相促进的。在人体日常生活和运动训练过程中,充分使用的器官一般发育良好、功能增强;使用不充分的器官往往发育不良、功能减弱。前者反映机体对运动的适应,后者则是失用或废用的结果。只有对上述正负两种效应有正确理解和认识,才能充分了解运动损伤的发生发展规律,掌握必要的预防手段及合理的训练方法,从而降低运动损伤的发生率。

第一节 肌 肉

一、骨骼肌的结构

　　骨骼肌多数借肌腱附着在骨骼上,每块肌肉均由许多平行排列的骨骼肌纤维组成,它们的周围包裹着结缔组织膜。包在整块肌肉外面的结缔组织为肌外膜,它是一层致密结缔组织膜,含有血管和神经;肌外膜的结缔组织以及血管神经的分支深入肌内,分隔和包围大小不等的肌束,形成肌束膜;分布在每条肌纤维周围的少量结缔组织为肌内膜,肌内膜含有丰富的毛细血管。

　　肌纤维即细长圆柱状的肌细胞,是肌肉收缩活动的基本功能单位。肌纤维的长短不一,短的如手指肌仅长数毫米,长的如大腿肌可达 20 ~ 30cm。肌纤维集合成束,肌束被一层由结缔组织构成的肌束衣包绕着;肌束进一步集合并被肌外衣包绕,直接与骨相接或通过肌腱胯关节附着在骨的一定位置上。骨骼肌的紧张、收缩、舒张和伸展,使人得以维持姿势和完成不同的活动。

　　肌纤维由细胞膜、细胞核、线粒体、肌原纤维、肌浆及其内含物等结构组成。其中,肌原纤维呈细丝状,沿肌纤维纵轴平行排列,每一条肌原纤维上有明暗相间的条纹,分别称为明带（ I 带）和暗带（ A 带）, I 带中间有一条深色的线称为 Z 线,两相邻的 Z 线之间的结构称为肌节。 I 带由肌动蛋白丝构成, A 带由肌球蛋白与肌动蛋白丝重叠构成。当兴奋冲动由神经传至肌肉时,引发肌肉产生一系列的生理变化过程,使肌球蛋白牵拉肌动蛋白丝使其向肌节中央滑动,肌节即随之缩短,肌肉收缩。兴奋停止发放时,细丝和粗丝分离,细丝回到原位,肌肉舒张。由此可见,肌丝和肌原纤维的规则排列是保证骨骼肌正常收缩与舒张的结构基础。如果骨骼肌受到外力适当地牵拉,细丝就会向相反的方向滑动,使肌节的长度加大,肌肉伸展。

二、骨骼肌收缩方式与肌群间协作关系

1. 骨骼肌收缩方式

根据肌肉收缩时产生的张力和外加阻力的关系,可以分为等张、等长两种收缩方式。

(1)等张收缩 等张收缩时肌肉张力大于阻力,肌肉可自由缩短引起相应的关节运动,故又称动力性收缩。等张收缩使肌肉缩短,肌肉的两端向中心靠近时,称向心收缩,如在下蹲状态下的起立时的股四头肌收缩;在阻力大于肌肉张力时,预先缩短的肌肉被动地延长,使肌肉两端远离中心,这种等张收缩又称延长收缩或离心收缩,如站立状态下蹲时的股四头肌收缩。

(2)等长收缩 在肌肉收缩的张力与阻力相称时,肌肉没有明显缩短或延长,故称等长收缩。由于等长收缩不产生明显的关节运动,故又称静力收缩。如维持半蹲姿势时的股四头肌收缩。在对抗可移动阻力时,等长收缩中的肌张力取决于阻力大小;在对抗固定阻力时,肌肉内张力大小取决于主观用力程度。

2. 肌肉的协作关系

人体即使一个简单的动作,也往往不是一块肌肉能完成的。复杂的体育动作,则在数块或数群肌肉的协调工作下,使环节产生各种各样的运动,或使人体维持某种姿势。根据肌肉在运动中所起的作用,可分为原动肌、主动肌、协同肌(次动肌)、拮抗肌、固定肌及中和肌等。

(1)原动肌 直接完成某动作的肌肉叫做原动肌。如肱肌、肱二头肌、肱桡肌和旋前圆肌4块肌肉是屈肘关节的原动肌。其中,前两块在原动肌中起主要作用,因此叫主动肌;后两块起次要作用,故叫协同肌。

(2)拮抗肌 与原动肌功能相反的肌肉叫拮抗肌。如肱三头肌就是屈肘关节肌的拮抗肌。当肘关节进行伸的动作时则相反,肱三头肌是完成伸肘动作的主动肌,而肱二头肌则是拮抗肌。

(3)固定肌 将原动肌定点所附着的骨固定起来的肌肉叫固定肌。如做前臂弯举动作时,肩关节周围的肌肉必须固定肱骨,才能更好地完成这一动作,这时肩关节周围的肌肉就是固定肌。

（4）中和肌　有的原动肌具有数种功能，如斜方肌除了可使肩胛骨后缩外，还能使它上回旋。在进行扩胸运动时，只要求肩胛骨后缩，不要求上回旋。这时有另一些肌肉（如菱形肌和胸小肌）参与工作以抵消斜方肌上回旋的作用，使斜方肌充分发挥肩胛骨后缩的功能。这些限制或抵消原动肌发挥其他功能的肌肉就叫做中和肌。

3. 肌肉链

20 世纪 30 年代欧洲的解剖和医学界认识到了肌肉链，他们发现肌肉之间是相互影响的，一块肌肉的起点和另一块肌肉的止点通过关键点互相连接，这些关键点作为固定点为整个肌肉链提供稳定的支撑。梅尔斯将这些肌肉链称作解剖列车，并提出贯穿于全身筋膜的连接模型。肌肉链索是整体性的，它跨过多个关节并提供运动和稳定性。肌肉链分为四肢链和躯干链。四肢链索的作用是完成四肢的同步复合运动。下肢的伸肌链索包括臀大肌、股直肌和腓肠肌，分别完成伸髋、伸膝和跖屈的作用。下肢的屈肌链索包括髂腰肌、腘绳肌和胫骨前肌，分别完成屈髋、屈膝和背屈的作用。整个步态周期，两条链索在激活和抑制之间交替转化。两条链同时激活时下肢会保持稳定。上肢屈肌链索包括胸大肌、三角肌前束、斜方肌、肱二头肌、腕屈肌。上肢伸肌链索包括菱形肌、三角肌后束、肱三头肌和腕伸肌。躯干链索的作用促进步态模式中上肢和下肢的交互运动，并保证躯干旋转的稳定性。在躯干链中，前侧链是由肱二头肌、胸大肌、腹内斜肌、对侧髋外展肌和缝匠肌组成。螺旋链由菱形肌、前锯肌、腹外斜肌、对侧腹内斜肌和对侧髋内收肌组成。后侧链由腘绳肌、臀大肌、胸腰筋膜、对侧背阔肌和肱三头肌组成。后侧链在交互步态中作用最大，将力量从下肢传导至上肢，是臀大肌和骶髂关节功能紊乱的重要指示器。Janda（1964）认为当臀大肌受抑制，会引发对侧背阔肌的激活。Hodge（2003）认为骶髂关节疼痛患者单腿站立时股二头肌过早激活，臀大肌激活延迟，说明股二头肌会通过骶结节韧带起到稳定骶髂关节作用。

三、多关节肌的运动

跨过一个关节的肌肉叫做单关节肌，如肱肌。跨过两个或两个以上关节的肌肉叫做多关节肌，如股直肌。多关节肌由于跨过的关节多，工作时会出现多关节肌"主动不足"和多关节肌"被动不足"。

1. 多关节肌"主动不足"

多关节肌作为原动肌工作时，其肌力充分作用于一个关节后，就不能再充分作用于其他关节，这种现象叫多关节肌"主动不足"即肌力不足。

如充分屈指后,再屈腕,则会感到屈指无力(原来握紧的物体有松脱感),这就是前臂屈肌群发生了"主动不足"现象。在体育运动中出现了多关节肌"主动不足",应注意发展该群肌肉的力量。

2. 多关节肌"被动不足"

多关节肌作为拮抗肌出现时,已在一个关节处被拉长后,在其他的关节处再不能被拉长的现象,叫多关节肌"被动不足",其实质是肌肉伸展不足。如伸膝后再屈髋,即直腿前摆,腿摆得不高,这是由于股后肌群发生了多关节肌"被动不足"。在体育运动中针对容易出现多关节肌"被动不足"肌肉,要注意发展其伸展性,这对提高运动成绩和预防运动损伤的发生有着重要意义。

四、肌肉损伤的病理变化

运动员骨骼肌损伤大致可分为急性骨骼肌损伤、慢性骨骼肌损伤、缺血性损害及肌痉挛等。其中,根据急性损伤发生时损伤程度不同,又可分肌肉断裂、肌肉拉伤和肌肉挫伤三种类型,而以肌肉拉伤最为常见。由于各部分肌肉损伤的病理机制大部分将在某些伤病的章节中详细介绍,本节将就肌肉损伤的一般共性问题,特别是肌肉拉伤与挫伤的病理发生发展过程加以概括介绍。

1. 肌肉拉伤

肌肉拉伤是肌肉主动收缩所产生的张力、重力或对抗所引起的肌肉过度伸展而引发的。这是一种作用于肌肉的间接损伤,在运动员中很常见,有时称为肌肉劳损、撕裂或肌肉断裂。

肌肉拉伤好发于跨越两个关节的双关节肌群(如股二头肌起自坐骨结节、止于腓骨头),尤其更易发生在Ⅱ型纤维比例较高的肌肉。肌肉拉伤的病理反应主要是水肿、渗出等炎性反应,但严重的肌肉裂伤则产生出血。出血常自肌肉进入筋膜间隙或进入皮下,有时还有皮下溢血与出血。

经过全身规定的训练程序,对预防肌肉拉伤有一定效果。肌肉拉伤的预防主要是进行科学的准备活动与牵拉伸展运动。实验研究证实,肌肉准备动作有利于拉伤的预防,一般认为,运动员应有15min常规准备动作,如慢跑、游泳、骑自行车等,以及根据不同运动采取缓慢有控制的操练。由于肌肉肌腱的粘弹性质,一定长度肌肉牵伸会减少肌肉的应变能力,牵伸肌肉活动一般不应超过3~4次。

在比赛或运动前对各组大肌肉牵伸方法中最常用的方法是静态牵伸法,即将肌肉处于拉长位,以后行缓慢地被动牵伸。以往进行的芭蕾舞式牵伸,现在一般不赞成应用,因为虽有利于伸展反射,但实际上可能导致肌肉更紧张。

2. 肌肉挫伤

肌肉挫伤不仅会引起肌肉疼痛,而且还会发生肌肉暂时性功能丧失,康复治疗时间需要较长。典型挫伤多发生于下肢,最常见的是股四头肌与胫骨前肌。

挫伤的病理变化与肌肉拉伤不同,挫伤早期组织变化为血肿形成与炎性反应。后期由致密结缔组织的疤痕取代血肿,疤痕中没有肌纤维再生。肌肉挫伤后,及早进行适当的活动,可以减少疤痕形成,并能较快地恢复肌肉力量。

骨化性肌炎是严重挫伤的并发症,尤以大腿的股四头肌最为多见,其病理改变是肌肉挫伤的部位出现骨化现象。临床症状表现为局部疼痛、僵硬,有时可触及肿块,X线检查可以见到中密度阴影。如病变靠近周围神经,偶尔亦可出现神经症状。骨化性肌炎康复时期较长,但一般不需特殊治疗,对于病史超过一年仍有疼痛或关节活动明显受阻者,才考虑手术切除。

减少肌肉挫伤的发生,可从两方面进行预防。一是加强防护设备的应用,如橄榄球、冰球、曲棍球运动员,应用正规的防护垫,防护垫对多组大肌肉,特别是小腿后侧肌肉有防护作用;二是提高运动员控制能力,按正确的规则进行训练和比赛,尽量减少不必要的摩擦和碰撞。

第二节　肌腱与韧带

肌腱和韧带都属于致密结缔组织。肌腱是把肌肉与骨连接在一起,以传导肌肉拉力、牵引骨骼而产生运动,并能保持关节的动态稳定;韧带的作用是把骨与骨连接在一起,以保持关节稳定,限制其超范围运动,并有传递应力的作用。

一、肌腱和韧带的基本结构特征

1. 肌腱与韧带的基本结构

肌腱与韧带均为纤维组织,由胶原纤维和弹性纤维组成。

肌腱组织中含有极少量的弹性纤维,几乎全部由平行排列的胶原纤维构成。胶原纤维的基本结构物质为胶原,是一种高分子蛋白质,其长链状分子排列成原纤维,后者集合形成细纤维,再束状聚集形成胶原纤维。

胶原分子的排列方向与韧带和肌腱纵轴一致,便于承受拉力。

韧带的纤维一般约90%为胶原纤维,其余为弹性纤维。纤维大部分平行排列,一部分呈交叉排列。但有的韧带则以弹性纤维为主,项韧带及黄韧带内弹性纤维含量占60%～70%,具有较强的弹性,可对椎间盘施加应力,以增强脊柱的稳定性。

肌腱和韧带的纤维之间有一些纤维母细胞或纤维细胞,其功能是产生纤维。纤维及细胞间的基质主要由水及粘多糖构成。基质的存在使纤维便于在应力的影响下调整其排列关系,因而被认为对韧带与肌腱的力学特性也有一定贡献。

2. 肌腱与韧带的物理特性

肌腱与韧带等纤维组织具有强度与刚度的物理特性。前者是指被拉断时所承受的最大拉力,后者是指易变形的程度,即应变与应力的关系。

纤维组织的应变或在拉力作用下的延长分为弹性延长及非弹性延长。胶原纤维的非弹性延长可达到原来长度的6%～8%,为一种韧性材料,两种纤维的比例对肌腱和韧带的力学特性产生影响。

二、肌腱的功能及其损伤特点

1. 肌腱的功能

肌腱的功能是把肌肉附着到骨或筋膜上,并把拉伸载荷从肌肉传递到骨或筋膜,从而引起关节运动。肌肉产生的收缩量决定于它的生理横截面积。面积越大,收缩产生的力值越高,因而通过肌腱传递的拉伸载荷也越大。同样,肌腱的横截面积越大,能承受的载荷也越大。通常大肌肉常有大横截面积的肌腱,如四头肌的髌腱、小腿三头肌的跟腱等。

2. 肌腱损伤的特点

肌腱承受的应力的大小主要受肌肉收缩量和肌腱与肌肉的尺寸比值两个因素影响。肌肉收缩时肌腱上的应力值增加,收缩力越大而肌腱上的应力也越高。若肌肉快速地被动伸展,其拉应力则会进一步升高,这种情况易引起肌腱撕裂或断裂。如踝快速背伸时,腓肠肌和比目鱼肌未能反射性松弛,而易引起跟腱断裂。

一般说来,健康肌腱的拉伸强度是其肌肉强度的2倍,因此肌肉损伤较肌腱损伤为多。但由于肌腱血运差,易于变性,变性后的肌腱强度会明显下降,因此对老年人情况有所不同,肌腱损伤发病率相对较高。

3. 肌腱损伤的治疗与恢复

肌腱完全断裂后,必须要进行手术缝合。一般认为,人的肌腱在手术修复后50周,才能恢复正常的强度。在手术修复后的3~14天内,肌腱最为脆弱,因为此期间胶原纤维变软,其支持力及抗剪切效应的能力下降,以后将逐渐恢复,20天左右才有可能接近正常。因此,为防止经手术修复的肌腱再发生断裂,手术后必须固定3周以上。但是,如果损伤部位被制动3周以上,常常会引起局部腱与鞘,或关节周围软组织发生粘连,从而丧失肌腱的滑动功能,甚至易引起关节僵硬。因此,术后制动期也应按医嘱进行必要的功能锻炼,防止或减轻制动后遗症的发生。

三、韧带损伤特性

1. 韧带的功能

韧带的功能是加强关节强度、保证关节活动方向,防止关节活动幅度超越正常活动范围。根据韧带在骨上的附着方式不同,可分为两种类型。大角度附着(如膝关节交叉韧带)及切线附着(如膝内侧副韧带的胫骨附着点)。前者韧带的胶原纤维进入骨结构,韧带内纤维细胞逐步移行为软骨细胞及骨细胞,韧带结构也移行为纤维软骨,钙化纤维软骨及骨。韧带呈切线附着时,大部分纤维未深入骨结构而散布于较大面积的骨膜中,结构移行中没有纤维软骨层,这种附着方式相对比较容易受到伤害。

2. 韧带损伤的特点

如果外力所致的关节异常活动超越韧带所能承受时就会发生韧带损伤。韧带损伤多发生在受力比较强而韧带组织较脆弱的部分,其损伤的程度则取决于所受到作用力的强弱与时间的长短。如果所受外力较小,作用时间很短,往往没有明显的功能丧失,因为只有少量韧带纤维断裂,即所谓的韧带扭伤。这种情况局部有少许出血、血肿与纤维素沉积,以后有纤维母细胞浸润,增生形成疤痕组织,最后修复损伤的韧带组织。如损伤程度较重,会有更多的韧带纤维断裂,则表现有一定功能丧失。

当外力较大而损伤严重时,韧带可以完全断裂、功能丧失,关节的稳定受到影响,其症状与体征根据部位不同而异。一般均有明显的内出血、血肿形成、局部肿胀,关节功能减弱或丧失等。韧带拉断时,其骨的附着处有一小片骨组织一起被撕裂下来,这称韧带撕脱性骨折。至于韧带损伤的部位是否发生撕脱性骨折,则取决于外力的性质、大小以及各条韧带解剖与生物力学的特点。

3. 韧带损伤的愈合

韧带损伤后约7天内的反应以出血、炎症为主,继之出现结缔组织增殖,伤后2~3周时达高峰。以后有一个较长的纤维组织成熟期或重塑形期。各时期的长短受一系列因素的影响,如年龄、营养、内分泌及局部组织类型、血供、感染、机械应力、温度等。

韧带和肌腱的愈合一样,早期的局部制动是必要的,可以避免愈合部被重新分离或在过分松弛状态下愈合。持续制动或时间过长,可使原有的韧带软化,愈合组织内纤维排列紊乱,并增加纤维间互相黏着,导致挛缩及黏连,最终损害关节活动功能。相反,在成熟期适当的应力,可影响愈合组织的重塑形,使其纤维排列更加整齐,并可通过血管、代谢等因素改变纤维产生及重塑形的环境,使强度恢复加快。

另外,愈合期内韧带断端之间会有较多的疤痕组织形成,如得不到积极的治疗,会使韧带的张力下降,韧带容易被拉长而变得松弛,造成关节不稳定而导致关节的退行性变或称创伤性关节炎。

第三节 关节软骨

关节软骨由软骨细胞和基质构成,基质又由水、蛋白多糖和纤维构成。软骨的基质的成分决定着软骨的力学特性,包括弹性、强度、耐磨损、表面润滑等。由于基质内纤维的成分和含量不同,可分 3 种不同类型的软骨,即关节软骨或称透明软骨、纤维软骨和弹性软骨。纤维软骨含大量的胶原纤维,其结构及特性介于软骨与韧带组织之间;弹性软骨则含大量弹性纤维,因而有较强弹性。本节主要就关节软骨进行讨论。

关节软骨的主要功能是:扩大关节接触面以分散接触应力;缓冲关节应力;减少关节面摩擦。这些功能都是由关节软骨的基本结构及力学特性来实现的。

一、关节软骨的基本结构

关节软骨覆盖于关节骨端的表面,由软骨细胞和基质组成。水占软骨重量的 70%～80%,其中的 90% 水分在细胞外的基质内。软骨细胞有合成胶原及蛋白多糖的功能。软骨细胞在幼年动物有典型的分裂增殖现象,动物成熟后不再分裂增殖。损伤后虽有某些有丝分裂迹象,但不能实行细胞增殖及软骨修复。年龄增长时钙化软骨内出现空泡,提示可能是软骨细胞发生死亡代谢的结果。基质中水可通过软骨表层由纤维交织成的过滤层与关节液交通,从而输入营养物质及氧气,同时输出代谢产物。

关节软骨结构由浅至深,主要分为以下几层:

1. 表层

在正常关节软骨的表面覆盖着一层只有在扫描电镜下才能分清的"无形层"。它由两部分组成,表面为粘液层、下面为纤维层。粘液部分是透明质酸盐,在关节内起到免疫屏障及润滑作用。

2. 关节软骨的固有层

关节软骨的固有层由软骨细胞及基质构成,包括表层、中间层、柱状层、潮线、钙化软骨层及骨质六个部分。具有活动、承重及骨关节生长的功能。其基质的主要成分是胶原纤维及糖蛋白。

3. 胶原纤维

软骨中胶原纤维的排列呈桥形的立体结构,起自骨端。立体结构颇似蒙古包,利于承重。内有软骨细胞及基质。胶原纤维是由软骨细胞合成的,软骨损伤后,出现软骨退行性变,胶原纤维出现不对称分化现象。

4. 软骨细胞

在软骨中,软骨细胞的分布与胶原纤维的走行方向一致。表层细胞近似水平排列,中间层(又称过渡层)胶原纤维呈交叉排列,深层呈纵形柱状排列。细胞在幼儿时,表层及深层细胞较多。软骨细胞的代谢非常活跃,在运动时软骨细胞合成糖蛋白的功能增强。软骨受伤后,软骨细胞一般不能分裂增殖,而且容易发生退变,出现簇聚现象。

5. 蛋白多糖

这是软骨基质中的重要成分,它是高度水化胶冻状物质。蛋白多糖是高度水化的结构,使许多溶剂保持液态。它带有负电荷,其作用之一是吸引阳离子,如钠、钙等,对调节关节内离子平衡和小离子发生渗透交换作用非常重要。

二、关节软骨的力学特性

由于关节软骨表层纤维较致密,纤维束互相交叉而与表面呈平行排列,故软骨表层抗张强度最大,其抗纵向撕裂的强度大于抗水平剥离的强度,但随着由表层向深层深入,则强度逐渐减弱。

表层组织变致密,具有阻止深层水分流失的作用。如表层软骨损坏,可使水分流失加快,失去表层致密的纤维组织网,甚至可使蛋白多糖分子漏出,引起基质退行性改变。

运动时关节软骨受到压迫,基质内由蛋白多糖组成的聚合体同样受到压缩,这样会加剧蛋白分子上负电荷的同性相斥作用,以对抗外来的压缩力。蛋白多糖的这种特性与基质的水分流动结合,使软骨呈现出具有

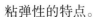

粘弹性的特点。

软骨的粘弹性变形作用,可吸收缓冲一部分应力,并有扩大应力面、降低压强的作用,从而能够防止软骨损伤。在软骨表层损坏时,其粘弹性变形能力下降,受压时软骨变形的量也增大,关节软骨面就容易受损。

由于关节软骨受压,表层水分可以发生渗出而流失。但是,在受压的最初阶段,表层因水分流失而可能使表层的结构迅速发生压缩性变形,这样表层组织就会变得更加致密,水分流失速度相对减慢。但是,如果软骨持续性长时间受压,会使基质中的液体成分过度丧失,可导致软骨坏死现象的发生。

三、制动对关节软骨的影响

关节软骨未成熟时,钙化层未充分发育,软骨的营养部分来自软骨下层中血管壁的渗透作用;钙化层形成后,与软骨下层交通被阻断,营养全部来自于关节滑液。

一定范围内关节运动,能够使关节软骨进行有节律的受压和减压,从而使软骨的基质液产生交替性的挤出和吸入,这样会有利于关节滑液进行交换,保证关节正常的代谢活动。也就是说,运动可以促进关节液的更新与循环,对保持关节软骨的营养供应、排除其代谢产物极为重要。

在持续性长时间制动,特别是在强制的特殊姿位制动时,接触区软骨持续受压,其基质液被挤出后无法吸入,可加速软骨变化,产生所谓"压迫性软骨坏死"。制动引起的关节软骨变化并非直接由机械压力引起,而主要是由于软骨的营养障碍导致。如有人在动物实验中发现,关节制动后第 4 天即发生关节软骨接触部退行性改变,自表层渐渐侵入各层次,继之软骨细胞死亡,软骨表层纤维化,软骨下骨层的血管冲破潮线,继之软骨成分剥蚀、减少,甚至消失并由原始成纤维细胞组织取代。外观上可依次有失泽、开裂、溃疡形成等改变,在恢复活动后不能复原。

四、关节软骨损伤与修复

关节软骨损伤是运动损伤中常见的疾病,损伤部位主要发生在膝关节和踝关节。由于损伤的早期症状不明显,以往在诊治上易被忽视,往往经过一定时期,病情从急性期发展为慢性时才被明确诊断,导致严重的后果。对其原发性损伤的严重性,近年来,关节软骨损伤早期诊治已越来越引起广泛的重视。

临床上软骨损伤分为两大类,一是急性软骨损伤或骨软骨骨折,二是软骨骨折的后期表现,即慢性损伤。前者应该与急性韧带损伤、半月板破裂、滑膜损伤以及膝关节周围组织等病变予以鉴别,后者则应与关节内在的慢性病变相区别。急性损伤是否转变为慢性损伤,则视早期原发情况、治疗是否得当而定,早期未经治疗者多演变为慢性损伤。

1. 急性软骨损伤或骨折

急性软骨损伤或骨折主要由嵌压、剪力与撕脱三种外伤暴力而引起。

(1)嵌压软骨损伤 嵌压软骨损伤由直接暴力垂直作用于关节面所致。例如,外力直接打击于髌骨上,导致髌骨软骨直接挤压于股骨软骨,由于股骨软骨面是凹陷的所以容易承受损伤,而髌骨下的软骨则易受压迫或嵌压。另外,由于股骨髁的压迫,可以引起胫骨平台软骨骨折;髌骨或胫骨的挤压而引起股骨髁的软骨骨折等。

(2)剪力软骨损伤 剪力软骨损伤多由侧向打击所致,即受力的方向与关节呈切线关系或与关节面平行。例如,当髌骨受到水平外力的作用,而使其从股骨髁内侧向外侧脱位,此时髌骨软骨则可发生软骨剪式骨折。如果外力特别强大时,可引起股骨外髁软骨或者伴有一片外髁的骨质一起被拉下,发生撕脱性骨折。

(3)软骨撕脱性骨折 附带一块薄片骨皮质脱落的现象称撕脱性骨折,撕脱性骨折的发生常常引起该处韧带的功能丧失。最易诊断的实例,就是由牵拉前交叉韧带而引起的胫骨棘骨折。同样由于股四头肌或内侧关节囊的牵拉,也可引起髌骨软骨骨折。

2. 慢性软骨损伤

若软骨骨折在急性期未被诊断,遂导致软骨性关节游离体、剥脱性骨软骨炎。例如,不慎失跌时髌骨着地,便可能引起髌骨星状骨折并可能伴有软骨骨折,晚期观察则为髌骨软化症。在其他部位不同程度的损伤中亦可能见到同样类型的病理改变,如肘关节损伤,一般早期损伤后常被延误,而在晚期被诊断为骨软化症、剥脱性骨软骨炎、骨软骨性关节内游离体。

如果病人在早期作细致的检查,及时施以正确的治疗,疗效会更好。过去的观点认为,关节软骨由于缺少血管,不能产生损伤修复所必需的炎症反应,所以透明关节软骨是不能再生的。但是,现在实验已证实,如果在早期合适的治疗,即使较大的软骨急性缺损亦有可能很好愈合。所以,严重损伤后及时发现和正确治疗,不仅减轻运动员的体力、精神压力和经济负担,更重要的是减轻永久性的病废程度。

第四节 骨 骼

一、骨骼的基本结构及功能

骨组织为最坚硬的结缔组织,由骨细胞及基质构成,基质的基本成分是胶原纤维和钙盐。骨结构有骨皮质和骨松质之分,两者的差别在于空隙和非矿化组织所占比例。

骨的化学成分分为有机物和无机物两类。成人骨中有机物约占28%,主要为骨胶原;无机物约占72%左右,其中主要是水(约占50%左右)和钙盐(主要为磷酸钙、碳酸钙等,约占20%)。骨的物理性质由其化学成分所决定,主要表现为硬度及弹性两方面。骨的硬度主要与钙盐沉积的量有关,有机物骨胶原则赋予骨的弹性。

骨的化学成分随年龄增长而发生变化,物理性质亦有不同。儿童、少年骨内有机物较多,有机物与无机物之比达1∶1左右,故硬度较小,弹性大,不易发生骨折,但易变形,或发生关节脱臼;成年人骨中有机物与无机物之比大约为3∶7;老年人骨内无机物含量更多,有机物与无机物之比甚至可以达到2∶8,所以老年人骨骼弹性减小而脆性增大,故骨折的可能性较大。

二、应力变化对骨结构的影响

骨的抗压应力的强度最大,有报道成人皮质骨的极限压应力为$200MN/m^2$,抗拉应力和剪应力的强度较低,三者的比例约为3∶2∶1。骨弹性系数较好,大于硬质木材。

1. 运动应力对骨代谢影响

长期运动可使皮质骨增厚,骨小梁排列更合理。应力(负重或运动)刺激,能加速骨折后骨痂形成,防止钙盐的流失。运动对骨代谢影响的机制,主要有以下三个方面。

(1)运动使骨组织血流量增加,同时促使成骨细胞活动增加;

(2)运动缺乏使骨内血流量下降,血液倾向酸化,导致钙溶解流失;

(3)运动及负重时应力负荷,使含有结晶结构的骨组织因压电效应而产生微弱的负电位,使带正电荷的钙离子易于结合沉着。

2. 不同项目对骨的影响

不同项目对骨的影响不同,如跳跃项目运动员和举重运动员的胫骨均发生适应性变化,但跳跃项目运动员是胫骨前缘骨壁增厚非常显著,而举重运动员则是股骨内侧壁增厚非常显著。又如拳击运动员和体操运动员,二者在手骨某些尺度的变化上有区别。体操运动员,掌骨(在支撑中)或指骨近节(在单杠悬垂)承受负荷,拳击运动员则是掌骨头和指骨头近节的底部承受负荷。因此,拳击运动员的骨骺变化较大,而体操运动员则是骨干部变化较大。

少儿时期骨的新陈代谢旺盛,这时期进行合理的体育锻炼和适当的劳动,对骨的生长发育有着良好的作用。研究结果表明,对长骨适当的纵向压力,有利于骨维持正常的矿物质代谢,而体育活动恰能在垂直方向给骨以负荷,这对骨盐的增加有重要意义。相反,不适宜的、强度过大的训练,骨形态和结构就会向不正常方向发展。

3. 制动作用与疲劳性骨折

骨骼系统有充足的强度贮备。但是,外伤后长时间制动,会引起骨钙磷的流失,使骨的强度显著下降,易于发生再次骨折或撕脱骨折,须予特别注意。

长时间、单一方向的应力作用,如长途行走或长跑等多次反复的应力负荷,可引起骨组织的微小骨折,这种微小骨折的发生速度超过修复速度时,可积累而引起疲劳性骨折。

三、骨折与愈合

骨质连续的断裂即称为骨折。在剧烈运动中,特别是在对抗性较强的运动中,骨折并非罕见。

1. 发生机制与临床表现

骨折可以由肢体受到直接或间接暴力所引起,也可以由于肌肉的强力收缩,引起肌肉起点或止点处的骨质被拉下一块而造成撕脱性骨折。

骨折的临床表现较为清晰,外伤发生时一般会感到骨的断裂声,局部出现疼痛、肿胀、畸形。骨折瞬间由于突然的暴力引起末梢神经暂时性抑制而麻木,疼痛可以很轻甚至不感觉有疼痛,所以骨折多在数分钟后疼痛逐渐加重。骨折后发生内出血也有一个时间过程,并且肿胀也是逐渐加剧的,但肢体畸形包括成角、旋转或缩短则是立即出现。合理的局部检查,对骨折确诊具有非常重要的意义。

疑有骨折发生时,应进行常规 X 线检查,一般都能确诊并可以了解骨折的类型、骨折线走向,以便分析暴力来源和选择治疗手段与方法。然而亦有一些例外,如腕部舟状骨骨折,急性期 X 线检查骨折线常不明显,也不能确诊,而且其症状与体征往往也是缓慢出现,常被忽视。

2. 治疗与愈合

骨折的治疗依靠及时、明确的诊断。由于运动员一般情况良好、身体健康,所以在治疗中尽可能选用最好的治疗手段,不必像对待一般病员那样要考虑病人的体质是否合适。

骨折后的愈合过程在前1~2周为纤维连接阶段,愈合组织表现出胶原组织的应力应变关系,3周左右无机成分开始积累,应力负荷能力迅速上升,4~5周骨痂趋成熟,应力负荷能力继续上升,此时可以恢复体育运动。但一般认为,骨折后其拉伸及抗弯曲强度在15周后才可达正常水平,所以在愈合期中应避免过度弯曲及扭转。

由于必须考虑到运动员骨折后,在不久的将来要恢复运动,那么必须在治疗的同时要进行严格的康复训练。也就是康复治疗对保持运动员处于良好的体力状态、竞技状态具有极其重要的意义。例如踝部的小片无移位骨折,一般需经石膏固定4周,那么在整个治疗期间,病人的另一下肢与两上肢应进行积极的锻炼,其锻炼的强度和能量消耗应尽可能接近在正常运动时的水平。同时应注意避免伤肢肌肉的废用性萎缩的发生,还须注意饮食营养,但不能使体重增加。

第五节 关 节

一、关节的构造

关节的构造可分为主要结构和辅助结构两部分。前者所有关节都必须具备,后者则因关节不同而有所不同。

1. 主要结构

关节的主要结构由关节面、关节囊和关节腔三个部分组成。

(1)关节面 相连的两关节面一般多为一凹一凸,凹的为关节窝,凸的为关节头,其表面被覆一层关节软骨,关节面软骨大多数是透明软骨,少数为纤维软骨,终生不骨化。

(2)关节囊 为附着于关节面周缘及其附近骨面的结缔组织囊,可分为内外两层。外层叫纤维层,由致密结缔组织构成,其厚薄及张弛程度随关节功能而有所不同;内层叫滑膜层,由疏松结织组织构成,滑膜层表面形成许多小突起称滑膜绒毛,分泌关节滑液。

(3)关节腔 为关节囊和关节面的密闭腔隙,腔内有少许滑液。关节腔内是负压,是维持关节稳定的重要因素之一。

2．辅助结构

关节除了上述主要结构外，还有下面一些辅助结构。

（1）韧带　由致密结缔组织构成，连结相邻骨，对关节有加固作用，分为囊韧带（关节囊的局部增厚）、囊外韧带和囊内韧带三种。

（2）滑膜囊　关节囊滑膜层向外突出形成的囊状结构。作用是当肌肉收缩时，减少肌腱与骨之间的摩擦。

（3）滑膜襞　是关节囊滑膜层突向关节腔内的皱襞。有的滑膜襞内含有脂肪称为脂肪皱襞，它可填充关节腔的窄隙，使关节面更加适应和巩固，并可缓冲震动、减少摩擦。

（4）关节唇　是附着在关节窝周缘的环状纤维软骨板，有加深关节窝、增大关节面的作用。如肩关节和髋关节均有此结构。

（5）关节内软骨　为纤维软骨构成，位于关节腔内，分为关节盘和半月板两种。它们除使关节面彼此适应外，尚有缓冲震动、增加关节活动幅度的作用。

二、关节稳定性与灵活性

关节的功能取决于其稳定性与灵活性，两特性是对立统一的。稳定性大的关节灵活性较差，反之亦然。一般上肢关节倾向于较大的灵活性，而下肢关节则倾向于较大的稳定性。关节运动幅度与关节灵活性和稳定性有关，它受以下因素的影响。

1．关节面的结构

例如屈戌关节的滑车结构可防止侧向移位，骨关节端具有内及外髁，扩大了关节在冠状轴上的宽度，使关节有较好的侧向稳定性。髋臼与股骨头密切吻合，在使关节面分离的应力下关节腔内形成负压，使关节面互相吸着、不易脱出。

2．关节囊的厚薄及松紧度

关节囊厚而紧张的灵活性小，坚固性大；关节囊薄弱而松弛的，灵活性大，坚固性小。

3．韧带的多少与强弱

韧带多而强的，坚固性大、灵活性小；韧带少而弱的，坚固性小、灵活性大。也就是说，韧带纤维挛缩损害关节的灵活性，韧带松弛则损害关节的稳定性。

4．周围的肌肉

关节周围肌肉是维持关节稳定，特别是动态稳定的重要因素。肌肉的强弱和伸展性,影响着关节的稳定性和灵活性。若肌肉萎缩则会发生关节不稳,使关节内应力分布发生异常,易引起关节软骨面损伤。

5. 关节周围的骨突起

关节周围的骨突起具有稳定关节的作用,但也会常常阻碍关节的运动,影响关节的运动幅度与灵活性。

三、制动对关节的结构和功能影响

制动对关节结构和功能影响主要表现在关节活动幅度及稳定程度两个方面。

1. 关节活动幅度

关节长时间制动后,可通过多条途径损害关节的活动幅度,其过程可以归纳如下,如图 2-1 所示。

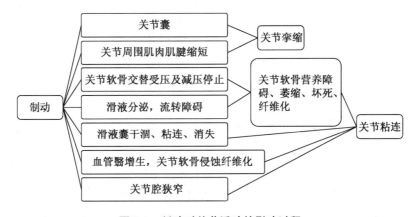

图 2-1 制动对关节活动的影响过程

2. 关节稳定性

制动后关节各结构成分的变化,必然导致关节稳定性的改变,使其在急性及慢性应力等条件下,容易受到损伤。

关节长时间制动,可使韧带强度降低,同时由于肌肉萎缩而肌力减弱,或关节的吸收和缓冲应力的能力下降,或韧带失去保护与支持作用而受到挫伤及撕裂。特别是韧带附着点的骨质吸收,使骨、韧带交界处的抗张力强度大幅度下降,在稍大应力时就可以发生撕脱骨折。

制动后关节软骨萎缩、变薄,缓冲应力的能力减弱,关节的稳定性受到影响,因此而发生"关节松动症"。另外,关节不稳会导致运动协调功能损害,使关节产生一些"不合槽"运动,导致部分关节面的应力异常集中,可以造成软骨磨损及关节退行性改变。

第三章 运动项目与运动损伤

运动损伤发生的类型及其发生率与运动项目密切相关。不同的运动项目有其特有的运动损伤,这是专项技术要求所决定的。同一项目不同动作习惯的运动员发生损伤也有可能出现差异,这是由运动员的个人特点决定的。运动项目与运动损伤的理论源于运动训练理论与实践,任何一个运动项目运动员竞技能力的高低直接反映在运动员的运动表现上,包含心理、技能、体能、战术、智能五个方面,其中,体能又包含形态、机能及素质三个方面的状况。运动训练学理论依据竞技能力决定因素将运动项目归到不同的项群,而项群训练理论告诉我们,同一项群相似的竞技能力决定因素有可能是某些相关项目出现同一种损伤的理论基础,而同一项群甚至同一种项目出现不同损伤的理论基础在于运动员的个体化差异。利用项群理论结合运动项目对损伤进行分析,有助于从实践层面理解运动损伤。

第一节 田径运动

田径运动包括跑、跳和投掷等,属于体能主导类的项目。体能主导类项目的损伤主要是能量供应不足或者能量失衡导致的动作变形引发损伤,不同项目其损伤的性质和程度也各不相同。田径运动是各项运动项目的基础,田径运动的损伤主要集中在以腰、踝、膝、大腿、小腿等为主的部位,损伤性质则大多是肌肉、肌腱损伤,而韧带、滑膜和骨损伤次之。

一、跑步项目

跑类运动在中、高速跑的过程中,足底承受着几倍于体重的负荷,由于力的传导作用,不仅使膝关节承受压迫力,还使其受到旋转力的影响,常可造成髌骨、髌腱、膝关节周围软组织及股四头肌、股二头肌的损伤;也可因关节软骨摩擦增加而导致软骨损伤。

短跑时常遇到的损伤有大腿后部肌肉拉伤、足踝腱鞘炎、跟腱纤维撕裂及跟腱腱围炎等。例如,赛跑时由于急停而引起的髂前上棘处的肌肉拉伤、踝关节与膝关节扭伤、足趾部骨折;短跑起跑用力踏蹬时,常发生股后肌群的坐骨结节连接处的牵拉伤,或偶发生跟腱断裂等。

中长跑损伤发生率较低,但可多因过度紧张或疲劳而出现肌肉僵硬等现象。由于下肢训练过多,有时可出现膝外侧疼痛综合症、胫前肌腱鞘炎、胫腓骨疲劳性骨膜炎或骨折等。另外,长跑过程中还可能会发生摔倒而擦伤皮肤或引起骨折等。

跨栏项目最易发生大腿后肌肉拉伤。由于跨栏运动中始终会使骨盆前倾而增加了腰部的负荷,可造成腰部肌肉的积累性劳损;行进中反复起跳和落地动作,会增加对髌骨的磨损而发生髌骨软化症等。

二、跳跃项目

跳类运动需要速度和爆发力为基础,属于速度主导型的项群。跳跃动作在着地时所受到的冲击力较大,此外身体某些部位由于突然减速,冲击力的传导和吸收负荷都明显增加。如着地时股四头肌需强烈收缩,吸收冲击力以维持膝关节的稳定和角度,故膝关节应力十分集中,极易出现膝关节的韧带及半月板损伤;髌骨对股骨髁的冲击加速了髌骨关节面的软骨磨损和软骨细胞变性;跳跃时背伸动作过频还可引起腰部肌肉疼痛、腰椎损伤,甚至椎弓崩裂和腰椎滑脱。

跳远助跑时跑道不平或太滑、沙坑太硬或有石块、跳高过杆或落地时姿势不正确等情况也易导致踝关节韧带损伤或骨折、足跟挫伤、膝关节的韧带与半月板损伤、前臂骨折及肩部挫伤等。撑竿跳高运动项目除上述损伤外,还可因竿的折断或不正确的落地,而引起头及脊柱的伤害,但比较少见。为了预防这些损伤的发生,跳高助跑的跑道应平而不滑,在练习前应检查横杆与架子的质量。为了减少制动时的冲击力量,跳鞋的后跟内应垫橡胶海绵,跳坑内的沙子应松散而干净。跳高无论是跨越式、背越式、俯卧式、初学时都应从低杆跳起,先学腾空及转身姿势。学习三级跳不应做长距离的和高速度的助跑,助跑的跑道过硬或技术不良,都可以引起踝关节骨折、韧带损伤、跟腱损伤及跟骨下脂肪垫挫伤等。

三、投掷项目

投标枪、铅球、链球和铁饼等都属于投掷项目,属于力量主导型的项群。运动员中肘关节骨性关节炎(投掷肘)和肩袖损伤非常普遍。因为在投掷过程中,肘关节被强制性固定在外翻位,前臂轻度旋前,肘轻度屈曲时,内侧副韧带紧张,在投掷动作一瞬间,肘内侧部位软组织易出现轻微损伤。

1. 手榴弹与标枪

由于手榴弹与标枪对腰、膝、肩、肘的动作要求很高,所以这些部位也最容易发生损伤。标枪最常见的损伤为肩袖伤、肘内侧副韧带及肌肉搛伤、肘的骨关节病等。导致肩损伤的原因主要有肩柔韧性差、大结节与肩峰及喙肩韧带反复摩擦致伤；或投枪时姿势不符合技术的要求，如出枪前躯干转体时间过早、转肩落后于转体等均能损伤肩部。肘关节损伤多由于枪出手时枪尖偏高、偏外，未充分利用腰及下肢力量，集中在前臂用力，致使肘负担过重、外翻力过大而致伤；或因出手时鞭打动作过大，肘关节受到过度牵拉而韧带等结构受累。腰部力量不足及疲劳可能是腰损伤的重要原因。膝损伤最常见的是髌骨软骨病或伸膝腱膜炎，这主要是由于助跑之末，小腿突然制动，使髌骨的软骨与股骨反复撞击或肌肉反复牵扯所致。此外，手榴弹投掷技术错误，还会发生肱骨的骨折，受伤时常常合并桡神经麻痹。

2. 铁饼

最易发生的创伤是髌骨软骨病、髌腱捩伤及伸膝腱膜炎，这是由于掷铁饼时，经常需要运动员在膝半蹲位置支撑扭转用力所致。如果做半蹲位模仿动作或投掷动作过多，或技术动作不正确，都会引发髌、股关节软骨损伤。常犯的技术错误动作是蹲起时身体旋转而足未同时旋转，这样会产生膝关节有扭转动作，从而加重髌、股关节软骨摩擦，久之软骨则发生软化剥脱等病理改变。

3. 链球

链球项目是运动员两手握着链球的把手，人和球同时旋转，最后加力使球脱手而出。因此，最常见的损伤是斜方肌拉伤和腱袖损伤。

4. 铅球

常见的有掌指关节扭伤、指屈深肌腱拉伤，或因出手时球由指间滑出而致蚓状肌拉伤。此外，左侧腰方肌也常因投球时腰的突然侧倾而拉伤。个别运动员为了加强腿的后蹬力量，过多地重复"膝半蹲起"的动作练习，因而容易引起髌骨软骨病。

第二节 球类运动

球类活动比较普遍，特别是篮球、足球、排球、乒乓球、羽毛球在群众中尤其受欢迎。球类运动对技能的要求非常高，属于技能主导类项群，根据项目的不同又分为同场对抗型和隔网对抗型，隔网对抗型项群相对于同场对抗型项群，更多的是由动作表现错误出现的损伤，具有项目的规律性。而同场对抗型项群还有着激烈的身体对抗，更容易出现损伤的风险，且损伤的形式多样。

一、篮球

篮球是一种高对抗性的运动,篮球运动造成的损伤非常多见,它可分为急性损伤和慢性损伤两种类型。

急性损伤最常见的原因主要有跌倒、跳起或抢球时落地不稳(踩在别人脚上或被踩)、急停、急转、冲撞或因场地不平、场地过滑而摔倒等。外伤最轻的仅仅是擦伤,重的可以发生骨折或脱位。一般常见的有踝关节韧带捩伤或骨折、膝的韧带及半月板损伤、手指挫伤及腕部舟状骨骨折等。

篮球运动中慢性损伤的种类很多,其中最影响运动训练与技术发挥的是髌骨软骨病、髌尖末端病、髌腱腱围炎。这些损伤的发生主要原因是滑步进攻与防守、急停与踏跳上篮等动作,都需要膝半蹲发力,若局部训练过多过久,必然引起膝关节负担过重而使其韧带等周围结构受到微细损伤,最后导致上述慢性损伤的发生。运动员需要加强全面训练使全身肌群协调发展,比赛中更加重视团队合作,才可能减少运动损伤的发生。

二、足球

足球运动是损伤发生率最高的运动项目之一,该项目85%以上的损伤发生在四肢。损伤中除一般常见的擦伤及挫伤外,踝关节的扭伤最常见;其次是大腿后肌群和内侧肌群的拉伤、股四头肌等前群肌肉的挫伤;膝关节损伤又次之,并主要集中在半月板撕裂、膝交叉韧带断裂、髌骨骨折、髌骨软骨病等。膝关节损伤虽然少见,一旦发生治疗却较为困难,膝部伤病是困惑运动员参加正常训练和比赛的重要因素。

足球运动损伤的发生,总结起来有以下几方面的原因。

(1)动作转换:比赛时紧张地争夺、疾跑与铲球,易发生大腿与小腿的肌肉拉伤与断裂。突然改变体位,小腿的突然扭转、内收或外展,可引起膝、踝关节的韧带及骨的损伤。

(2)球击伤:例如面部的擦伤、挫伤、腹部及阴囊、睾丸等处的挫伤。球击伤最典型而常见的是守门员的手指损伤,如拇指、食指或其他手指的韧带损伤与关节脱位。

(3)踢伤:比赛时大小腿部常常被对方球鞋、膝以及小腿等部位的踢撞,引起肌肉挫伤、皮下血肿、肌肉断裂以及骨的损伤(最常见的如胫骨骨折、胫骨创伤性骨膜炎)等。

(4)摔倒:在运动员争球、冲撞或疾跑时,若场地凸凹不平就很容易摔倒,由此也会增加发生损伤的机会,常见的有擦伤、膝和肘部创伤性滑囊炎、髌骨骨折、脑震荡等。

(5)其他原因:除上述情况外,足球运动员又常因劳损发生慢性损伤,如踝关节创伤性骨关节病(又名"足球踝")、耻骨炎及髌骨软骨病等。另外运动员技术不正确、不遵守训练原则、场地不好、运动员忽视使用保护装备(护肘、护膝及护腿等)、运动员过度疲劳及裁判的原因等,都可导致损伤的发生。

三、排球

排球最常见的损伤部位是肩、膝和腰部,拦网时,手指关节扭伤、骨折及脱位也不少见。

肩部损伤以肩撞击综合征、肩袖损伤、肱二头肌腱腱鞘炎最多,多因肩部无力、扣空球或扣球技术错误(如肩外展90°屈肘扣球)而引起。一次或多次扣球由于姿势不正确,还会引起肩胛上神经麻痹,出现冈上肌和冈下肌麻痹。

膝部损伤以髌骨软骨病、股四头肌外侧头末端病等,这些损伤多见于习惯用单足起跳、落地的运动员,如改为双足则多可避免;起跳或救球造成的膝关节扭伤,常常伤及半月板。另外,救球倒地膝触地的直接撞击,可致髌骨及股关节面软骨损伤。

腰部损伤以肌肉劳损、椎板骨折与棘突骨膜炎较多。扣球要求身体的腰背极度后弯再猛力向前,如果胸背及髋向后伸幅度不够大,单用腰极度后弯很易伤及腰部。此外,扣球、封网、倒地救球等,也可以发生腰背、臀部的挫伤及上下肢其他关节韧带的捩伤或扭伤。

四、乒乓球

乒乓球的基本动作包括击球动作、步法和全身协调动作。击球动作如扣杀、削球、提拉、推挡等,主要和肩、肘、腕关节的柔软性和肌力有关;步法则是髋、膝、踝关节柔软性的表现,股四头肌、大腿部屈膝肌、小腿三头肌的肌力是步法灵活的保证;全身协调动作主要与腰部动作有关,腰部力量直接影响着躯体左右摆动时的柔软性、力度和速度。有资料表明,乒乓球运动损伤中占首位的是腰部损伤,其次是膝关节和肩关节。

腰对保持身体平衡、抽球时协助用力、旋转等起重要作用,易劳损。由于一手握拍,很多运动员腰两侧肌肉发达程度不一致。握拍手对侧腰肌发达,造成腰肌力不平衡,也是引起腰痛的原因。腰痛包括腰肌劳损和筋膜性腰痛症、腰椎间盘突出症、腰椎椎弓崩裂和滑脱等。这些都与腰部肌肉"过度使用"和快速突然的回旋活动有关。

膝关节损伤多为半月板损伤,这主要是由于乒乓球运动经常单侧下肢负重转体。膝关节负重而突然旋转,可造成半月板的挤压断裂,有时伴有膝交叉韧带损伤。运动前充分进行下肢关节和肌肉的准备运动,被认为是预防膝关节损伤的最好方法。

肩关节损伤多为肱二头肌长头腱炎症、肩袖及腕部损伤等,多是由于过度练习单一动作或动作技术不合理造成的。乒乓球运动时肩的活动度很大,而且无论是横握拍或直握拍攻球时肩部都发挥很大力量。每天练习提拉、抽球数千次,久之肱二头肌长头腱、肩袖及其周围滑囊、韧带慢性劳损不可避免。由于腕关节旋转活动较多,所以腕软骨盘损伤常有发生。

五、羽毛球

对专业运动员来说,羽毛球运动所要求的是反应的敏捷性、关节的柔韧性和肌肉的爆发力等基本素质必须过硬。虽然运动中表现多种多样的技术,但是身体的负担主要集中在上肢肩胛带、肘部和腰部。

肩部损伤是羽毛球运动的主要伤病,大力抽杀以及不同方向的救球,肩袖腱反复受到牵拉和摩擦,很易患肩袖损伤。

肘部损伤也十分常见,主要有肘外侧前臂伸肌群或内侧前臂屈肌群的起点处损伤,损伤机制是由于起点处肌腱组织发生微细断裂。肘内侧损伤是由于羽毛球的扣球动作所致,这与棒球运动中投球动作相类似;外侧损伤则类似于网球肘,若在前臂伸肌的肌腹部使用支持绷带,可以使肱骨外上髁方向的力得到释放,达到预防和改善肘外侧疼痛症状的作用。

反复跳跃、急跑骤停使下肢的应力主要集中于膝部,造成髌韧带、髌骨附着部微小断裂,最后发展成为慢性劳损。膝部伤病还有膝滑膜皱襞损伤,常见于膝内侧。这是由于羽毛球运动员常处于膝半屈状态,该体位则容易将内侧滑膜皱襞挤压入股骨内侧髁和髌骨内侧关节面之间,从而引起膝关节滑膜炎。

六、网球

网球运动是耐力和力量为主的运动项目。网球运动无论训练还是比赛,在球场上运动员始终保持腰前倾、膝关节半屈位状态,以便起动移位防守或进攻。因此,常常发生腰部肌肉劳损和创伤性筋膜炎,膝部劳损伤则多见于髌骨软骨症和髌腱末端病。

由于操拍击球力量大,防守时球击拍上被动受力也大,故肩、肘、腕部的损伤在网球运动中都可发生。如肩袖损伤、肘的内外上髁炎、创伤性滑膜炎、腕凸症等,特别是肘外上髁炎(又称肘外侧疼痛综合症、网球肘)最为常见。

七、手球

手球运动是以传球、接球、射门为主体的上肢运动和冲跑、急停、跳跃为主体的剧烈下肢运动。损伤部位以踝膝关节部为主,常见的有髌骨软化症、髌腱周围炎及其半月板损伤、膝韧带损伤等。其他损伤发生的排列顺序为手指、腕、肩、腰、颜面,损伤种类为软组织挫伤、扭伤为主,骨折、脱位、肌肉撕裂也经常发生。

八、曲棍球

曲棍球运动是运动员使用曲棍将球停住、传球,跑动中运球和击球入对方球门的一种竞技运动。曲棍球运动员的基本姿势为屈膝、弯腰,因此腰骶部和膝关节显然承担着很大的负荷。运动损伤的原因,除了腰骶部和膝关节可以发生慢性劳损性伤病之外,尚有被球、曲棍直接打击而受伤,运动员之间的冲撞及长距离奔跑所造成的急性损伤。在急性损伤中,从部位来看,绝大多数发生在踝关节、腰部、手指、膝关节、大腿等部位,有时也可见到颜面部、小腿、肩、腕部损伤。

九、棒球

棒球损伤以投球手的肩、肘关节损害最常见。棒球运动员肩、肘部负担最大,投球练习最多。投球时肩极度扭转,肘有挥鞭动作。所以肩撞击综合症、肩袖伤、肘骨关节病、肘内侧肌肉韧带损伤比较多见,有时也会发生踝、膝关节及其腰部损伤。

第三节 体 操

体操包括的内容很多,在正规的比赛项目中,男子包括自由体操、鞍马、吊环、跳马、双杠、单杠 6 个项目;女子有自由体操、高低杠、平衡木、跳马 4 个项目。

体操属于表现难美型项群,因为高难度的技术要求使得运动员发生的损伤具备项目特异性,是运动损伤发生较多的项目。其原因主要是由于体操的动作技术较复杂,较难掌握,而且大都在器械上练习,一旦摔下就很容易受伤。此外,器械设备不合卫生要求,保护与自我保护方法不当,训练的安排未遵循训练原则等也会出现受伤。运动实践证实,长时间大运动量的训练所致精神疲劳、局部疲劳,是引起急慢性损伤的重要原因。

一、慢性损伤

体操运动损伤以慢性损伤为主，主要是训练强度过大或过度训练、比赛组织安排不当等原因。常见的慢性损伤主要有以下几种。

（1）髌骨软骨病、髌腱腱围炎：系因反复半蹲起跳、高处落地，膝关节反复受到冲击而微细损伤逐渐积累，引起髌骨和股骨的软骨、伸膝筋膜、髌腱等组织结构发生变性、增生等病理改变而致。

（2）手腕、踝关节创伤性腱鞘炎：多由在鞍马、自由体操、高低杠、平衡木等项目练习时，手腕过多支撑用力，或足过多踏跳、落地及足尖支撑等动作，使腕、踝部肌腱反复受到牵拉摩擦，久之腱鞘受损变性、增生而成为慢性炎症。

（3）腕桡骨骨骺损伤：手腕长期进行支撑动作而腕部血管受压，血液循环障碍引起的腕桡骨骨骺缺血性损伤。晚期可致桡骨发育短小，造成远侧尺桡关节脱位或半脱位。

（4）肩袖损伤：在吊环、单杠、高低杠等项目中过多的转肩、悬吊及扭转动作，可致肩袖反复受到牵拉，引起肩袖肌损伤或肌腱炎。

（5）脊柱损伤：因过多的不正确的"做桥"、后手翻及腰部后伸摆动等所致。常常引起棘突骨膜炎、椎板疲劳性骨折、椎体骨骺炎及腰肌慢性劳损等。

（6）肘关节骨软骨炎：多在跳马、自由体操、吊环压十字等动作中，由于过多的上臂支撑所致。如跳马支撑动作中除推手之外，常伴有前臂的旋转甚至有内外翻动作，此动作可引起肱骨小头骨软骨损伤、骨质增生。

（7）股骨头损害：近年来由于体操专项训练年龄逐渐少儿化，弹跳、落地等动作对髋关节冲击力较大，加之少儿髋臼未完全发育，髋臼连接处（髂骨、坐骨、耻骨的结合部分）骨化结构并未形成，此时髋关节负荷过早、过大，必然影响到髋关节的稳定而造成股骨头骨骺的损伤。由于髋关节损伤起病缓慢、早期症状不典型，所以很易漏诊而延误防治，久病而影响髋关节内部及其周围组织的血液循环，严重时可导致股骨头坏死。

二、急性损伤

（1）上肢损伤：常见肘关节内侧韧带损伤与肘关节后脱位等肘部损伤。这种损伤主要由于失手落地时，单臂伸直或半屈曲位向后撑地肘突然外展所致。轻者发生肘的内侧副韧带损伤或断裂，重者发生肱骨内上髁骨折，甚至发生脱位。落地支撑还能引起肱三头肌腱撕脱骨折，有时也可引起肘的桡骨脱位及尺骨骨折,少年运动员还可引起肱骨髁上骨折。

（2）下肢损伤：落地时两膝未并拢,最易发生膝关节内侧副韧带损伤和踝部扭伤。

（3）摔伤：多因器械倒塌或失手由器械上摔下致伤。头部着地易引起颈椎的骨折脱位,臀部落地时多引起胸腰椎骨折,腕部支撑时可引起前臂尺桡骨、腕舟状骨骨折等。此外,器械的擦伤、扎伤及撕裂伤也很常见。

第四节 水中项目

一、游泳

游泳导致损伤的发生率相对比较低,故较安全而且又促进健康。但运动员长期进行大强度的专项训练,常常会出现一些慢性损伤。我国20世纪90年代对全国8个省市的274名游泳运动员进行调查,患病率为26.6%。其中有73例,116人次,61种损伤。损伤部位依次为：腰背、四肢、肩颈、骨盆,且多为慢性或急性转慢性。损伤特点：游泳的任何姿势都需要腰部肌肉维持身体平衡、控制方向,故腰伤普遍多;仰泳、蝶泳等对肩的要求更高,肩的反复旋转、摩擦撞击可导致肩袖肌、肱二头肌与肩喙韧带损伤,引起肩撞击综合症等;蛙泳的蹬夹水,膝部处于外翻小腿外展,且伴外旋,突然使用暴力,因此可致股内侧肌群损伤、膝内侧副韧带或半月板损伤,甚至可引起交叉韧带损伤。另外,踝关节在游泳动作中,踝极度背屈或跖屈,很易引起腱鞘炎。

二、跳水

跳水运动员的运动损伤较为常见,损伤部位主要见于腰背肌肉筋膜炎、颈椎病、髌尖末端病、肩袖损伤等,也可发生前臂骨折和腕舟骨骨折。视网膜剥离为跳水运动员的特有损伤,而且后果严重。

除专项训练引起损伤外,身体的辅助训练也是导致跳水损伤发生的重要原因,如弹网训练很易引起膝、踝及腰的损伤等。另外,如果运动员动作失误,入水前头撞击跳板,可引起头颈部损伤;如果头部误撞池边则是非常危险的损伤,可能引起颈椎骨折脱位、截瘫,甚至死亡。

三、花样游泳

花样游泳是女子的专项水中运动。运动损伤以腰、膝、小腿、踝、肩、肘为主。损伤性质主要是肌肉以腰肌为主,而韧带则以膝、踝韧带为主。易导致疲劳性骨膜炎、颈椎病、末端病、关节软骨损伤、椎板骨折。预防损伤应重点加强腰膝部力量训练及柔韧性训练。

四、水球

水球是男子所特有的运动,强度大,全身各部位都参与强烈运动。腰部肌肉筋膜炎、椎板骨折、肩袖损伤等比较常见,这与水球比赛或训练时腰用力多、射门投球时腰极度后伸及肩反弓动作大等因素有关。

五、蹼泳

蹼泳的技术类似海豚,主要是腰发力。由于踝足戴特制的纤维钢片脚蹼,紧紧捆绑在踝部,除了踝足运动时伸屈负荷大外,局部捆绑的挤压、摩擦也易导致损伤。所以蹼泳运动的运动损伤以腰部最多,常见有腰背筋膜炎、腰肌劳损、腰椎骨及软骨等软组织病变等;踝部损伤以踝部滑膜炎、骨关节病居多。另外,也可见有足趾伸屈肌腱鞘炎、胫前间隔综合征等。蹼泳运动损伤的预防应加强腰踝部肌力训练,并改进脚蹼及脚套,减少对踝足部的挤压、摩擦。

第五节　冰雪项目

一、冰上运动

冰上运动包括速滑、花样滑冰及冰球。损伤最主要的原因是相互冲撞而致,损伤性质以骨折、脱位及韧带损伤最多,损伤部位多在腰、小腿及踝关节。

1. 速度滑冰

速滑主要是导致腰及下肢的损伤,常见有腰背筋膜炎、腰三横突末端病、踝关节韧带损伤、髌腱腱围炎及髌尖末端病及膝半月板损伤等。

腰部损伤主要原因是速滑运动长时间保持弯腰前倾的姿势,局部疲劳积累,加之天气寒冷刺激等因素而致;膝关节损伤是因为技术要求膝必须处于半屈曲位发力,并在此位保持身体平衡,所以容易劳损导致膝关节损伤;踝关节必须强有力地支持身体,保持平衡,长期局部负荷过大,因此易患踝部韧带损伤及滑膜炎等。

2. 花样滑冰

花样滑冰的损伤与速滑略有不同,由于花样滑冰的跳跃动作多、难度大,对踝足的冲击力大,所以其损伤以踝足部损伤最多。其中包括距跗关节损伤、踝创伤性滑膜炎、踝韧带损伤、跖骨疲劳骨折、趾的腱鞘炎及跟腱的腱围炎等。

3. 冰球运动

冰球运动是在小的场地上快速滑动,为技术要求很高的对抗性竞技项目,因而冰球运动的损伤尤为多发。在竞赛时又允许所谓"合理冲撞",就更增加了发生外伤的机会。其损伤部位以头面部和下肢伤最多见,其次是上肢、躯干。损伤性质以挫伤为最多,其次是撕裂、骨折及牙齿破折松动等。损伤的原因主要是犯规动作,如举竿过高、横竿阻拦造成的,其中个别是由于动作粗野用球竿挑人、勾人造成;或护具质量不佳、不戴护唇、护膝、护肘等造成的;或因冲撞、技术不纯熟摔倒等均可导致损伤的发生。

二、滑雪运动

滑雪运动多在高低不平的山地上进行,并且还有从山上急速滑下和跳板滑雪等动作,这些动作较难掌握,因而滑雪运动可能发生各种损伤。如果疏忽,损伤也较严重,甚至可造成死亡。滑雪运动损伤最常见的是膝关节损伤,其次是踝关节损伤、腰背肌脊柱部损伤。此外,滑雪者还经常发生冻伤。

第六节 其他运动项目

一、摔跤和柔道

摔跤和柔道属于接触性对抗性运动项目,损伤发生率很高,而且急性损伤比慢性损伤更为常见。

摔跤容易发生腰背部肌肉筋膜损伤、膝关节韧带撕裂、肢体和肋骨的脱位与骨折、脑震荡,以及其他部位的挫伤、擦伤和撕裂伤等。如耳壳挫伤、撕裂及软骨炎等处理不当,常继发耳壳畸形"摔跤耳"的形成。

中国式摔跤及柔道由于需要手抓住对方的背心或柔道服,所以手部损伤是其特有的,常见的损伤有屈指肌腱腱鞘炎等。中国式摔跤中除上述损伤外,还经常见到因"踢绊"所致的胫骨的创伤性骨膜炎等。在损伤类型方面,柔道及古典式摔跤运动员膝、肘及肩部创伤多见,而且柔道及古典式摔跤均有搂抱动作,故还可造成胸肋挫伤、挤压伤或肋软骨骨折等。柔道常用关节技使对方肘关节过度背伸,久之引起肘的骨性关节炎。

二、拳击和散打

拳击和散打都属于接触性对抗性强的竞技运动,双方都有强烈的身体攻击,故运动损伤多很严重。除提高技术外,身体素质甚为重要。比赛和训练时要严格训练、严格执行规章制度及加强裁判工作和医务监督,不同等级的运动员绝对禁止比赛。当两个参赛者技术相差悬殊,裁判和医生应及时制止继续比赛,以免发生严重损伤。

1. 拳击

拳击是世界上开展普遍的项目。我国自1987年恢复训练及比赛,无论是技术水平还是身体素质都与西方国家有较大的差距。在国外,拳击运动颈、脑损伤占首位,而且损伤较重,有急性的脑外伤、急性硬膜下出血、脑震荡、甚至脑挫伤,常致伤残甚至危及生命。及时诊断及治疗非常重要。

拳击急性损伤多见于擦伤、挫伤及骨折等。擦伤、挫伤多见于头面部,以眼部周围组织最为常见,骨折常发生在鼻骨及第一掌骨等部位。急性损伤还可见膝、踝、掌指关节囊韧带损伤等。慢性损伤以脑损伤更为常见,这与多回合比赛头部经常被击打受伤有关。经常头部被打击致脑内组织有小出血点,久之脑软化,产生症状称为"拳醉",即发生步态蹒跚、神昏不清等症状,还可引起眼部及耳听力损伤。另外,慢性还可见有腰肌劳损、足部疲劳性骨折、骨膜炎等,这可能与过多的弹跳有关。

2. 散打

散打和拳击同样都属于对抗性攻击较强的项目,损伤发生的种类与性质和拳击比较相似,但运动损伤比拳击略少。散打是上下肢并用都可以进攻打击对方,而且下肢攻击对方摆腿等使用频率更高,还有单腿支撑,甚至360°转体等。所以,散打损伤发生的部位以膝、踝、足关节韧带损伤较多。

三、击剑

击剑运动员需采用特殊的形体姿势,头及上半身向一侧扭转并略前倾、持剑手臂向前,同侧下肢在前、膝呈半屈曲位,身体重心靠前。击剑过程中运动员在剑道上轻微跳跃前后左右移动身体,躲闪对方的刺击及进攻。击剑损伤以慢性劳损较多,损伤部位依次是腰部、膝关节、颈部及腕部。

在击剑时由于反复击刺对方与防御对方的击伤,常常需要手腕背伸、屈曲快速交替进行,使手及腕的伸肌或屈肌受到爆发式的牵扯,直接作用于肱骨的内外髁或手的第二、三掌骨底即桡侧伸腕长短肌的附着点处,产生掠伤。久之由于慢性损伤,经常发生肱骨外上髁炎,与第二、三掌骨底的"腕凸症"。击剑运动员也常常因打滑或摔倒而致伤,其最常见的是大腿伸肌在髂骨附着点部的牵扯伤,小腿屈肌的牵扯伤,以及因摔倒而致的臀部挫伤,肘关节的鹰嘴挫伤等。另外,腕部也可因持剑伸腕而引起腱鞘炎或韧带捩伤。击剑的半蹲位进攻与防守也常常引起髌骨软骨病。

四、举重

举重损伤发生的原因有的是由于训练或技术水平不够,有的则由于训练中违反纪律、粗心大意,也有一些损伤是日积月累逐渐出现的。举重运动员最常见的损伤部位是腕、肘、肩、腰及膝。

举重运动无论是抓举、挺举,在提铃或翻腕时,手腕的屈肌及腰部的伸肌都要有很大的收缩力量,因此,时常引起肱骨内上髁部的肌腱撕裂或撕脱骨折,腰部伸肌的捩伤及手腕部的韧带捩伤。另外,抓举时由于肩肘及腰部的突然过度背伸,常常引起肩袖损伤、前锯肌损伤、脊椎棘突骨膜炎、椎板骨折、肘的创伤性滑膜炎及骨关节病等急慢性损伤。膝关节以半月板损伤、髌骨软骨病及伸膝腱膜炎较多见,多系突然下蹲或起立时,膝不当的内收扭转所致。个别情况,可因举起时站立不稳、晕厥或铃片失脱而发生严重砸伤,如胫腓骨骨折、脊椎骨折等。

由于青少年的脊柱骨质矿物质少,虽然他们的肌肉有力,可以举起很大重量,但脊柱椎体的骨质不能承担,以致发生压缩骨折甚至同时脱位。因此,应特别强调的是青少年举重练习,尤其是非举重专项的青少年运动员做身体素质训练时,一是重量不宜太大,要注意循序渐进逐步增加重量,绝对禁止贸然大重量试举;二是在练习时教练员一定要在场监督安排保护。

五、射击与射箭

1. 射击

射击的枪种及比赛种类很多,损伤相对较少。射击运动损伤主要是劳损性损伤,如桡骨茎突腱鞘炎、腰肌劳损或姿势性脊柱侧弯、尺神经和肩胛上神经麻痹等,颈部长时间扭转一个方向,久之则引起颈椎病及项肌劳损。手枪运动员用眼疲劳而引起视力下降等。预防以上损伤及畸形的重要措施是加强一般身体训练,特别是腰肌及上肢的肌力练习;避免一次或多次训练课中单一姿势的射击练习;做好练习前、中、后的辅助及整理活动;在准备活动中,应注意腰肌及上肢的辅助练习,防止静止性疲劳及脊柱畸形。

2. 射箭

射箭运动损伤多为慢性损伤,损伤部位以肩部为主,其次为颈及腰背部。射箭运动是肌肉动静结合用力。左手持弓支撑弓,右手拉弦,右侧的肩胛带肌及背肌是拉弓的主要肌肉。三角肌、肩袖肌、菱形肌、斜方肌、背阔肌等使肩向右移,并使肩胛骨靠紧脊柱。颈部在拉弓时左旋并肌紧张用力,久之颈椎间盘、颈部肌肉可发生微细损伤。

第四章　运动损伤的诊断

正确地诊断运动损伤,需要掌握必要的检查方法。运动损伤检查方法大致与骨科检查原则相同,但运动损伤与一般骨科创伤的致病原因和发病特点有所不同,因此本章重点介绍一些常见的运动损伤及其鉴别诊断时需要注意的一些检查方法。

第一节　运动损伤的一般检查

一、病史采集

病史采集时,首先应了解受伤者从事的运动项目、专项训练的年限。需详细记录受伤的主要原因、伤后表现及其治疗处理情况等。此外,还应详细询问训练或比赛组织得是否合理,场地卫生要求如何,对手动作粗野程度,等等。

1. 受伤时间

一般认为骨折、脱位在3周以内为新鲜损伤,超过3周者属于陈旧性损伤。而软组织损伤,则以3天以内为急性期,3天到3周为亚急性期,3周之后为陈旧性损伤。上述时间为一般性规律,具体损伤的周期性变化还应根据伤者年龄、伤情、处理情况等多种因素综合进行判定。

2. 受伤原因

明确受伤外力性质(直接外力或间接外力)、外力的大小、方式和作用部位。如肩关节疼痛,应明确其发生是因练习吊环的转肩动作过多所致,还是因投掷姿势不正确而致伤等。

3. 伤后表现及处理情况

包括损伤后症状、体征出现时间,急救处理方法,治疗效果。

4. 病史

病史中应记载有无其他疾患和陈旧性损伤,通过病史了解运动员目前的训练情况以及外伤对运动技术的妨碍程度。例如,髌骨软骨病的病人常常主诉不能半蹲但可以全蹲,准备活动时疼痛加剧而运动时疼痛减轻等症状。这些病史对正确诊断创伤很有帮助,而且对以后的训练安排,也有一定的参考价值。

二、全面体格检查

运动创伤一般都是局部损伤,往往容易忽视全面体格检查。但确有一些伤病与其他内脏器官有密切关系。例如,腰痛可与胃肠道疾患、风湿病、月经不调、神经科疾患、铅中毒、肾脏病等有关;肩痛可与神经、心脏、肝脏疾患等有关;足踝伤病可与血管神经性疾患有关。

另外,还有许多腰酸腿痛与姿势不良引起的劳损有关,例如扁平足就可以引起膝痛、腰背痛,甚至引起颈部痛,因而在检查时切不可仅限于局部,否则会延误诊断。

首先要检查和记录体温、脉搏、呼吸及血压等基本体征。然后按头、胸、腹、盆腔顺序检查重要脏器情况。充分了解伤病的演变情况,对于与伤者症状相关的系统和脏器要详细检查,包括有鉴别诊断意义的阴性体征,也应检查和记录。

三、局部检查

局部检查顺序为望、触、叩、听、运动、测量、特殊体征等七项依次进行。检查力求准确,记录要规范化。

1. 望诊

中医四诊"望闻问切",西医四诊"望触叩听",无论中医还是西医都把望诊放在第一位,望诊对运动损伤的诊断有着重要的意义。

(1)观察伤者的发育、营养、身材和体型。肥胖人易患骨性关节炎,而类风湿性关节炎和强直性脊柱炎者多瘦弱。

(2)观察伤者行走、站立、蹲起、坐卧的动作、姿势、节律,以及一些日常动作如穿衣、上下楼等的状况。

(3)观察伤者局部有无肿胀、畸形、萎缩、突起、凹陷、异常活动、皮肤瘢痕、静脉曲张及皮肤颜色变化等。应准确形象地描述畸形及肿胀或肿块的部位、性质、形状、大小及变化等。注意两侧对比,必要的重复检查。

2. 触诊

触诊是检查运动损伤的重要手段,但要求检查者须熟悉解剖、骨性标志、组织深浅关系等。

(1)压痛点　压痛点是许多伤病的主要诊断依据。检查压痛点时,应先令伤者指明疼痛位置,检查者用拇指按压,应当从远及近、由轻到重,多向重复以求定位准确,结合所施压力轻重推断伤病位置深浅。不应一开始就按压最明显的压痛点,以免造成剧烈的疼痛,使伤者产生恐惧而影响其他检查,难以准确反应病情,医生也不便于对照比较。必要时还可以在压痛处施以层次不同的封闭,既可以缓解疼痛,又能协助诊断。有时检查压痛点需配合某些活动,可使疼痛加重或减轻,有助于明确病变的部位。还应注意压痛是否伴有放射痛,或牵涉到其他部位的症状。

（2）肿胀及包块　通过触摸明确肿胀及包块的边界、大小、硬度、数目,及其与周围组织的关系,有无波动感等。

（3）皮肤　检查其温度、弹性、硬度、瘢痕有无粘连、出汗情况等。

（4）异常感觉　如关节囊厚韧、皮下捻发音、骨擦音、关节错动等。

3. 叩诊

在运动损伤的检查中,叩诊应用虽然不多,但对于某些伤病具有鉴别诊断的意义。其主要方法有:

（1）纵轴叩击痛　远离伤病处沿肢体纵轴叩击,软组织损伤多无轴向疼痛,而骨折则可引起疼痛。

（2）局部叩痛　用于探查深部伤病。若压痛不明显而叩击痛明显,提示病变部位深;反之压痛明显而叩击痛不明显则病变部位浅。另外,还用叩诊来检查腱反射等。

4. 听诊

（1）骨擦音　骨折断端如果彼此相互摩擦,则可产生一种粗糙的声音或感觉。由于骨膜十分敏感,故骨摩擦时会加剧病人痛苦,甚至造成继发损伤,因此检查者不应以寻找骨擦音而给伤者造成痛苦,只作为检查过程中诊断骨折的可靠依据。

（2）骨传导音　多用于判断长骨有无骨折或骨折愈合情况。把震动的音叉放在两侧肢体末梢对称的骨隆起部,或用叩诊锤叩打该部,同时用听筒在肢体近端的骨隆起部,听骨传导音的强弱,与健侧对比其音调,判断是否正常。

（3）关节活动响声　检查者一手触摸所检查的关节,另一手使其被动活动或令其主动活动。正常关节活动时响声,多为关节从静止位刚开始活动时出现,声音清脆、短促,常随活动可自然消失或改变,属于生理性响声。

（4）摩擦音　发生于腱鞘或腱围的摩擦音。柔和微细的关节摩擦音,提示关节软骨面轻微的不光滑;粗糙的关节摩擦音通常表示骨性关节炎;尖细清脆的声音"咔嗒声",提示关节内有活动体、移位的软骨或损伤的半月板。另外,发生于关节外肌腱或韧带与骨突处摩擦而引起的粗钝响声,即所谓"弹响"。

第二节 关节运动功能检查

一、关节的运动形式

人体关节运动是环绕某个轴来进行的。可分为以下四种：

1. 屈、伸运动

指运动环节绕额状轴在矢状面内所进行的运动，向前运动为屈，向后运动为伸（膝关节相反）。

2. 水平屈伸

上臂在肩关节或大腿在髋关节处外展90°，绕垂直轴在水平面内运动，向前运动为水平屈，向后运动为水平伸。

3. 外展、内收

运动环节绕矢状轴在额状面内进行的运动，环节末端远离正中面为外展，靠近正中面为内收。手指则以中指为标志，远离中指为外展，靠近中指为内收。

4. 回旋运动

运动环节绕其本身的垂直轴在水平面内进行的运动，由前向内的旋转为内旋；由前向外的旋转为外旋，在前臂则称为旋前和旋后。

二、关节的运动范围

检查关节运动时，一般先检查主动运动，后检查被动运动，必要时还检查抗阻运动。一般在实施主动运动和被动运动检查后，可以初步得出以下结论：

（1）主动运动及被动运动均有障碍，可能由于关节内卡阻或粘连，或关节外软组织挛缩、粘连、钙化等。

（2）主动运动障碍而被动运动无障碍者，可能是由于肌肉无力、肌腱断裂、神经麻痹等。

（3）被动运动障碍而主动运动无障碍，通常这种情况是伤者疼痛恐惧而引起的，或者表现在癔病、拒诊等情况。

（4）阻力运动检查是一种特殊的关节运动范围检查法，不但对诊断肌肉、肌腱损伤有帮助，而且对评估关节功能、神经支配、肌肉力量及其恢复预后也很重要，是检查运动损伤常用的方法。例如，检查肱二头肌长头腱损伤时的屈肘前臂旋后抗阻试验和肩袖损伤时出现的肩关节的落臂试验等，均属于阻力运动检查方法。

三、关节活动度检查方法

关节活动度检查是肢体功能检查中最常用的项目之一。但是,正常人因年龄、性别、职业、生活方式及锻炼程度不同,关节运动范围可有所差别。因此,关节活动度的检查最好要进行受试者自身肢体的左右对照。其具体检查方法主要有以下几种:

1. 通用量角器检查法

通用量角器由圆规加一条固定臂及一条移动臂构成,使用时首先使身体处于检查要求的适宜姿位,使待测关节按待测方向运动到最大幅度,把量角器圆规的中心点准确地放置到代表关节旋转中心的骨性标志点上并加固定,把固定臂按要求对向另一骨性标志或沿一端肢体的纵轴放置,或处于垂直或水平的标准位置,再把移动臂对向另一端肢体上的骨性标志或与此端肢体纵轴平行放置,然后读出关节处的角度。

通用量角器检查法历史较久,为一般医务人员所熟悉,但有一定缺点,如量角器中心及两臂放置位置不易精确定位,可能顾此失彼,不易固定,因而产生误差。同时量角器中心放置标志不密切符合关节旋转中心,使测试结果不尽合理。

Moore 提出的改良方法,即不用关节旋转中心标志,只要求放准固定臂和移动臂的方向,一般是分别与关节两端肢体纵轴平行,固定臂有时也与垂直线或水平线相吻合,量角器的中心可自然与关节的功能轴心相符合。Moore 的修正法避免了上述的缺点,但量角器的两臂放置位置只凭估计仍可产生一定误差。

2. 方盘量角器检查法

方盘量角器其结构为一正方形,正面有圆形刻度的木盘,其中心有一可旋转的指针,后方再加把手构成,指针由于重心在下而始终指向正上方。使用时使待测关节的一端肢体处于水平位或垂直位,另一端肢体在垂直于地面的平面上作待测方向的运动至最大幅度,以方盘量角器的一条边紧贴运动端肢体,同时使"0"点对向规定方向,即可在刻度盘上读得关节所处角度。方盘量角器检查法避免了前述通用量角器检查法的缺点,其结果较为精确合理。

3. 常用各部位及关节的活动角度范围。详见图 4-1(1-21)。

(1)颈椎活动范围　前屈、后伸、左右侧弯及旋转各约 45°。

(2)腰椎活动范围　前屈 90°,后伸 30°;左右侧弯各约 30°～40°;左右旋转各约 30°～45°。

（3）髋关节　前屈 135°，后伸 10°；外展 45°，内收 30°；外旋 40°～50°，内旋 30°～45°。

（4）膝关节　屈曲 145°，伸直为 0°，女性可以过伸 10°左右。

（5）踝关节　跖屈 45°，背伸 30°。

（6）跖趾关节　跖屈 30°～40°，背伸 45°。

（7）肩关节　前屈 90°，上举可达 180°；后伸 45°；外展 90°，上举可达 180°；内收 45°；内旋及外旋各约 45°。

（8）肘关节　前屈 150°；伸直为 0°，但女性可能后伸 10°；旋前及旋后各约 80°～90°。

（9）腕关节　掌屈 60°，背伸 60°；尺侧倾斜 40°～50°，桡侧倾斜 20°～30°

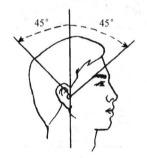

图 4-1-1　颈椎前屈后伸

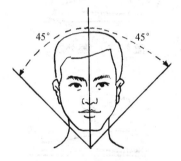

图 4-1-2　颈椎左右侧弯

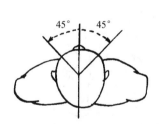

图 4-1-3　颈椎左右旋转

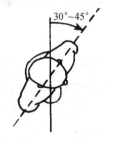

图 4-1-4　腰左右旋转

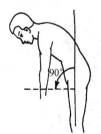

图 4-1-5　腰前屈

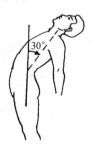

图 4-1-6　腰后伸

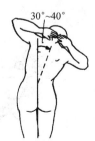

图 4-1-7　腰侧弯

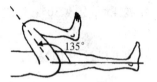

图 4-1-8　髋前屈

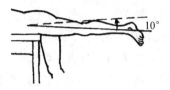

图 4-1-9　髋后伸

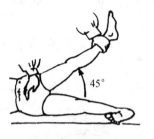

图 4-1-10　髋外展

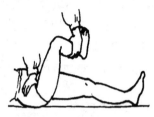

图 4-1-11　髋内收

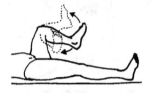

图 4-1-12　髋内、外旋转

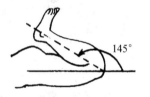

图 4-1-13　膝屈曲

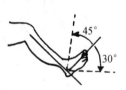

图 4-1-14　踝屈伸

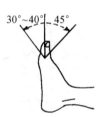

图 4-1-15　趾屈伸

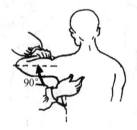

图 4-1-16　肩外展

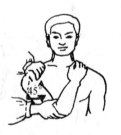

图 4-1-17　肩内收

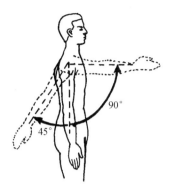

图 4-1-18　肩前屈后伸

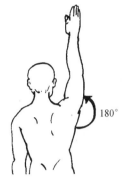

图 4-1-19　肩上举

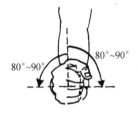

图 4-1-20　肘旋前旋后

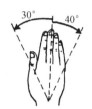

图 4-1-21　腕尺偏桡偏

第三节　运动损伤特殊检查方法

一、颈部损伤的特殊检查法

1. 椎间孔挤压试验

伤者坐位,头稍后仰并向患侧屈曲,下颌转向健侧,检查者用手按压其头顶,如引起颈痛,并向患侧上肢放射为阳性。见于颈椎椎间盘突出症或颈椎病神经根型(图3-2)。其机理在于通过侧弯后伸使椎间孔缩小,挤压使椎间孔更加狭窄,加重对颈神经根的刺激,引起放射痛。

2. 分离试验

伤者坐位,检查者一手托下颌,一手托其枕骨部,用力向上牵引,若患侧颈、肩、臂、手疼痛或麻木减轻,即为阳性。临床意义与椎间孔挤压试验相同。其作用是拉开狭窄椎间孔,减轻对神经根的挤压和刺激,减轻疼痛。

3. 颈神经根牵拉试验

又称为拉塞格试验(Lasegue氏征)。伤者坐位,检查者立于患侧,一手置于患侧头部,另一手握腕部作反向牵引,如果出现手指麻、疼痛即为阳性。试验机理为牵拉神经根,观察有无反射性串病,见于颈椎病,颈神经根炎等。

4. 吞咽试验

伤者坐位,令其作吞咽动作,若出现吞咽困难或颈部疼痛为阳性。如伤者能准确说出平日吞咽长时有疼痛,也为阳性。主要是因颈椎骨折、脱位、颈椎结核、肿瘤等,引起软组织肿胀,造成吞咽困难或疼痛。

二、腰部损伤的特殊检查法

1. 直腿抬高试验

伤者仰卧,两腿伸直,分别作直腿抬高动作,然后再被动抬高。检查者一手按住其膝盖,确保膝伸直位;另一手托住其足跟使腿逐渐抬高。通常抬腿可达70°以上。若达不到上述角度而且沿坐骨神经有放射性疼痛者则为阳性,提示坐骨神经受压(由于直腿抬高时坐骨神经较为紧张,从而加剧神经根的压迫程度),常见于腰椎间盘突出症。此检查为所有坐骨神经紧张试验之基本试验,但需排除腘绳肌和膝关节囊牵拉所造成的影响。

所记录直腿抬高的度数,或足跟与床面的距离可表示伤病的程度,抬高受限越明显则坐骨神经受压越严重。

2. 直腿抬高加强试验

又名直腿抬高屈踝试验,在上述直腿抬高的同一高度,当患者不注意时,突然足背屈,此时因坐骨神经更为紧张,引起大腿后侧的剧烈疼痛,借此可与髂胫束及腘绳肌造成的直腿抬高受限进行鉴别。由于屈踝时,可加剧坐骨神经及腓肠肌紧张,对小腿以上筋膜则无影响。

3. 屈膝髋试验

伤者仰卧,检查者使其两膝、髋尽量屈曲;然后向头部推,再往下压,使臀部离开床,使腰骶部发生前屈运动。下腰部软组织劳损或腰骶椎有病变时则感到疼痛,此为屈膝髋试验阳性。

4. 拾物试验

一般用于小儿腰部前运动检查,因小儿不易合作,故采用拾物试验。嘱伤者站立位,从地上拾物,正常为两膝关节微屈,弯腰俯地将地上东西拾起,如腰部有异常,可见两膝关节完全屈曲,腰部挺直用手去靠近地上的东西,说明脊柱僵硬或活动脊柱时疼痛。

5. 俯卧背伸试验

伤者俯卧位,两腿并拢,两手交叉于颈后,检查者按住其双腿,令伤者主动抬起上身,检查者再加压力于背部,使其抗阻力背伸。背肌或腰椎小关节病变时,有疼痛感为阳性。

6. 直腿抬高健肢牵拉试验

将患肢作直腿抬高试验呈阳性时,固定其躯干,再用力向下牵拉健肢,若患肢疼痛减轻或可再抬高,则说明脱出之腰椎间盘可移动,牵引治疗有效。若不能升高,则腰椎间盘可能有粘连或固定性突出。

7. 屈颈试验

又称为索特-霍尔(sote-hall 氏征)。伤者仰卧,检查者一手按定其胸骨不动,另一手托其头部枕后,缓慢用力伤者头部前屈,如出现腰痛及坐骨神经痛即为阳性。若引起坐骨神经痛提示有神经根受压;若脊柱局限性疼痛,提示该处有骨折或韧带损伤。

8. 仰卧挺腹闭气试验

操作程序按病情不同,分为四步:

第一、伤者仰卧,两手置于腹部,以枕部及两足跟为着力点,将腹部及骨盆用力向上挺起,伤者即感腰痛或患肢放射痛为阳性,若此时疼痛与放射部位不明显,则可进行第二步试验。

第二步,伤者仍维持挺腹姿势,深吸气后,停止呼吸,用力闭气直至脸部潮红,30 秒钟左右,患肢有放射痛为阳性。

第三步,在挺腹姿势下用力咳嗽,有患肢放射痛者为阳性。

第四步,在挺腹姿势下,检查者用两手加压两侧颈静脉,若患肢有放射疼痛为阳性。

以上操作依次进行,任一步出现放射疼痛就不必再进行下一步检查。

其机理为胸腹内压增加,从而使椎管内压力上升,若已有神经根受压则加重刺激而发生疼痛。

9. 股神经牵拉试验

伤者俯卧,下肢伸直,检查者一手将伤者骨盆按压固定,另一手握其患肢踝部,屈膝伸髋,将大腿向后牵起。若大腿前方放射样疼痛,则为阳性,表示有股神经受压,可能有腰椎间盘突出。

10. 梨状肌紧张试验

伤者仰卧位,患肢伸直,被动内收内旋,或在此体位再令其作外展外旋抗阻用力。若有坐骨神经放射性疼痛,令其放松,迅速作被动外展外旋,疼痛缓解,即为阳性,提示梨状肌损伤。

三、骶髂部损伤的特殊检查法

1. "4"字试验

又称为屈展旋伸试验。伤者仰卧,将患肢的足部放在对侧膝关节处,此时患肢髋关节处于屈曲、外展、外旋位。若腹股沟部疼痛,表示病变在髋关节或在髋部周围的肌肉。当该髋关节屈曲、外展、外旋达到最大限度时,股骨与骨盆已相对固定,此时可把一手放于屈曲的膝关节处,另一手放于对侧髂前上棘前面,然后两手向下压,这样可把力量加在骶髂关节上使其产生活动,在检查中,若伤者诉疼痛加重,病变可能在骶髂关节处。此试验不仅可以检查髋关节并可以检查骶髂关节。

2. 床边试验

又称为骶髂关节旋转试验。伤者仰卧位,将双腿屈曲靠近胸部,然后将伤者移至床边,一侧臀部放在床外,嘱伤者将外侧的腿放在床边下垂,另一腿仍屈曲,检查者一手按住健侧膝部以固定骨盆,另一手把患腿移至床外并使其过度后伸,如骶髂关节痛即为阳性,表示骶髂关节扭伤劳损,或患有类风湿性关节炎。

3. 单腿跳跃试验

伤者站立,先用健肢,后用患肢做单腿跳跃,若骶髂部疼痛或不能跳起,则为阳性,提示骶髂关节错缝或其他病变。

4. 提腿伸髋试验

又称为提腿试验、伸髋试验。伤者俯卧,检查者一手按压骶髂关节,另一手握住患侧踝部或托住膝部,将患侧大腿向上提起,使髋后伸,若骶髂关节有伤病,则产生疼痛。

5. 坐位骨盆旋转试验

伤者坐位,两膝靠拢;检查者用两大腿内侧夹住其两膝稳定骨盆,再用两手扶住伤者双肩,使其躯干左右旋转活动,骶髂关节有疾患则病侧发生疼痛。

6. 骨盆分离试验

伤者仰卧位,检查者双手分别按压在左右髂前上棘处,用力向外侧分开,患处引起疼痛,则为阳性。见于骶髂关节伤病、耻骨联合炎症等。

四、肩部损伤的特殊检查法

1. 杜加氏征

又称为搭肩实验。正常人将手放在对侧肩上,肘能贴胸壁。肩关节前脱位则内收受限,伤侧的手放到对侧肩上则肘不能贴胸壁;若肘贴胸壁则手不能放到对侧肩上,此为阳性。

2. 肱二头肌长头腱紧张试验

又称叶加森试验。患肢肘关节屈曲90°,前臂置于旋前位,抗阻下用力旋后屈肘,若肱骨结节间沟部疼痛同,则为阳性,表示肱二头肌长头肌腱损伤或腱鞘炎。

3. 恐惧试验

检查者立于患侧,一手固定肩部,一手握持前臂,被动外展、外旋患臂,伤者面部表现出惊恐或恐惧的表情,并抵抗进一步的活动,则为阳性。说明有习惯性肩关节脱位。上述位置,是肩关节易脱位之位置。

4. 落臂试验

先将患肢被动外展90°,然后令伤者主动慢慢放患肢到体侧,若患肢突然下落,不能慢慢放下,即为阳性,为肩袖损伤的体征。

5. 疼痛弧试验

伤者肩外展或被动外展患肢,外展到60~120°范围时,冈上肌腱在肩峰下摩擦,肩部出现疼痛为阳性,这一区域的外展痛称疼痛弧。

五、肘部损伤的特殊检查法

1. 米勒试验(MILL 氏征)

又称为网球肘试验。让伤者首先屈肘、屈腕、屈指、前臂于旋前位,检查者使之被动缓缓伸直,如肱骨外上髁处疼痛,则为阳性。见于网球肘。

2. 伸腕抗阻试验

又称柯宗试验(cozen 征)。伤者伤肘微屈,前臂旋前,腕关节屈曲,检查者加外力于腕背侧,令伤者用力背伸腕关节,若肱骨外上髁处痛,则为阳性。见于网球肘。

3. 抗重力伸肘试验

伤者立位,弯腰,上臂侧平举(掌向上),主动伸肘,不能完全伸直(无力)或同时肘后疼痛为阳性。表示肱三头肌止点部断裂,或尺骨鹰嘴处可能有撕脱性骨折。

4. 肘后三角与肘直线

肘关节屈曲时,肱骨内外上髁和鹰嘴的最高点呈等腰三角形,顶尖向下。当肘伸直时,三点在一直线上。肘关节脱位时,三角形的尖端变为向上;如果是侧脱位,三角形的腰线不等长。

5. 肘关节副韧带检查

首先,伤者将肘伸直,检查者一手推住肘的外侧,另一手使前臂外展,内侧出现疼痛为阳性,表示内侧前束副韧带撕裂,如开口干活动无阻力,为内侧前束断裂。

再次,伤者将患肘屈曲90°,同样按上述方法检查,内侧痛为阳性,表示内侧后束副韧带撕裂,如开口感活动无阻力为内侧后束断裂。

同样方法,可以检查肘关节外侧副韧带。

6. 肘外翻挤压试验

将肘伸直,或屈曲150°,然后用一手抵住肘外侧作支点,再将前臂外展,若肘外侧出现挤压痛即为阳性。多属肱骨小头剥脱性骨软骨炎或滑膜炎。桡骨小头骨折也可呈阳性。

六、腕手部损伤的特殊检查法

1. 屈拇握拳尺偏试验

患手拇指屈曲,其余四指包住拇指、握拳,腕主动或被动尺侧倾斜,桡骨茎突处出现疼痛为阳性。提示为桡骨茎突部狭窄性腱鞘炎。

2. 三角纤维软骨盘挤压试验

检查者一手握住伤者前臂下端,另一手握住患手,使腕关节做极度屈曲、旋前和尺偏,形成旋转挤压的力量,腕关节尺侧痛为阳性。或者腕背伸尺偏作支撑动作时,尺骨远端侧方引起疼痛为阳性,提示腕关节三角软骨盘损伤。

七、髋部损伤的特殊检查法

1. 髋屈曲挛缩试验

又称为托马斯氏征,伤者仰卧,尽量屈曲健侧髋膝关节,使大腿贴到胸壁,使腰部紧贴于床面上,再让伤者伸直患肢,如患肢不能平放于床面上或平放于床面上时出现代偿性腰部前突,即为阳性,说明该髋有屈曲挛缩畸形,髋关节强硬强直,如结核、类风湿性关节炎、髂腰肌炎等。患肢大腿部与床面形成的角度,可被视为髋屈曲畸形的角度。

2. 单足站立骨盆倾斜试验

本试验是评价臀中肌肌力和先天性髋关节脱位的方法。检查者站立于伤者后面,观察髂后上棘上方的皮窝。正常时,两腿平均负重,两侧皮窝呈水平位。然后让伤者单腿站立,保持身体直立。当一腿离开地面时,负重侧的臀中肌立即收缩,将对侧骨盆抬起,表明负重侧臀中肌肌力正常,若不负重侧的骨盆不能抬高,甚至下降,则意味着负重侧的臀中肌无力或功能不全,或为先天性髋关节脱位。如果双侧该征阳性,则行走时上身左右摇摆,呈"鸭步"状态。

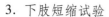

3. 下肢短缩试验

又称为艾利斯氏征。伤者仰卧,两腿并拢屈髋、屈膝、两足并齐,观察两膝高度,若患腿低落则为阳性。说明肢体短缩,表明该侧髋关节后脱位,或股骨、或胫骨,某一骨有骨折短缩。

4. 推拉试验

又称套叠征,或望远镜试验。伤者仰卧,伸直下肢;检查者一手的手掌固定其骨盆,其指端需触及同侧大粗隆处,另一手握大腿膝部,反复上推下拉,如有过多的上下活动移位为阳性,见于髋脱位。

5. 过伸试验

又称腰大肌挛缩试验。伤者俯卧,患膝屈曲90°;检查者一手握踝部将下肢提起,使髋关节过伸,若骨盆随之抬起为阳性。说明髋关节不能过伸,见于腰大肌损伤,腰大肌脓肿,或髋屈曲挛缩畸形、髋关节早期结核、髋关节强直等。

6. 蛙式试验

又称双髋外展试验。伤者仰卧,屈髋屈膝,检查者使其两髋关节外展外旋。正常婴儿此时两膝都能接触床面,若不能则为阳性,见于先天性髋脱位。对成人运动创伤检查,在于比较两侧髋关节的外展、外旋程度是否相同。

7. 托踵试验

伤者仰卧,检查者以手托起其患肢足跟,正常者可以足趾向上朝天;若有股骨颈骨折,或股骨粗隆间骨折,或偏瘫伤者则因重力作用足向外旋,为此征阳性。

8. 髋外展试验

伤者侧卧,患侧肢体在上,嘱其自动伸直上侧肢体,然后髋关节外展。臀中肌麻痹或松弛时,即不能完成外展动作而为阳性。

9. 髂胫束挛缩试验

又称为欧伯氏试验(ober 试验)。伤者侧卧,健肢在下并屈髋屈膝,以消除腰椎前凸。检查者一手固定其骨盆,另一手握患肢踝部屈膝到90°,并向后方牵引使髋完全伸直,患肢与躯干处于同一直线,正常时其膝可接触到床面。如有髂胫束挛缩时,则内收受限,膝不能接触床面或内收时引起腰椎向上方凸;若使膝伸直并迅速去除支持,则因髂胫束紧张,可使患肢被动维持于外展位而不下落,并可在髂嵴与大粗隆间摸到挛缩之髂胫束,均为此征阳性。

八、膝部损伤的特殊检查法

1. 浮髌试验

伤者仰卧,患膝伸直股四头肌放松,检查者一手掌紧压髌上囊,拇食指压迫髌骨两侧,使关节内液体积聚于髌骨之下,用另一手的食指向下按压髌骨,若感到髌骨在叩撞股骨髁后立即弹回,则为阳性,表示关节内有较多积液。

2. 髌骨磨压试验

伤者仰卧伸膝放松,检查者用手掌按压推动髌骨,使髌骨与股骨间产生摩擦;进而再使其屈伸膝关节,若髌股间有粗糙的摩擦感并伴有疼痛,表示髌、股间软骨软化或骨性关节炎,或滑膜皱襞嵌顿症等。

3. 伸膝抗阻试验

伤者仰卧屈膝,检查者前臂放于患膝腘窝后侧,另一手按压其小腿前方,给予一定阻力,让伤者主动用力,使膝关节由屈位逐渐伸直,疼痛或打软为阳性。见于髌骨软骨病、伸膝筋膜炎、髌腱腱围炎、股四头肌腱止点末端病、髌股关节炎等。

4. 推髌伸膝抗阻试验

伤者坐于床边,检查者用一腿压患膝小腿加阻力,用一手肘部置于膝腘窝处,另一手向侧方推髌骨,再让伤者伸膝,如果抗阻试验疼,推髌骨时加重或减轻甚至消失,都为阳性。表明髌骨或股骨关节软骨一侧有病变。

5. 单足半蹲试验

让伤者用患肢支撑蹲起,出现膝痛或膝软即为阳性。见于髌股软骨病、关节炎、伸膝筋膜炎、髌腱腱围炎、半月板损伤、滑膜嵌顿征等。此试验仅适用于青壮年,老年体弱者难以完成单足半蹲动作。

6. 髌骨抽动试验

伤者仰卧伸膝放松,检查者用手指按压住髌骨上缘,让伤者主动收缩股四头肌使髌骨突然向上滑动,髌、股之间产生摩擦,若髌骨下痛,则为阳性,意义同于髌骨磨压试验。

7. 髌腱紧张试验

伤者仰卧,患膝伸直放松,检查者按压伤者髌骨下的髌腱,若疼痛,令伤者主动做股四头肌收缩使髌腱紧张,仍有压痛,为病在髌腱;若压痛减轻,则为髌下脂肪垫伤病。

8. 侧搬试验

或称关节分离试验、侧方挤压试验、侧副韧带紧张试验等。伤者仰卧,患膝伸直,检查者一手按住膝关节外侧(或内侧),并向对侧用力推,另一手握住患肢踝部向内侧(或外侧)掰小腿。使内侧或外侧副韧带紧张,如果外侧(或内侧)如发生疼痛即为膝外侧(或内侧)副韧带损伤。如同时松动则为该韧带断裂。由于有纵束和斜束两部分,有时需要稍屈膝才能检出阳性体征。

9. 抽屉试验

伤者仰卧屈膝约 $10° \sim 110°$(此角度交叉韧带最松弛),足平放床上,下肢肌肉放松,检查者用自己臀部将伤者足部固定,以防止足前后滑动,双手握住小腿上端做前拉或后推动作。小腿近端过度前移,表示前交叉韧带断裂或松弛;过度后移,表示后交叉韧带断裂或松弛。

10. 回旋挤压试验

又称为麦氏征。回旋挤压试验是检查半月板损伤最常用的方法,其做法等于重复损伤机制。伤者仰卧,双下肢甚至,如检查内侧半月板,检查者一手扶膝前部,先将关节屈曲到最大限度外旋,外展小腿,然后缓慢伸膝,发生弹响、疼痛为阳性,如小腿内收、内旋,可检查外侧半月板损伤。

11. 膝提拉研磨试验

伤者俯卧,患膝屈曲,检查者两手握持患肢足部向下挤压膝关节再向外侧或内侧旋转,如关节隙疼痛表示该处半月板损伤;要在屈伸不同角度上反复检查比较,若向上提拉小腿再作旋转而发生疼痛,则损伤在关节囊及韧带处。

12. 半月板前角挤压试验

检查者使伤者患侧(或被检测)膝被动由屈至伸,并用拇指压在半月板前角处。两侧对比,特殊痛为阳性,提示该半月板损伤。

13. 膝关节过屈过伸试验

过伸挤压试验,伤者仰卧,检查者一手拇指压在内外膝眼部,另一手握住患肢小腿上部被动伸膝关节,在膝关节过伸时出现疼痛为阳性。

使膝过伸引起疼痛或不能完全伸直,表示关节间隙前部有损伤,多见于半月板前角损伤、髌下脂肪垫炎。若膝关节极度屈曲时疼痛,表示关节腔后部有损伤,如半月板后角损伤。

14. 关节积液诱发膨出试验

伸膝位放平,放松股四头肌,检查者用手平压关节内侧(髌骨内缘下方),将关节内的液体挤向外侧,随即用另一手掌很快压关节外侧,将外侧液体再挤回内侧,若关节内侧饱满或膨出即为阳性,表明关节有积液(因

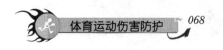

内侧股四头肌扩张部比外侧髂胫束薄)。

15. 鸭步试验

让伤者全蹲,小腿稍外旋,蹲位向前迈步行走,如有疼痛,多为半月板损伤(疼的一侧),有时滑膜损伤也可阳性。

九、踝足部损伤的特殊检查法

1. 足内翻试验

伤者坐位,踝下垂放松,检查者一手握持其小腿下段,另一手握其前足使其踝关节被动内翻。若外踝下疼痛或松弛(张开间隙大于对侧),为踝外侧副韧带损伤或断裂。

2. 前抽屉试验

伤者坐位,踝足下垂放松,轻度跖屈,检查者一手固定其小腿;另一手握持足及足跟部,由后向前做牵拉动作,若外侧距腓韧带疼痛或松弛,为前抽屉试验阳性,表示该韧带损伤或断裂。踝关节无论在什么位置,距腓前韧带都是紧张的,距骨不应该向胫骨前方移动,此为阴性,在异常情况下,距骨在覆盖它的踝穴下面可向前滑动,即为抽屉试验阳性表明有距腓前韧带断裂,当距骨移动时,检查者可感到有"咯咯声"。

3. 提踵试验

伤者站立,患足支撑,通常能提起足跟用足尖站立;若不能提起足跟,跖屈无力,为跟腱断裂。若虽能提起但伴有疼痛,为跟腱炎、跟腱末端病,或跟腱腱围炎等。

4. 踝足挤压痛

踝足挤压痛是诊断踝足关节炎较有用的检查手法。先将足或踝的关节间隙用手掰开,同时用另一手的指尖,将关节滑膜挤入关节,再将分开的关节间隙用力闭合,挤压嵌入的滑膜。如有炎症即出现疼痛,为踝足挤压痛阳性。

第五章　头部损伤

　　头部损伤主要见于汽车、摩托车、公路自行车、马术、拳击、橄榄球等项目。按损伤发生部位的深浅程度,可分为头皮、颅骨和脑损伤三类。此三种情况可以单独存在,也可能合并发生。头部损伤在运动创伤中并不常见,但损伤一旦发生,常常却很严重。因此,对于头部损伤必须高度重视,要做到及时诊断、及时治疗。

第一节　头部解剖特征

一、头皮

　　头皮较厚,可分为皮肤、皮下及帽状腱膜、腱膜下层及骨膜等五层,合称为颅顶盖的结构。头皮有丰富的血液循环,外伤后易形成血肿。由于腱膜下层与骨膜之间连接疏松,因此外伤时易被撕脱。

二、颅骨

　　颅骨由致密的内、外板及其之间的板障所组成,分为颅盖及颅底两部分。其中,颅盖由额、顶、枕、颞骨组成,其连接部称骨缝。颅底由前、中、后3个颅凹组成,其骨质厚薄不均,高低不平。根据外伤后的骨折形态,颅骨骨折可分为线性骨折、凹陷骨折和粉碎骨折三种类型。

三、脑膜组织

　　脑与脊髓一样,其表面有3层膜覆盖。其中,软脑膜紧贴在脑的表面;蛛网膜薄而透明,与软膜之间为蛛网膜下腔,内有脊髓液循环;硬脑膜在蛛网膜与颅骨之间有两层,其内层皱襞形成大脑镰(在大脑两半球之间),小脑幕(在枕叶与小脑之间)及小脑镰(小脑两半球之间)。

四、血液循环

　　头部血供丰富,组织再生和抗感染力较强,创伤后愈合较快,即使在损伤48小时以后,甚至数日后,只要伤口没有明显化脓感染,仍可清创后缝合。正因为血供丰富,所以头部损伤后易于出血和形成血肿。另外,头面部损伤后的出血、凝血块、血肿、异物等,容易引起呼吸道梗阻而窒息,因此,防止窒息和止血是头部损伤急救的关键。

第二节　颅脑损伤的判定及其意义

一、生命体征变化

生命体征是指呼吸、脉搏、血压和体温。凡是头部受伤,不论是单纯损伤还是复合损伤,首先都应检查生命体征。仅仅是头部外伤,如果表现血压升高,脉搏变缓,也应考虑到是否有急性颅内血肿的可能。如果呼吸变深,且有突然高热,一般都说明颅内有严重损伤,应立即采取有效措施。

二、意识障碍程度判定

意识障碍是指患者对周围环境及其自身状态的识别和觉察能力出现障碍,严重者表现为昏迷。根据意识障碍的严重程度和表现形式不同,将意识障碍分为以下几种类型:

（一）嗜睡

嗜睡是最轻的意识障碍,患者陷入一种持续的睡眠状态,患者可以被唤醒,醒后也能回答问题和配合检查,但是刺激消失后很快入睡。

（二）意识模糊

意识模糊是一种较嗜睡更为严重的意识障碍,患者处于觉醒状态,但意识的清晰度明显下降,仅能保持简单的精神活动,而对时间、地点、人物的定向能力发生不同程度的障碍。

（三）昏睡

昏睡是接近于人事不省的意识状态。患者处于熟睡状态,不易被唤醒,虽在强刺激下可以被唤醒,但醒时回答问题含糊不清或答非所问,停止刺激很快入睡。

（四）昏迷

昏迷是最严重的意识障碍,表现为意识完全丧失,任何刺激均不能把患者唤醒。具体还可分为:

1. 浅昏迷

无自主运动,对周围事物及声、光等刺激全无反应,对疼痛刺激尚可以引起痛苦表情或肢体的退缩等防御反应。角膜反射、瞳孔对光、眼球运动、吞咽反射仍存在。

2. 中昏迷

对周围事物及各种刺激均无反应,对强烈的疼痛刺激可出现防御反应。角膜反射减弱,瞳孔对光迟钝,眼球运动消失。

3. 深昏迷

全身肌肉松弛,意识完全丧失,对各种刺激均无反应。眼球固定,各种深浅反射消失,瞳孔散大、血压异常、二便多失禁。

三、颅脑损伤的其他判定方法

（一）运动麻痹及强直

偏瘫在半球、内囊及脑干损伤均可出现,但以半球损伤最常见,由于运动区面积较广,所以麻痹多不完全。如果为内囊损伤,则偏瘫较完全。脑干损伤呈颅神经与肢体交叉麻痹。强直见于脑干损伤,病情危急。

（二）瞳孔

瞳孔大小不等,同时有意识障碍多说明有颅内血肿,血肿在瞳孔散大的一侧。损伤当时立即出现的瞳孔大小不等,则应考虑有可能为动眼神经直接受伤。双瞳散大反应消失,说明颅脑损伤严重,属临终表现。双瞳缩小反应消失,伴有高热,常表示桥脑损伤。

（三）眼球的运动及位置

双眼同向凝视表示额上、中回后部受到刺激;向同侧凝视为桥脑损伤;眼球分离为脑干损伤。

（四）剧烈头痛及频繁呕吐

伤后如果意识恢复后又出现剧烈头痛或频繁呕吐,多说明颅内血肿在增大,颅内压升高所致。

四、颅脑损伤的辅助检查

颅脑损伤时,辅助检查有很重要的意义。

辅助检查主要有:超声波检查,对血肿的定位诊断很有帮助;X线、CT或MRI检查,投照颅骨的正侧位像对头部外伤的诊断很重要,根据骨折的位置及受伤的部位,常可以推测血肿的部位,并可以了解凹陷骨折的深度,以确定是否需要紧急手术等。

另外,腰椎穿刺也是简单易行又有临床价值的重要辅助检查之一。通过腰穿可以了解颅内压力及脑脊髓液的动力学、细胞学及生化学等的改变和有无感染,作为颅脑损伤诊断及其预后判定的重要依据。

第三节　头皮损伤

头皮损伤是运动训练和日常生活中比较常见的一种损伤,多发生在运动员相互撞击、摔倒、场地建筑物倒塌以及暴力打击等事故中。

根据头皮组织损伤的伤因和伤情的不同,可分为擦伤、挫伤、挫裂伤、撕脱伤及头皮血肿等。上述各类损伤的临床表现和处理方法各有特点。

【症状体征】

1. 擦伤

多发于头面部较突起的部位,如头皮、额部、颊部及鼻唇等处。

擦伤的特点是皮肤表层破损,少量渗血,创面常附着泥沙或其他异物。皮肤的感觉神经末梢暴露,有烧灼样疼痛感。

2. 挫伤

挫伤是皮下及深部组织遭受损伤而无开放性创口,多由于钝器撞击或摔跌引起。伤处的小血管和淋巴管破裂,引起组织内溢血,形成淤斑或血肿,重者可累及肌肉、关节。

挫伤的主要临床症状是局部皮肤变色、肿胀和疼痛。头面部不同部位挫伤,其症状表现也不尽相同。如唇颊部、眶周组织疏松,肿胀最明显;额部皮下组织致密,疼痛明显而肿胀轻;颞部下颌关节挫伤,多有关节内及关节囊周围出血,局部表现为肿胀、压痛、张口受限或关节对合不良,血肿经久不消可纤维性变,甚至导致关节强直。

3. 挫裂伤

在深部组织发生挫伤的同时,伴有皮肤裂伤、创伤边缘不整齐、裂口较深,或伴有紫绀色损伤坏死组织,重者可伴有颌面骨的骨折。

4. 撕脱伤

为较大的机械力量将组织撕裂或撕脱,多系帽状腱膜下层被撕脱,有时可连同骨膜、额颞及部分面颊软组织一并撕脱。

撕脱伤特点是创面大、出血多、疼痛剧烈,易发生创伤性休克和继发感染。

5. 头皮血肿

头皮血肿根据血肿形成深度不同,可分三类。

(1)头皮下血肿 血肿比较局限,范围小、周边硬、中心软。

(2)帽状腱膜下血肿 血肿范围较大,可延及全头皮,触之较软,有波动感。

(3)骨膜下血肿 血肿不跨越骨缝,局限于骨缝之间,触之较硬,波动感不明显,常伴有颅骨线状骨折。

【处理方法】

头皮供血丰富,伤后愈合及抗感染能力较强。损伤时出血速度快,加上头皮收缩能力差,出血不易自止,多需缝合。头皮表层易藏匿细菌,清创伤口时要彻底。

1. 擦伤

擦伤的治疗主要是清洗创面,除去附着的异物,可任其暴露,干燥结痂后自愈。对表皮缺损较大者,可覆盖无菌凡士林纱布。对已感染创面应进行相应的抗炎治疗。

2. 挫伤

挫伤的治疗主要是止血、止痛,预防感染,促进血肿吸收和恢复功能。

早期可用冷敷和加压包扎止血,有较大血肿形成时,可在无菌下穿刺抽吸出血液后再加压包扎。后期可用热敷、理疗及中药外敷,促进血肿吸收及消散。

挫伤后的血肿如有感染,则可形成脓肿,应予切开引流,并应用抗生素控制感染。颞颌关节腔内血肿疼痛较重,多伴有功能障碍,并可导致关节强直,更应予以抽吸。同时可采取关节减压和休息的办法,即在左右后侧牙齿之间放置一橡皮垫,再用吊颌帽将颏部向上吊紧,使髁状突下降。当关节腔内的压力下降后,疼痛即可减轻。伤后 10～14 天开始张口锻炼、理疗,以促进功能恢复,防止关节强直的发生。

3. 挫裂伤

挫裂伤应及早清创,充分刷洗伤口、清除坏死组织、彻底止血、修整创缘,严密缝合伤口,并放置橡皮片引流。如果同时发生骨折时,则应先处理好骨折,再缝合软组织伤口。

4. 撕脱伤

撕脱伤应及时清创缝合,如需要血管供血吻合时,应立即进行血管吻合组织再植术;如无需血管供血吻合,在伤后 6 小时以内,可将撕脱的皮肤清创、修剪后作再植术;若撕脱组织瓣损伤严重,伤后已超过 6 小时,组织已不能利用时,则在清创后,切取健康组织皮片游离移植。

5. 头皮血肿

范围较小的血肿,1～2 周内可自行吸收。血肿较大不能吸收时,可在无菌操作下抽出积血,再加压包扎。若血肿经久不吸收,或合并感染者,应尽早切开,清除血块,并引流放出陈旧积血。

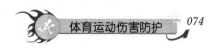

第四节 颅骨骨折

颅骨骨折在运动损伤中并不常见，多为直接暴力所致，按骨折部位可分为颅盖骨折和颅底骨折。

一、颅盖骨骨折

【症状体征】

发生骨折的程度因外力大小而不同。轻者只有外板骨折或线状骨折，重者可出现凹陷骨折。小儿表现为乒乓球样骨折，大人表现为颅骨内板骨折或粉碎性凹陷骨折，后两种情况多同时损伤脑组织。

颅盖骨是类似球形的骨壳，由额骨、顶骨、颞骨鳞部、枕骨等共同组成，容纳和保护颅腔内容。颅骨骨折的严重性不在于颅骨骨折本身，而在于颅腔内容的并发损伤。按骨折形状分类为线形骨折、凹陷骨折、粉碎骨折等，从骨折发生部位来看，以顶骨最多，额骨次之，颞骨和枕骨的骨折发生率较低。

无论何种颅盖骨折，都需 X 线或 CT 影像学检查才能确定其性质。

【处理方法】

颅盖骨折时，若属线形或粉碎骨折，如无神经体征一般不需特殊处理。

如果凹陷骨折，除外板骨折或凹陷不足 0.5cm～1cm 外，一般均需手术复位，以解除骨片对脑组织的压迫，防止发生癫痫等合并症。

二、颅底骨折

颅底骨折可分为前颅凹骨折、中颅凹骨折及后颅凹骨折三种类型。颅底骨折的发生多为颅盖骨折的骨折线向颅底的延续，当骨折线经过鼻旁窦或岩骨乳突气房，就会与鼻腔或外耳道相通，如果同时伴有硬膜破裂时，可形成隐匿性开放性骨折。

【症状体征】

1. 前颅凹型骨折

主要为筛板及眶板损伤，骨折后表现为鼻血并混有脊髓液。合并嗅觉丧失，眼结合膜下出血及水肿等。

2. 中颅凹型骨折

多伤颞骨岩锥引起耳血并混有脊髓液。可同时出现同侧面神经麻痹及外展神经麻痹，出现眼球向内斜视的症状。

3. 后颅凹型骨折

除局部疼痛、压痛等一般临床症状外，其他症状多不明显。出血溢入颈后软组织，有时数日后耳后乳突下部皮下可出现淤斑。

X 线和 CT 检查有助于诊断和鉴别骨折类型，但由于颅底结构复杂高低不平，影像相互重叠，故骨折线常不能显示或不易辨认。

【处理方式】

治疗原则主要是骨折本身不需要特别处理，重点是控制感染。因此，伤后不应冲洗或充填耳鼻。也不应给氧、擤鼻以防脑气栓，可经常以酒精棉球消毒。

如果发生脑脊液漏，一般在约 1 个月内多自行停止，开放性伤口多可愈合。如超过一个月仍不愈合，可手术开颅进行硬脑膜修补术。

第五节　脑损伤

脑损伤在运动损伤中较少见，一旦发生病情就比较严重。其发生原因主要是撞击或打击伤所引起。例如，运动员从单杠等高处器械摔下头部撞地，或拳击时击打头部等都可引起脑损伤。脑损伤时，如果头皮未破即为闭合性损伤，否则为开放性损伤，其中以闭合性损伤在运动中较常见。根据脑损伤的病理改变可以分为脑震荡、脑挫伤、颅内血肿等。

一、脑震荡

脑震荡为脑损伤最轻的一种病症，也是脑损伤最常见的类型。

【损伤机制】

脑震荡多为是中枢神经系统功能性障碍，脑组织一般无明显的病理变化，但可能会出现充血、水肿和重量增加等。

关于脑震荡患者伤后短暂性意识障碍的发生机理目前尚有很多的争论，但多数学者认为主要是脑干网状结构受到损害的结果。这种损害可能与头部受到猛烈的撞击时，脑室液经脑室系统猛然移动，或脑干受到机械性牵拉或扭转等因素影响，导致脑干血管运动功能的紊乱。

【症状体征】

1. 自觉症状

可有头晕、呕吐、头痛、怕噪音及疲劳感等，一般在数日之内消失。

2. 意识障碍

伤后可有短暂的意识障碍，持续时间多为数分钟，一般不超过 30

分钟。

3. 逆行性健忘

清醒后对受伤经过和伤前瞬时的事物失去记忆,甚至伤前不久之事也不能记忆,但往事仍能清楚地回忆,遗忘时间越长伤情越重。

4. 生命体征

生命体征平稳,神经系统检查无阳性体征。

5. 影像学检查

头颅 X 线检查多数正常,但部分患者可有颅盖骨骨折存在;CT 检查多数患者脑组织结构无明显的改变。

【处理方法】

脑震荡的治疗以对症治疗和合理休息为主。

(1)急性期一般卧床休息至少一周,此间避免过度使用脑力。

(2)急性期症状明显,如有颅骨骨折的患者,最好要住院观察 2~3 天警惕迟发性颅内出血的发生。

(3)适当增加心理治疗和护理,把病情向患者解释清楚,减轻患者的心理负担;伤后不宜过早进行运动训练,病情平稳后,可适当增加体力锻炼,养成有规律的生活习惯。

(4)针对患者常有头痛、头晕、耳鸣等症状,可给予镇痛、镇静、调节血管运动功能和神经营养药物,如谷维素、维生素 B 类药物等。

二、脑挫裂伤

暴力直接作用于头部,造成脑组织器质性损伤,称脑挫裂伤。病理上可分为脑挫伤和脑裂伤。脑挫伤是指脑组织充血、淤血,皮质及皮质下有出血点,但软脑膜完整。脑裂伤除脑挫伤的病理改变外,尚有软脑膜及脑组织的破裂,破裂处有出血、水肿和神经细胞坏死。临床上很难将两者区分开来,经常统称为脑挫裂伤。

【损伤机制】

脑挫裂伤好发部位为额叶底面、颞叶外侧面,有时也发生在大脑表面。损伤可为局限性或弥漫性,并常伴有某种程度的出血,出血几乎在受伤的同时出现,并于最初的数小时内逐渐扩大,血液还有可能进入蛛网膜下腔的脑脊液中。

脑挫裂伤的病理改变主要是脑组织出血后的软化坏死。组织学研究发现,镜下可看到神经细胞及神经纤维的肿胀,染色质溶解及细胞周围腔的扩大,神经细胞大片缺失、轴突破碎、髓鞘消失、血管玻璃样变、胶质细胞变性等,从受伤后数小时到 2~3 天以内,可有小神经胶质细胞增殖以吞噬破碎的组织。最后,可能会导致脑组织被胶质细胞及纤维母细胞组成瘢痕所代替而形成囊肿。

【症状体征】

1. 意识障碍

伤后即出现昏迷,昏迷的深度及时间取决于损伤的程度和范围,可数小时、数日、数周、甚至发生持久性昏迷。

2. 生命体征

轻度局灶性脑挫裂伤病人生命体征基本稳定,或出现短暂改变而迅速恢复正常;重度脑挫裂伤者可发生明显的生命体征异常,尤其是当出现呼吸深度和节律的异常变化时,提示脑损伤可能十分危重,应该引起注意。

3. 精神症状

主要见于额颞叶挫裂伤的伤员,可表现为烦躁、喊叫、拒食、易怒、打人或痴呆等。有时会出现癫痫发作症状,并以少年儿童多见。或出现偏瘫、失语、感觉障碍等。

4. 脑膜刺激征

为蛛网膜下腔出血所致,表现为剧烈头痛、呕吐、颈项强直等,腰穿脑脊液呈血性。

【处理方法】

在颅脑损伤中,脑挫裂伤是继发性脑水肿和颅内血肿发生的基础。脑挫裂伤患者的病情如果得到有效控制,患者可以痊愈或遗有部分功能障碍,否则会留有严重的后遗症。

脑挫裂伤的治疗应该遵循以下几个原则:

(1)阻止或减缓继发性脑水肿和颅内血肿的发生,控制颅内压增高,并及时给予积极的治疗。

(2)应该早期及时做出确诊,并手术清除有占位效应的脑挫裂伤灶和颅内血肿,防止颅内出血的扩大。

(3)促使受损的脑功能早期恢复,积极预防和治疗并发症的发生。

三、颅内血肿

颅内血肿是颅脑损伤后主要的继发性损害,约占闭合性颅脑损伤的 8%~10%,占重型颅脑损伤的 40%~50%。在颅脑损伤的死亡病人中,50% 左右为颅内血肿所致。由于急性颅内血肿临床致死和致残率极高,必须做到早期诊断和尽早清除颅内血肿。因此,应该了解和掌握颅内血肿的临床特征,能够做到早期诊断和应急处理。

【损伤机制】

损伤原因主要是暴力造成颅骨骨折,或硬脑膜在外力的作用下与颅骨分离,硬脑膜血管损伤而出血。此外,破裂的硬脑膜中动脉偶尔形成外伤性假性动脉瘤,经 2～3 天后破裂,而呈现迟发性症状。

按脑血肿发生的部位,临床上主要分为硬脑膜外血肿、硬脑膜下血肿和脑内血肿三种类型,按发病时间又可分为急性、亚急性和慢性三种。其中急性 3 日内发病、亚急性 3 日到 2 周、慢性在 2 周以上。

【症状体征】

以意识状态改变为主,伴有头痛、呕吐、烦躁不安或淡漠、嗜睡、定向不准、尿失禁等表现。患者意识障碍程度与血肿发生的位置、速度、大小有关。

1. 意识障碍

通常在伤后数小时至 1～2 天内发生。如果原发性脑损伤轻或血肿的形成速度慢,此时会在最初的昏迷与长时间昏迷之间有一段意识清醒的时间,大多为数小时或稍长,超过 24 小时者甚少,称为“中间清醒期”。如果原发性脑损伤较重或血肿形成较迅速,一般见不到中间清醒期,可表现为持续进行性加重的意识障碍。

2. 瞳孔改变

小脑幕切迹疝早期,患侧动眼神经因牵扯受到刺激,患侧瞳孔可先缩小,对光反应迟钝;随着动眼神经和中脑受压,该侧瞳孔旋即表现进行性扩大、对光反应消失、睑下垂以及对侧瞳孔亦随之扩大。应区别于单纯前颅窝骨折所致的原发性动眼神经损伤,其瞳孔散大在受伤当时已出现,无进行性恶化表现。视神经受损的瞳孔散大,有间接对光反应存在。

3. 生命体征改变

一般表现为进行性的血压升高、心率减慢、体温升高和呼吸节律改变等。

4. 影像学检查

脑血管造影、CT 和 MRI 检查,可以进一步对血肿部位进行定位和临床鉴别诊断。

【处理方法】

多数病人病情危急,治疗措施应争分夺秒,这对病人的预后非常重要。重点是处理继发性脑损伤，着重于脑疝的预防和早期发现，特别是颅内血肿的早期发现和处理，以争取最好的疗效。对原发性脑损伤的处理除了病情观察以外，主要是对已产生的昏迷、高热等病症的进行护理和对症治疗，预防并发症，以避免造成对脑组织和机体的进一步危害。

第六节　拳击运动的头部损伤

一、击昏

击昏是指拳手被击打后突然倒地而出现意识丧失，产生的一种昏迷休克现象。

【损伤机制】

下颌、鼻梁、颞部、颈部的侧面、腹腔神经丛部及两侧肋骨下方受击时，都能引起击昏现象。其中因下颌受击而发生的击昏最常见。

下颌、鼻梁受击出现击昏的原因，是前庭器官受到剧烈震荡，破坏了平衡机能，引起运动员保持直立状态的协调动作遭到破坏。颞部和鼻梁受击时发生的击昏现象，多是脑震荡的结果。

颈部两侧受击而发生的击昏，主要是由于颈动脉窦受到打击，反射性地引起了脑血液循环突然出现一过性障碍所致。

胸前和上腹部受击，可直接影响心脏调节机能，反射性引起心率减慢，甚至心跳停止。左右季肋部受击，而引起的击昏现象，是内脏器官内部受刺激及疼痛的结果。

【症状体征】

击昏时一般有如下的典型症状：

（1）倒地、肌张力减低、意识丧失，但意识丧失时间长短不等，伴有腱反射改变。

（2）脉搏减弱，呼吸浅表，血压降低。

（3）记忆力丧失。有的是击昏后立刻失去记忆，随着神志恢复记忆就恢复了。也有在清醒之后，忘记了曾参加比赛。

【处理方法】

当运动员倒地时，一般不可去拉或晃动，应平躺休息，并立即嗅氨水或者针刺人中等穴位。观察一、二分钟，如运动员自己不能恢复神志，必须在防震保暖的情况下速送医院急诊。但大多数被击昏的运动员，不需要特殊处理即可恢复。当然，击昏本身不仅仅是身体上的创伤，而且也是精神创伤,因此运动员非常需要安静休息和医生、教练员及队友的精神安慰。

二、击醉病

击醉病是拳击运动者的一种慢性脑损伤,多见于职业拳击运动员。

【损伤机制】

运动员在比赛或练习中,经常被击倒、击昏,或者头部长期受到打击而引起脑组织病变。其病理变化多为脑组织有小出血点,或有瘢痕,或出现脑萎缩。

【临床症状体征】

击醉最早的症状是在下肢,起初走路有些蹒跚或不稳,但仍能参加比赛。有些病例表现为动作迟缓,惧怕比赛。有的病人症状至此即不再发展,但也有许多人还继续发展,行走越来越困难,动作也越来越迟缓,说话言词不清,手有震颤或有不自主的点头动作。

重症病例,头部倾斜,行走困难摇摆不定,出现典型的帕金森病,并有记忆力减退。

【处理方法】

拳击运动员出现击醉病临床症状者较少,临床治疗无特殊疗法,应加强医务监督,以预防为主。如发生此症多采用神经营养药物、能量合剂,或进行对症治疗。

第六章　颈部损伤

在运动损伤中,颈部损伤远比头颅及颌面多见,其危重程度也超过四肢及脊柱其他部位。颈部又有呼吸道、消化道、大血管、脊髓和重要神经通过,受伤后可发生大出血、窒息、瘫痪和昏迷,甚至迅速死亡。因此,了解颈部损伤的发生机制和临床症状,对减少严重损伤事故的发生具有非常重要的意义。

第一节　颈部的解剖特征

一、颈部肌肉

颈部肌肉根据它们的位置可以分成后侧群肌肉、前侧群肌肉和外侧群肌肉。

1. 后侧群的肌肉

一般由浅层、中层和深层肌肉组成。浅层肌肉主要是斜方肌,起自枕外隆突、颈项韧带及胸椎的棘突,向外止于肩胛冈、肩峰和锁骨的外侧部,覆盖整个颈部的后侧面;中层肌肉包括头夹肌和颈夹肌,它们位于斜方肌下方的内侧,起自下颈椎和上段胸椎的棘突,止于上段颈椎横突和颞骨乳突。深层肌肉主要是颈最长肌和头最长肌,它们属于竖脊肌的分支,起自骶骨、髂骨的后面,分别止于颈椎横突及颞骨乳突。后侧群肌肉的功能为完成头颈部后仰、侧屈和旋转动作。

2. 前侧的肌肉

主要包括颈阔肌和椎前肌。颈阔肌是一块宽薄的肌肉,覆盖整个颈前部。它向下附着于胸大肌和三角肌上部的筋膜,向上附着于下颌骨和面部的下缘;椎前肌包括头长肌和颈长肌,它们主要起自于颈椎横突,止于枕骨基底部。前侧肌肉有完成头前俯、颈前屈动作的功能。

3. 外侧的肌群

胸锁乳突肌及斜角肌是颈部的外侧肌群。胸锁乳突肌是颈部的重要体表标志,它起自胸骨柄和锁骨内侧端,止于乳突的外侧面。斜角肌包括前、中、后斜角肌,它们均起自颈椎横突,其中前、中斜角肌止于第1肋,后斜角肌止于第2肋。主要作用是一侧的外侧肌群收缩,使颈部侧屈;两

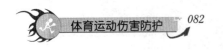

侧肌群同时收缩可上提第1、2肋,有助于深吸气。

二、颈椎关节

颈椎有7块独立锥体构成。按颈椎结构不同大体可分为寰椎、枢椎和下颈椎三种类型。

寰椎即第一颈椎,是唯一的一块缺少椎体的脊椎,它具有两个关节面,上关节面较凹,与枕骨外髁相关节,下关节面与第二颈椎相关节。在颈椎的外侧是横突,横突孔位于其中。前弓较小,具有一个略向前突的结节及一个向后的关节面,与第二颈椎的齿突形成关节,在弧形后弓上方的前部是椎动脉沟,椎动脉在椎动脉沟中通过。寰椎皮质最厚的部分位于前弓,与其负重的功能相适应。

枢椎即第二颈椎,是一块非典型颈椎,与寰椎相连接构成寰枢关节。在前侧,齿状凸由椎体的上表面向上凸起。在后侧,椎弓通过椎弓根与椎体相连。枢椎的椎弓根与其他颈椎不同,它直接位于横突孔的后内侧,在内侧被上关节面所覆盖。

下颈椎由3到7颈椎组成,形状基本相似,由五个部分组成。即椎体、椎弓、椎板、突起及连接结构。

椎骨间连接除椎间盘和韧带外,主要关节连接为关节突关节和钩椎关节,但第1颈椎与枕骨、第2颈椎与第1颈椎之间的连接比较特殊,分别称为寰枕关节和寰枢关节。

寰枕关节位于枕骨与寰椎之间,是由枕骨髁和寰椎上关节面组成的。枕骨髁的关节面较凸出、向外侧倾斜,而寰椎关节面较为凹陷、向内侧倾斜。枕寰部的韧带包括前、后寰枕膜。寰枕前膜是前纵韧带的延伸,连接枕骨大孔的前缘与寰椎前弓的上缘;寰枕后膜与黄韧带类似,连接枕骨大孔的后缘与寰椎后弓。

寰枢关节包括一个中间关节和一对外侧关节,这对外侧关节属于滑膜关节。寰枢中间关节由枢椎的齿状突和寰椎的前弓组成,寰枢外侧关节由枢椎的上关节面和寰椎的下关节面组成,枢椎的上关节面向上外侧凸出,枢椎的下关节面向下内侧凸出,这样可以允许进行旋转运动。

三、颈部韧带

颈部韧带主要有前纵韧带、后纵韧带、黄韧带和项韧带四种。

1. 前纵韧带

呈带状,是人体最长最宽厚的韧带,坚强有力,附着于整个脊柱前面。起于枕骨的咽结节,向下经寰椎前结节及椎体前面,止于骶骨前面。包绕椎体前方之大部,与椎体密切相贴,但与椎间软骨接触不甚紧密。前纵韧带功能是阻止脊柱过度伸展,增加颈椎的稳定性。

2. 后纵韧带

位于椎体的后方,椎管的前壁,比前纵韧带窄。起自第 2 颈椎,向下沿各椎体后至骶管。后纵韧带与椎体连接不太紧密,但与椎体上下缘、椎间软骨及椎间盘后面密切相连。其中央有裂隙,椎动脉及静脉由此穿过。颈部后纵韧带中间部分厚而坚韧,侧面较薄弱,故颈椎间盘脱出以后外侧较多而正中者较少。后纵韧带主要功能起连接作用并防止脊椎过度前屈。

3. 黄韧带

为连接各椎板之间的韧带,富有弹性,左右各一。起自上位椎板前方下缘,止于下位椎板的上缘,外侧止于关节突。脊椎过度后伸可使黄韧带发生皱褶、侵入椎管。正常黄韧带厚度不超过 4mm,黄韧带增生肥厚可使椎管狭窄、压迫脊髓。

4. 项韧带

棘突之间有棘上韧带和棘间韧带。前者位于浅层,后者位于深层。棘上韧带自上而下纵行,起于枕外隆突,终于骶中嵴。在颈部该韧带从枕外隆突到第 7 颈棘突的一段最为粗厚,又称项韧带。它呈底向上、尖向下的三角形,底附着于枕外嵴和枕外隆凸,前缘附着于寰椎后结节和下 7 个颈椎的棘突尖,后缘游离。项韧带功能在于保护脊柱,避免过屈。

第二节 颈部韧带损伤

常见于跳水、橄榄球、体操、杂技和自行车等技巧性运动项目。外力作用于头颈部使其活动超出正常范围,而使维持其关节稳定的韧带等受到损伤称为颈部韧带损伤。损伤程度不同,症状表现及治疗方法也有所不同。轻度损伤时症状轻微、不治可愈;中度损伤则韧带部分断裂,症状明显,应予保护,避免再伤;重度损伤韧带全断或撕脱骨折,功能丧失,症状严重者需积极治疗。

颈部韧带损伤的部位主要依据外来暴力作用于颈椎后,使颈椎发生超范围运动的方向不同,可分为颈部屈曲损伤、伸展损伤和挥鞭样损伤三种类型。

一、颈部屈曲损伤

【损伤机制】

颈部屈曲损伤是由于颈部过度屈曲造成的颈椎后部的韧带损伤。一般认为,颈部前倾时主要以颈4、5和颈5、6颈椎为中心轴来完成的,所以颈部屈曲损伤发生部位也常常于此处。颈后部的项韧带与棘上韧带和颈椎棘突间韧带同源,棘上韧带从枕骨到胸椎棘突,连接颈椎棘突,棘间韧带位于颈椎棘突之间。二者作用在于防止头过度屈曲。颈伸直时韧带不紧张,前屈时则紧张度增加。棘上和棘间韧带主要作用是对抗前屈暴力,若前屈暴力超过颈椎前屈范围或颈椎前屈速度过快,都可使韧带受到超常牵拉而造成颈部韧带发生屈曲损伤。

【症状体征】

根据损伤程度不同,临床上可分为轻、中、重三种类型。

1. 轻度损伤

韧带强度不减弱,损伤处疼痛、压痛,症状较轻微。颈部在正常范围内屈伸无疼痛或微痛,若超出此范围则疼痛不适。多数无肌痉挛、无后遗症。

2. 中度损伤

伤处疼痛、压痛明显,可依据压痛点来确定损伤位置。伤后很快出现颈后肌痉挛,头呈伸直位,不能前屈或前屈疼痛加重。此时多为韧带部分断裂。

3. 重度损伤

韧带完全断裂,或韧带附着之棘突被撕脱而韧带仍完整,后者之预后比韧带本身断裂预后好。这类损伤症状严重,疼痛剧烈,在韧带断裂处可触摸到凹陷,头稍前屈更易摸清。常常因疼痛继发肌痉挛而颈项僵直,此时很难判断清损伤性质。X线片可发现韧带断裂和撕脱性骨折。

【处理方法】

1. 轻度、中度损伤

若棘突或韧带压痛剧烈尖锐,可用长效局麻药注射。使用颈部围领,使其下颌抬起可缓解症状。颈部轻微牵引,理疗均有良效。手法治疗要谨慎、轻柔。韧带恢复需要6～8周,其间仍宜戴围领,以防止再度屈曲损伤。固定期间适当进行功能锻炼,可促进损伤组织的恢复。

2. 重度损伤

颈椎棘突撕脱骨折,若无移位,简单固定于颈伸位即可愈合。如果棘突尖撕脱而发生骨折块明显移位者,则不易愈合,可手术切除骨折块、修补韧带,直到痊愈再恢复运动。

二、颈部伸展损伤

【损伤机制】

颈部伸展损伤是由于颈部过度伸展造成的颈椎前部的韧带损伤。前纵韧带连接所有颈椎椎体前缘,具有拮抗颈过伸作用。在颈伸直、棘突间靠拢的情况下,再加上暴力作用,作用支点从颈椎关节突后移到棘突,使前纵韧带受到过度牵拉而损伤。若暴力轻或遇到抵抗,颈椎保持在正常位置,前纵韧带虽然受到过度牵拉,但由于受到骨性结构的限制,韧带一般不会损伤或损伤较轻而无明显症状;若暴力强大,会发生韧带断裂而造成颈椎椎体前缘分离,严重者或发生颈椎间盘破裂、椎体向后侧移位现象,甚至可能伤及脊髓引起截瘫。

【症状体征】

有明显的外伤史,局部疼痛、压痛,颈后伸疼痛加重。

如果颈前肌肉受损伤而发生内部出血、血肿,交感神经受到刺激或压迫可引起头晕、恶心、视力模糊、两侧瞳孔不等大,甚至耳痛和心前区痛。若颈一侧受伤较重,还可出现"强迫性斜颈"。

X线检查能确定有无骨折和颈椎脱位。

【处理方法】

1. 轻度损伤

不需要特殊治疗,仅戴棉花围领3～4周,早期投予止痛药即可。颈部肌肉痉挛强硬,疼痛症状明显者,可用牵引法使其由伸直位过渡到屈曲位,然后应用围领或支架固定,以防过伸。局部可作热敷,以缓解肌痉挛和疼痛。

2. 重度损伤

前纵韧带断裂,症状严重,必须延长保护期直到不痛。患者卧床,颈椎置于轻度屈曲位,颌枕带牵引。佩戴颈托,口服止痛剂和镇静剂。若X线检查排除骨折、脱位,则3～4周后可以起床活动,若仍有症状可行针灸、理疗或服用中药。急性症状消失后,逐渐进行颈部肌肉活动锻炼,6～8周后可去除围领。

三、颈部挥鞭样损伤

【损伤机制】

颈部挥鞭样损伤是头颈部发生鞭打动作引起的损伤。

头颈鞭打动作是指颈部突然而快速过伸和过屈的联合动作,即头颈运动速度比躯干快,引起颈部过度伸展,然后再反弹回原来的位置向前屈曲,躯体如同鞭杆而头颈部犹如鞭梢,前后甩动。如汽车运行中的突然性刹车,间接外力作用下使头部前屈后甩等。因该动作造成的颈部损伤一般称之为挥鞭样损伤。

挥鞭样损伤的病变部位可广泛累及颈部肌肉、椎间盘和椎间韧带,甚至也可造成椎体前缘分离或锥体错位等严重损伤。若暴力来自侧方,可使颈椎侧屈,可能引起脊髓损伤或臂丛损伤,则不易恢复,严重者可有横突骨折或横突孔间韧带断裂。

【症状体征】

颈部一侧或两侧肌肉疼痛、痉挛,可有多处压痛点,颈部活动受限。严重时,可引起食管损伤及咽后血肿,出现吞咽困难及声音嘶哑等症状。颈长肌损伤可累及交感神经,出现瞳孔缩小、视力模糊及眩晕,伴发椎动脉痉挛可引起耳鸣、耳聋及眼球震颤等。

【处理方法】

对陈旧性颈部损伤,没有骨折、脱位及神经损伤,仅仅软组织损伤者可行按摩手法治疗。急性损伤可以参照其他两种颈部韧带损伤进行处置。

第三节　颈部肌肉损伤

颈部肌肉根据部位可以分成后侧群肌肉、前侧群肌肉和外侧群肌肉,根据它们的深浅位置,又可分为颈深层肌群和颈浅层肌群,而颈深层肌群运动损伤发生率较高。其中,又以斜角肌和头颈夹肌损伤最为常见。

一、斜角肌损伤

【损伤机制】

斜角肌位于颈深层,分为前、中、后三块肌肉,是完成颈椎侧屈动作的主要肌肉,臂丛神经从其间穿过。其中,前斜角肌起于第 3~6 颈椎的横突,止于第 1 肋骨内缘的斜角肌结节;中斜角肌起于第 2~7 颈椎的横突。止于第 1 肋骨的上缘;后斜角肌起于第 4~6 颈椎,止于第 2 肋骨的外面。

由于长时期姿势不良,或错误头颈部运动模式,或长时间手提重物等,都可以引起斜角肌的损伤,斜角肌损伤后出现痉挛或局部炎性水肿,从而累及臂丛神经,血管出现相应症状。

【症状体征】

1. 锁骨下动脉受压

其疼痛为缺血性疼痛,起病可以是骤然的,伴有酸痛与不适,疼痛的部位一般也没有明确的界限。主要表现肩胛骨内侧缘上部及其内侧区域疼痛,向前牵涉至胸部,向外侧传导时可引起手臂前后、前臂桡侧,有时也会延伸至拇指和食指,拇指感到麻木等。(图6-1)

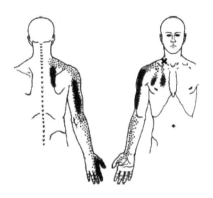

图6-1 斜角肌损伤症状范围示意图

颈椎的活动可使疼痛加重,颈部伸直时使斜角肌间隙变小因而加重疼痛,颈部屈曲能使斜角肌间隙加大,疼痛可得以缓解。沿上肢纵轴方向,持续性向下牵引患肢使其肩胛下降,则可诱发或加重上述症状。

2. 臂丛神经受压

这种情况发生于长期的病变,臂丛的下干受压,为锐性疼痛并向前臂内侧以及4、5手指放射。

【处理方法】

1. 局部封闭注射

1%盐酸普鲁卡因2mL,加维生素 B_{12} 100μg,取锁骨内 1/3 与外 2/3 交界处,胸锁乳突肌锁骨头后缘处避开血管进针,待针下有得气感后,抽回无血时,缓慢推入药液即可。

2. 推拿按摩

解除该肌痉挛,减轻神经血管束受压和缓解交感神经受累所引起的症状。主要推摩颈、肩、背及胸锁乳突肌,用单手大鱼际沿胸锁乳突肌自上而下地按揉数遍,用拇指沿胸锁乳突肌肌腹前缘和后缘由上至下地捏拿,揉搓上肢。

3. 手法治疗

斜角肌的损伤往往合并有颈椎小关节的旋转位移和的改变。通过手法纠正偏歪棘突,恢复颈椎生物力学平衡。

4. 其他方法

可以采用颈椎牵引法,患者坐位颈椎前屈牵引,牵引时间 20min。超声等物理因子治疗也有较好的效果。

二、头颈夹肌损伤

【损伤机制】

头夹肌起于第 7 颈椎至第 3 胸椎之间,止于颞骨乳突下部和枕骨上项线的外侧部;颈夹肌在头夹肌的外侧和下方,起于 3 ~ 6 胸椎而止于上位的三个颈椎的横突。二肌均由第 2 ~ 5 颈神经后支的外侧支支配,一侧夹肌收缩使头转向同侧,双侧收缩使头颈后仰。

两侧头夹肌形成一个"V"形,并广泛分布于项韧带的两侧,头夹肌位置相对颈夹肌附着点更靠近头部,使其成为头部后仰、侧屈和旋转的原动肌。由于人体经常处于头部屈曲位的动作姿势,使得头夹肌一直会呈紧张状态而容易发生僵硬、痉挛等现象,从而容易诱发其各类急慢性损伤。

【症状体征】

1. 有外伤史或劳损史。

2. 颈枕部不适、紧张,枕骨缘的上项线单侧或双侧疼痛,第七颈椎棘突处疼痛,转头后仰受限,自觉颈项部僵硬。在第七颈椎棘突处或枕骨上项线单侧或双侧处有压痛。

3. 用手掌压住颈后部,将颈部下压使其低头,令患者努力抬头后伸,造成阻抗,疼痛会加剧。

【处理方法】

常规采用推拿按摩、理疗、运动疗法、功能训练以及药物封闭治疗等方法。

1. 推拿按摩

先在患者颈背部反复作掌揉、大小鱼际滚和一指禅推法,治疗范围可以扩展到斜方肌、肩胛提肌等处。然后采用点穴法以达到舒筋通络、解痉止痛的作用,主要取穴有风池、风府、肩井、天宗等。

一次推拿约需历时 10 ~ 20 分钟,推拿时间长短和施力的大小应视人视病而定,灵活运用。病人体质强、体重大,则施力应较大、较深沉,持续时间则稍短;若病人年老体弱或较瘦,则施力应该轻柔缓和,持续时间则应稍长些。

2. 运动疗法

运动疗法主要是指专门的医疗体操练习。颈椎病医疗体操的目的与作用主要有两方面：一是通过颈部各方向的放松性运动，活跃颈椎区域血液循环，消除淤血水肿，同时牵伸颈部韧带，放松痉挛肌肉，调节颈椎，从而减轻压迫症状；二是增强颈部肌肉对疲劳的耐受能力，改善颈椎的稳定性，从而巩固治疗效果，防止反复发作。一般练习后应感到轻松舒适，如有疼痛或眩晕，可能是动作过快或幅度过大，应适当减慢速度、减小幅度；如果疼痛或眩晕感觉明显时，应该停止运动。

第四节 颈椎间盘突出症

颈椎间盘突出症不如腰椎间盘突出症发病率高，但近年来随着影像检查技术的发展，CT、MRI 等的应用，过去不易被诊断的颈椎间盘突出症，现在可以得到证实和认知。

【损伤机制】

多因颈部突然的过度活动，或椎间盘发生退行性变而引起。

间盘后部纤维环近中心部的纤维首先破裂，使髓核和破裂纤维环向后突出。由于后纵韧带中部较强，两侧较弱，所以颈椎间盘易向后外侧突出而挤压神经根。也有少数向中央突出而使颈髓受压。

【症状体征】

1. 外伤史

一般多有急性外伤史，或起于轻微劳损。

2. 疼痛项强

颈椎间盘突向侧方压迫神经根，以根性疼痛为主。颈痛、麻木感，颈部活动受限，犹如落枕，疼痛可放射至枕部或患侧肩部、上肢。颈项僵直，下颈椎棘突及肩胛部压痛。

3. X 线检查

可见颈椎生理前凸减少或消失，受累椎间隙狭窄，呈退行性改变。有时 X 线可能没有明显改变，CT、MRI 或脊髓造影检查，可进一步证实有无颈椎间盘突出。

如果颈椎间盘发生中央型突出，则以颈髓受压症状为主，即四肢可有不同程度瘫痪、大小便异常、四肢腱反射亢进及病理反射阳性等。

脊髓和神经根均受压为混合型，常有剧烈的根性疼痛，同时再伴有脊髓受压征，此型病情多较为严重。

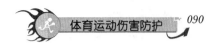

【处理方法】

以非手术治疗为主。颈部牵引是治疗颈椎间盘突出症的主要方法。

患者取坐位或卧位,用枕颌带牵引,重量为2~3kg,每次牵引1~2小时,每天2次,连续进行2周左右。或用具有牵引作用之弹性围领保护的同时,采用手法按摩。手法宜轻巧,以松筋和牵引为主。也可服用消炎止痛或维生素类的药物。对有脊髓压迫症状者,或反复发作者,宜行手术治疗。

第五节　颈椎小关节错缝

颈椎小关节错缝多见于普通人群,或训练水平较低的运动员,在训练有素、反应迅速的高水平运动员中很少发生。

【损伤机制】

颈椎小关节错缝不同于关节半脱位和脱位,后者都有外伤史,造成关节囊和韧带损伤,使组成关节的相应关节面彼此间发生了位置移动。错缝则是自身受伤,多数没有实质性损害。

颈部肌肉处于放松状态,关节囊及韧带也处于松弛状态,此时颈部突然晃动,颈部肌肉来不及收缩保护,颈椎相应的关节面在关节囊内发生了微小的位置错动,甚至可以使滑膜嵌入关节之内,继而肌肉、韧带、关节囊发生保护性痉挛收缩,而引起疼痛。错位时常可听到响声,若能及时复位,保护性痉挛也随之解除,剧烈疼痛常可骤然消失。若有滑膜嵌于关节缝造成水肿、损伤,或关节周围组织紧张痉挛时间较长,则复位后也可能仍残留某些疼痛。

【症状体征】

1. 损伤史

当身体处于放松状态突然起动,由一种体位变成另一种体位,多是屈伸加旋转动作时发生,常伴有颈部响声。

2. 疼痛

伤后立即疼痛,多在颈椎棘突的一侧可查到压痛最明显处,肌肉痉挛,颈活动受限,不敢旋转和后伸,甚至害怕震动。

3. 压痛

压痛多为单侧(患侧)关节突,由于痉挛紧张可摸到硬性包块样组织。

4. 颈椎棘突移位

触摸损伤部位可以发现相应棘突偏离正中线,向左或右侧偏移。

5. X线检查

X线检查一般无异常改变。

【处理方法】

由于颈椎关节错位是发生在关节内的微小错动,治疗主要依靠手法复位。手法操作时必须注意以下两点:① 务必使错位关节放松,可以通过转移患者注意力而使之放松,对局部施以手法治疗的关键是要趁其放松无备不紧张的状态下,突然施术。② 手法动作要快速、小幅、轻巧,要动中求解,即在活动中施以解锁手法。

现介绍几种复位治疗手法,仅供参考。

1. 摇头扳转法

患者坐位,头微前倾,以舒适不痛或疼痛最轻的位置为宜;术者站在其背后,一手扶其后头部,一手托其下颌,使其头颈作屈伸旋转运动;当术者感到其头颈运转灵活,充分放松时,两手做相反方向突然旋扳,动作要小幅轻快,常可听到响声,即可复位。若无效,还可向相反方向重新操作。

2. 旋颈推棘法

患者体位同上。术者站在其身后,一手拇指摸到偏移的棘突,置于偏移侧,另一手屈肘夹提其下颌部而以手搂住其头枕部,作旋转晃动;待其放松时突然旋转牵提,同时另一手拇指向中线推顶偏移的棘突,常可听到响声。但不能以响声判断治疗效果,疗效看其疼痛是否减轻,头颈旋转活动是否改善。若无效,可重新操作。

3. 斜推扳颈法

患者体位同上。术者一手示指按其耳后乳突,拇指按在颧弓处,另一手放在其头部对侧,使头颈侧向活动放松,按颧弓和乳突的手向其对侧肩部斜推,另一手同时使头侧屈,常可听到响声,即可复位。

4. 提颈侧屈推棘法

体位同前。术者用双手向上提牵其头颈部,拇指放于枕后,余指托其下颌,边牵引边侧向活动;待其放松时,一手拇指向下滑移到偏歪的棘突处,向中线推顶的同时,保持头部继续上牵并微向棘突偏移侧屈曲;如果听到响声,或感到拇指所推的棘突轻度移动,即可复位。

5. 仰卧勾拉扳旋法

患者仰卧位,头伸出床端;术者立于其头上方,一手拇指推颧弓,示中指勾住偏歪棘突,另一手拉其下颌向上牵引,并用前臂压住其面部使之侧旋;令患者作呼吸动作来转移其注意力,充分放松后,术者作快速而小幅度地向头顶方向牵拉、侧旋,另一手中示指向中线勾拉偏歪的棘突,常可听到响声。

6. 仰卧斜推扳旋法

患者仰卧,术者坐于其患侧体旁,用一手大鱼际推其患侧下颌角斜向侧上方,另一手拇指患侧枕后乳突,余指勾拉棘突,同时作旋转侧推动作。

第六节 颈部损伤的功能训练

一、拉伸训练

1. 上斜方肌动态主动拉伸训练

动作功能:

牵拉斜方肌上部

动作要点:

以左侧斜方肌上部为例（图6-2）。

① 被拉伸者采用坐姿,头部保持中立位,挺胸收腹双肩下沉,左侧手掌心向下压在臀部底下。

② 头部向右侧侧屈至极限后低头,接着向左侧缓慢转动再还原,反复进行 15~30 次。

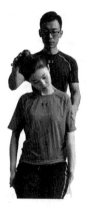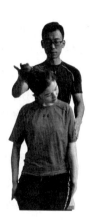

图 6-2　上斜方肌动态主动拉伸训练

2. 上斜方肌 PNF 拉伸训练

动作功能:

牵拉斜方肌上部

动作要点:

以左侧斜方肌上部为例（图6-3）。

① 被牵拉者仰卧于物理治疗床,在收紧下颚的状态下头部缓慢向右旋转至极限。

② 牵拉者站在被牵拉者头部上方斜向45°夹角的位置,双手交叉,左手置于被牵拉者的枕骨位置,右手放在其左肩上。

③ 被牵拉者用头部缓慢向牵拉者双手施力,使头部向左肩方向逐渐

靠近,对抗牵拉者施加的阻力,牵拉者协助被牵拉者左侧斜方肌上部等长收缩,保持 5 ~ 10 秒。

④ 等长收缩后,回到起始位置,让被牵拉者放松并深吸气。

⑤ 被牵拉者呼气,头部更大幅度地向右侧旋,收下颚,并使左肩更大幅度地下沉,进一步加大对左侧斜方肌上部的牵拉幅度,保持 30 秒。

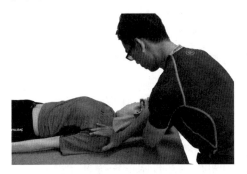

图 6-3　上斜方肌 PNF 拉伸训练

3. 胸锁乳突肌动态主动拉伸训练

动作功能:

放松胸锁乳突肌

动作要点:

以左侧胸锁乳突肌为例(图 6-4)。

① 被牵拉者采用坐姿,头部保持中立位,挺胸收腹双肩下沉,下颚微收。

② 牵拉者用右手掌根部位压住牵拉者左侧锁骨内侧 1/2,将其胸锁乳突肌锁骨部固定。

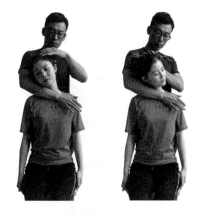

图 6-4　胸锁乳突肌动态主动拉伸训练

③ 被牵拉者头部向右侧侧屈至极限后,向左侧缓慢转动再还原反复进行 15 ~ 30 次。

注:头部在向左侧转动的过程中,左侧下颌骨微微向上抬起。

4. 胸锁乳突肌 PNF 拉伸训练

动作功能:

牵拉胸锁乳突肌

动作要点:

以左侧为例（图6-5）。

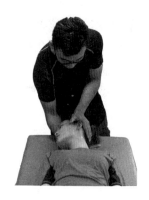

① 被牵拉者仰卧于物理治疗床，头部向右侧旋转至极限，保持颈部被拉长的状态。

② 牵拉者站于治疗床的一端，右手托住被牵拉者头部右侧，左手托住其左耳上方。

③ 被牵拉者缓慢地左旋头部，但不要使头部离开床面，对抗牵拉者施加的阻力，牵拉者协助被牵拉者左侧胸锁乳突肌等长收缩并保持5～10秒。

图6-5　胸锁乳突肌PNF拉伸训练

④ 等长收缩后回到起始位置，让被牵拉者放松并深吸气。

⑤ 被牵拉者呼气，头部更大幅度向右侧旋转，可进一步加大对左侧胸锁乳突肌的牵拉幅度，到达极限后保持30秒。

5. 肩胛提肌主动动态拉伸训练

动作功能：

牵拉肩胛提肌

动作要点：

以左侧为例（图6-6）。

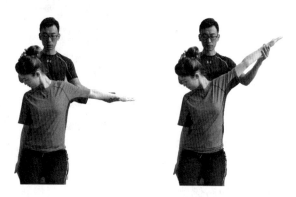

图6-6　肩胛提肌主动动态拉伸训练

① 被牵拉者采用坐姿，头部保持中立位，挺胸收腹背部挺直。

② 被牵拉者头部向右侧屈至极限后低头，接着头部向右侧轻微旋转，并保持住该姿势。

③ 被牵拉者左手掌心向下手臂伸直，做肩关节外展动作，并在外展90°～120°范围内上下摆动，反复进行30次。

6. 斜角肌主动动态拉伸训练

动作功能：

牵拉斜角肌

动作要点：

以左侧为例（图6-7）。

① 被牵拉者采用坐姿，头部保持中立位，下颚微收两肩下沉，挺胸收腹背部挺直。

② 牵拉者利用左手掌根或肘部压实左肩以固定附着于肋骨上的斜角肌。

③ 被牵拉者头部向右侧缓慢侧屈至极限还原，反复15～30次，或被牵拉者头部向右侧缓慢侧屈至极限后缓慢地左右转动，可以更充分地伸展斜角肌的前中后束。

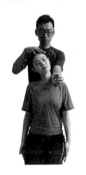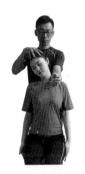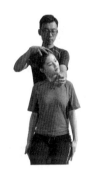

图6-7　斜角肌主动动态拉伸训练

二、深层颈屈肌的激活与力量训练

动作功能：

激活深层颈屈肌、增加颈椎段的稳定性以及改善颈椎生理曲度

1. 深层颈屈肌激活训练——仰卧位

动作要点：

① 平躺于物理治疗床，头部保持中立位，枕骨后方垫一条毛巾，身体放松，舌顶上颚，缓慢收下巴再缓慢放松还原。重复此动作10～20次。

② 在整个动作过程中，尽量避免胸锁乳突肌的参与（图6-8）。

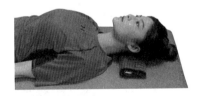
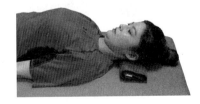

图6-8　深层颈屈肌的激活与力量训练

2. 深层颈屈肌的激活训练——站立位

动作要点：

① 身体呈站姿，双脚距离墙面 10 ~ 20 厘米，膝关节微屈，臀部背部头部贴合墙面，舌顶上颚，缓慢收下巴再缓慢放松还原。重复此动作 10 ~ 20 次。

② 在整个动作过程中，尽量避免胸锁乳突肌的参与（图 6-9）。

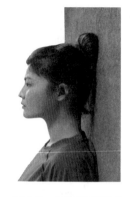

图 6-9　深层颈屈肌的激活训练——站立位

3. 深层颈屈肌的激活训练——仰卧与离心

动作要点：

① 练习者仰卧于物理治疗床，下颚收紧，舌顶上颚，双手抱头将头部抬到最高处。

② 双手离开头部并放于身体两侧，在保持下颚始终收紧的状态下，控制头部使其缓慢下降回床面上。

③ 尽量避免胸锁乳突肌不参与工作的状态下重复以上动作 5 ~ 10 次（图 6-10）。

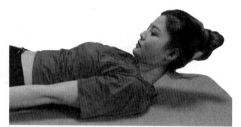

图 6-10　深层颈屈肌的激活训练——仰卧与离心

4. 深层颈屈肌抗阻力训练——坐姿

动作要点：

① 身体呈坐姿，头部保持中立位，下颚微收两眼平视前方，挺胸收腹，背部挺直作为起始姿势，让练习者将弹力带套于头部枕骨上端，一手固定弹力带，使弹力带始终与地面平行，并稍加阻力。

② 练习者收紧下颚，头部向后发力缓慢对抗弹力带施加的阻力后缓慢还原，重复次动作 20 ~ 30 次（图 6-11）。

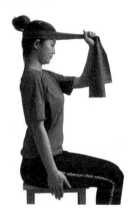

图 6-11　深层颈屈肌抗阻力训练——坐姿

第七章　胸腹部损伤

　　胸腹部运动损伤的发生率明显低于其他部位,但因胸腔内有心脏、肺、纵隔等重要脏器,腹腔内有肝、肾、脾、胃、胰、膀胱等器官,这些脏器一旦受到损伤,病情可能非常严重。因此,了解胸腹部运动损伤的发生机制、临床表现和急救措施有着非常重要的意义。

第一节　胸腹部的解剖特征

一、胸壁与胸椎

1. 胸壁

　　胸壁由骨性胸廓和软组织构成,前者是由 12 个胸椎及椎间盘、12 对肋骨和胸骨所构成的骨架。软组织为胸壁固有肌、神经、血管、淋巴等组织,位于肋骨之间。外层为肋间外肌,由后上向前下行走;肋间内肌在深面,走行方向与肋间外肌相反。二者作用于肋骨,与呼吸运动有着密切关系。肋间神经、血管在胸后壁位于肋骨下面的沟内,肋间神经与血管相互分开,分别位于肋骨上、下缘。

2. 胸椎

　　胸椎是脊柱最稳定部分,椎体矢状径比横径长,后缘较前缘厚,形成一个向后凸的曲度。胸椎间盘比颈及腰椎间盘薄,弹性小,棘上韧带也比较薄弱。胸椎上关节突关节面朝后外、下关节面朝前内,这种结构限制了胸椎的旋转运动,使胸椎的旋转度相对低于颈腰椎体,从而增加了胸椎的稳定性。

3. 肋骨

　　12 对肋骨后端为脊椎端,肋骨头与胸椎相关节,肋结节与胸椎横突相关节。肋骨头与肋结节之间的缩窄部分为肋骨颈。肋骨体的后 1/4 为圆柱形,前 3/4 扁平,肋骨体由后向前转弯处为肋骨角,是肋骨骨折的好发部位。肋骨体的上缘钝圆、下缘锐利而形成肋沟,肋间神经、血管由此通过。上 7 对肋骨借助肋软骨直接附着于胸骨,第 8 至第 10 肋骨借第 7 肋软骨间接附着于胸骨,第 11、12 对游离于肋骨前缘,也称浮肋。肋骨富有弹性,有缓冲外力的作用。肋骨骨折常发生于第 4 ~ 7 肋骨,第 1 ~ 6 肋

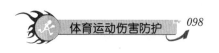

软骨容易发生肋软骨炎。

二、胸膜的结构特征

胸膜分为互相移行的内、外两层,外层贴附于胸腔内壁称壁层胸膜,内层紧包于肺表称脏层胸膜。

壁层胸膜按其覆盖部位不同可分为四部分:覆盖于胸壁内面的称肋胸膜,覆盖于纵隔两侧的称纵隔胸膜,覆盖于膈肌上面的称膈胸膜,构成胸顶的胸膜因突出至颈部称颈胸膜。壁层胸膜与脏层胸膜在肺根部相互移行,在肺根下方,胸膜前后重叠,形成肺韧带。

衬覆于胸腔内面,由脏、壁两层胸膜围成的腔隙称胸膜腔。位于肺周围,被纵隔及其器官分隔成左右两个互不相通的密闭腔隙。生理状态下胸膜腔内呈负压,一般为 $-0.6kPa \sim 0.2kPa$,有少量浆液,称为胸膜液,起润滑作用。吸气时胸膜腔负压增加,呼气时负压减低。如果胸膜腔负压消失,就会引起肺萎陷。在气胸或液胸时,两层胸膜被气体或液体分开。胸膜发生炎症之后,往往形成广泛粘连,使胸膜腔消失。

肋胸膜从前向后返折成纵隔胸膜,形成肋纵隔窦,左侧位于胸骨左缘第4至第5肋间隙后面及心包前面,间隙较明显,右侧被右肺填满,间隙很小。左侧由于心脏位于纵隔胸膜与膈胸膜之间构成膈纵隔窦。在此部位心包直接贴近前胸壁为心包穿刺点,可避免刺破左胸膜。

三、腹部的解剖特点

腹前壁上界为剑突、肋弓、第11及12肋游离缘;下界为耻骨联合、腹股沟韧带、髂嵴;腹腔的上壁为向上隆起的膈肌;后壁为腰椎、躯干肌、腰方肌和髂腰肌,下界为小骨盆腔。腹前壁由浅至深分为六层,依次为皮肤、浅筋膜、肌层、腹横筋膜、腹膜前脂肪,腹膜壁层。肌层为腹壁组织中最厚的一层,包括腹外斜肌、腹内斜肌、腹横肌和中间的腹直肌。

第二节　肋骨骨折与脱位

肋骨骨折与脱位多见于身体接触的对抗性运动项目,如篮球、足球、橄榄球、跆拳道及摩托车等。

【损伤机制】

肋骨骨折好发于胸前的第4~7肋,多为单肋一处骨折,多肋或多处骨折者较少。多因暴力作用于胸壁直接或间接损伤引起。

直接暴力引起的骨折部位多在着力点,肋骨断端可向内移位。间接暴力如胸廓挤压等,骨折部位可不发生在着力点。前后挤压时,肋骨骨折可发生在侧胸壁的肋骨弯曲部;侧方挤压时,骨折即可以发生在肋骨弯曲部,也可发生在肋骨后端或前端肋软骨部。

由于肋间内肌和肋间外肌交叉固定肋骨,内外肌将肋骨连成一体,故一般肋骨骨折很少移位。

【症状体征】

1. 外伤史

多有明显外伤史,一般由外力直接打击冲撞所致,偶有自我活动不当,突然用力扭转发病。

2. 疼痛

伤后即有胸肋部疼痛,而且逐渐加重,3～5日疼痛最严重,深呼吸、咳嗽、喷嚏、躯干转动及翻身时疼痛加剧。

3. 压痛

骨折处有明显压痛,有时可有骨擦音,局部组织可有血肿、瘀血,胸廓挤压试验呈阳性。

4. 呼吸异常

多根肋骨多处骨折时,患者胸壁软化下陷,呼吸时其运动与胸廓的正常部位步调不一致,出现反常呼吸即矛盾呼吸的现象。甚至引起纵隔扑动,阻碍静脉血液回流,影响循环机能,以致呼吸困难,紫绀,休克等。

5. X线检查

对早期无移位骨折和软骨交界处骨折均不显像,1～2周后由于骨折端钙质吸收便可见骨折线。

【处理方法】

闭合性单纯肋骨骨折多能自行愈合,治疗的关键是止痛,其次是防治肺部并发症。

1. 胸带外固定

可起到限制肋骨制动,减少肋骨活动幅度达到减轻疼痛的目的。适用于第5～9肋骨骨折。令患者坐位,两臂外展或上举,当其呼气之末胸围最小时,先在后背健侧距中线5cm处开始用胶布条贴敷,通过患侧绕向健侧越过正中线5cm处为止。第一条贴在骨折部,而后以叠瓦状贴敷,各条之间重叠1cm,向上、向下各增加2～3条,以跨越骨折部上下各两条肋骨为宜。

此法操作简便,取材容易。缺点是固定不牢、妨碍呼吸,不利于咳嗽、咳痰,且有人皮肤过敏,对多根骨折、老年皮肤松弛或肥胖者不宜用。

2. 肋间神经封闭

自骨折部位向脊柱侧移 4cm～5cm,在肋缘下进针,针达肋骨后绕过肋下缘再进针少许,回抽时无血液或气体即可注射普鲁卡因或利多卡因5mL,为延长阻滞时间可加适量的肾上腺素。注射范围包括骨折肋骨的上下各一肋间神经,也可直接注射至骨折部位。必要时 4～6 小时后重复注射。注射后仍用胶布带固定,鼓励病人咳嗽、咳痰。

3. 双根或多根骨折治疗

多发肋骨双骨折出现胸壁下陷,可作肋骨牵引固定术。在浮动胸壁的中央,选择 1～2 根能承受拉力的肋骨,在局麻下用手巾钳夹住内陷的肋骨,通过滑动牵引,消除胸壁浮动,时间 1～2 周即可。

4. 合并症治疗

肋骨骨折有时会发生肋骨后端与胸椎横突之间的肋横关节脱位,其疼痛较为剧烈,当以镇痛治疗为主,其他方法同肋骨骨折。若并发气胸,则病情较为危急,治疗方法参照气胸的抢救治疗。

第三节　胸腹壁挫伤

胸、腹壁挫伤是运动损伤常见病之一。多见于足球、篮球、橄榄球、拳击、跆拳道、散打等运动项目。

一、胸壁挫伤

【损伤机制】

胸壁挫伤原因分为直接因素和间接因素。直接外伤多为钝器击打或撞击胸部,使胸壁软组织受损而引起的。如篮球队员互相冲撞、拳击击打胸部、足球直接撞击胸部等,或体操运动员动作失误使器械直接撞击胸部。间接因素为胸部及上肢用力不当,或用力过度及突然旋转等,使胸部肌肉发生损伤。

【症状体征】

1. 外伤史

一般有外伤史,胸部疼痛,深呼吸、咳嗽疼痛加重,疼痛向前胸或背部放散。

2. 牵扯性胸痛

由于胸部肌肉与上臂肱骨相连接,上臂上举或外展时牵扯胸痛。

3. 压痛

受伤局部及其周围有明显的压痛,压痛点部位明显。

4. 肿胀

症状较轻时一般肿胀不明显,但较重的胸部软组织挫伤,可有局部肿胀、硬结。

5. X 线检查

X 线检查一般无异常表现。

【处理方法】

急性期局部冷敷,压迫包扎,口服止痛药,也可用中药等外敷药外敷。

局部肌肉痉挛,或出现硬结时,可用手法按摩。一般术者用双手的手掌或掌根沿肋骨方向,向外下推揉,即行八字分筋法 5 ~ 10 遍。然后让患者俯卧位,用同样手法推揉背部,手法力量要均匀而深沉。

二、腹肌挫伤

【损伤机制】

主要是由于外力直接作用,冲撞打击所致。腹壁直接受击,若肌肉松弛毫无准备时,可能引起腹腔内器官的损伤,如肝、脾、肾破裂等。间接暴力主要有身体突然扭转,或身体移动突然停止,或跌伤时的突然侧弯,使腹壁肌肉或脏器的腹膜韧带遭受捩伤。

【症状体征】

腹部挫伤后,首先要判定有无内脏损伤,有无内出血及休克。

本病轻者一般仅有腹痛,活动或咳嗽时疼痛加重;严重者腹部剧痛,腹肌紧张、有压痛,甚至发生由于剧烈腹痛引起昏迷等。

若有间歇性绞痛,应疑为脾破裂。一般认为当脾破裂后,包囊内有出血,使包囊内张力逐渐增加。如果张力太大则积血的包囊破裂,积血进入腹腔,刺激腹膜发生腹痛。以后由于囊内压力减低,破口又被凝血封闭,出血停止,疼痛也就减轻,于是发生反复绞痛。

若腹部压痛明显,肠蠕动音减弱或消失,腹内脏器可能有严重损伤。

【处理方法】

单纯腹壁挫伤,可嘱病人仰卧休息,局部冷敷或用轻手法局部按摩。对腹肌挫伤后,遗留慢性顽固性腹痛者,可用物理疗法或口服药物治疗。

若有腹内脏器损伤或有内出血休克时,当行手术开腹救治,及时输血,抢救休克。

第四节 气 胸

气胸是胸部损伤发生时的并发症状,按病理生理改变的不同可分为闭合性气胸、开放性气胸及张力性气胸三种类型。闭合性气胸即胸膜腔与外界空气不直接相通,空气来源于胸内脏器裂口,如肺、支气管、气管及食道管等;开放性气胸为胸膜腔与外界大气直接沟通,气体来源于胸壁开放性伤口;张力性气胸因损伤后,气体与胸膜腔的通道呈活瓣状,吸气时气体进入胸腔,呼气时气体不能自胸腔排出,使胸膜腔内气体压力不断升高等于或高于大气压,故称张力性气胸。此外,根据肺萎缩程度不同,分为大中小三种气胸。肺萎缩30%以下为小量气胸,30%~50%为中等量气胸,50%以上为大量气胸。

一、闭合性气胸

【损伤机制】

多因胸部钝性伤引起,最常见的原因是肋骨骨折断端刺破肺脏,其次是肺与胸壁粘连撕裂引起。发生机制是气体自肺裂口进入胸膜腔,如果肺裂口较小则肺萎陷后可自行闭合,对呼吸功能影响不大;裂口较大、气量较多时,则会影响呼吸功能。

【症状体征】

临床症状随气胸程度和病人原有肺功能状态而不同。

青壮年原有肺功能正常者,小量气胸可无症状或仅有胸痛;年老体弱原有肺气肿或慢性支气管炎者,可出现呼吸困难。

X线检查,可见外上方或肺边缘有气体带。中等量以上气胸多有气短、呼吸困难,听诊呼吸音明显减弱或消失。

【处理方法】

小量气胸无明显呼吸困难者,一般不需特殊处理。如出现明显呼吸困难者,应穿刺抽气甚至安放闭式引流。

中等量以上气胸均应穿刺抽气或行胸腔闭式引流。同时给予抗生素,保持呼吸道通畅、吸氧,并采用止咳化痰药物等综合治疗措施。

二、张力性气胸与开放性气胸

【损伤机制】

张力性气胸和开放性气胸是一种危及生命的损伤,气体可来源于较大较深的肺裂伤或气管、支气管、食管及胸壁开放伤口与胸腔相通的裂口形成活瓣，吸气时开放，气体进入胸腔，呼气时关闭气体不能外逸，胸腔内气体逐渐积聚，压力不断升高，等于或大于大气压。肺脏可完全被压缩，纵隔也被推压向健侧挤压健肺。腔静脉也移位扭曲，且因失去胸腔负压回心血流受阻，引起循环紊乱。

另外，吸气时健侧胸腔负压加大，纵隔向健侧摆动，呼气时健侧胸腔负压减小，纵隔又移向患侧，这样随呼吸节律导致纵隔摆动而影响回心血流量，并且患侧肺的萎缩，健侧肺被挤压可造成呼吸循环紊乱，引起严重的低氧血症，出现呼吸窘迫及休克。

【症状体征】

张力性气胸与开放性气胸均有逐渐加重的呼吸困难与低氧血症，表现为唇指紫绀、冷汗、烦躁不安，重者休克甚至昏迷。

可有广泛的皮下气肿，即伤侧胸廓饱满、肋间增宽、气管移向健侧、叩诊呈过清音等。听诊检查呼吸音消失。

X线检查，显示心脏纵隔健侧移位、肋间增宽、透光度增强，肺如完全萎缩可在肺门部见到团状致密阴影。

【处理方法】

对胸壁开放性气胸应首先封闭胸壁创口，现场无手术条件者，可以厚棉布等敷盖伤口加压包扎，有条件者立即清创缝合，使其变为闭合性气胸。

1. 现场治疗

可用针尾带胶管的粗针头自前胸第二肋间刺入，吸气时指套关闭气体不能进入，呼气时指套开放排出气体。如无指套可用手指按压针尾控制气体的进出，即吸气时封闭针尾，呼气时开放，使气体只出不进，逐渐减少胸腔气体。

2. 手术治疗

有手术条件者应立即安放胸腔闭式引流管在常规部位，即前胸第二肋间锁骨中线。但注意操作过程中，不能过猛过快地放气减压，以免引起纵隔剧烈摆动。

3. 术后治疗

在进行胸腔闭式引流治疗的同时，应补液纠正休克、吸氧，全身应用抗生素，保持气道通畅，定时雾化吸入，鼓励病人主动咳嗽、咳痰，练习腹式呼吸。

第五节　胸腰椎骨折

胸腰椎骨折好发于胸12～腰1部位。多见于摩托车、体操及跳伞等运动项目。该类骨折分类方法较多。

根据暴力作用的方向可分为屈曲型、伸展型、屈曲旋转型和垂直压缩型。其中,屈曲型发生率最高,占全部胸腰椎骨折的90%以上,多造成楔形压缩骨折;屈曲旋转型可产生扭转、错位及横突关节突骨折;垂直压缩则易造成椎体粉碎或爆裂;伸展型多造成椎体前缘撕脱,后缘压缩等。

从治疗角度上又分为稳定性骨折和不稳定性骨折。前者主要是指单纯性锥体楔形压缩性骨折和横突骨折等,后者是指椎体骨折合并小关节脱位或绞锁、椎体粉碎骨折、楔形压缩骨折合并棘间韧带断裂或脊髓神经损伤者。

【损伤机制】

多因由高处"掉下"臀部着地的间接暴力引起,如单杠失手、跳伞落地技术不正确等。根据间接暴力的方向不同,可产生椎体纵行挤压、楔形骨折,也可因脊柱的突然弯曲使小关节发生脱位而发生棘突骨折等。

【症状体征】

1. 疼痛

有明显的外伤史,则伤时感觉胸椎或腰椎部剧痛,不能起立、起坐或翻身。

2. 压痛与叩击痛

触诊时,如为横突骨折伤部多肿胀,压痛和叩击痛。椎体骨折合并棘突骨折或棘间韧带损伤时,局部肿胀,明显压痛,棘突间隙变宽。

3. 畸形

疼痛部位多有畸形,多为脊柱后凸。重者可以直接观察到向后侧突起的棘突,轻者手摸时才可发现伤部棘突向后突起。

4. X线检查

可以明确诊断,并能辨别损伤的部位、类型及有无移位情况。

此外,合并脊髓损伤时,则因损伤的轻重出现程度不等的神经症状,严重的出现截瘫。

【处理方法】

伤后严重疼痛,不能活动应卧床休息,头2～3天应用冷敷,以后再施以热敷。同时间断使用围腰。对稳定性骨折,可指导和鼓励其作背伸肌锻炼。

不同部位骨折,骨折固定方法也不尽相同。如棘突骨折,骨折片小而分离明显可手术切除之;若骨折靠近棘突根部,移位不明显,应予石膏背心进行腰部背伸位固定;对于峡部骨折,禁止腰后伸动作,可适当固定;若骨折后脊椎不稳,可考虑手术内固定或植骨融合术;若骨折片游离压迫或刺激脊髓或神经根,可手术将游离骨片切除。

对合并截瘫,宜手术复位,椎板切除减压治疗。不可逆的截瘫应注意伤后褥疮、肺炎、泌尿系感染等的预防及治疗

第六节　胸腰部损伤的功能训练

一、胸椎活动度改善性练习

1. 屈伸活动度改善练习——俯身仰头(图 7-1)

动作要点:

① 练习者采用俯身位,利用双手、双膝撑于地面,肩胛骨贴实胸廓避免塌肩,腰背挺直作为起始姿势。

② 练习者收紧下颚缓慢低头至极限后,再将头部缓慢仰起,在动作过程中始终保持下颚收紧,重复 10 ~ 20 次,感觉胸椎的活动。

注:颈椎病患者及胸椎曾有手术史患者慎用。

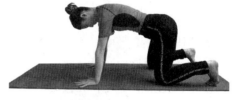
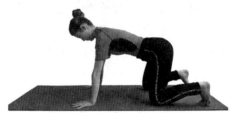

图 7-1　胸椎活动度改善性练习

2. 旋转活动度改善练习

【俯身翻书】

动作要点:

以改善胸椎向左侧旋转活动受限为例(图 7-2)。

① 练习者采用俯身位,利用双手、双膝撑于地面,肩胛骨贴实胸廓避免塌肩,腰背挺直作为起始姿势。

② 练习者将左手放于头部后方,肘关节向远方延展保持肩胛骨完全

贴合于肋骨并保持左侧手臂平行于地面。

③ 左肩缓慢抬高并伴随吐气，带动胸椎的旋转，到达极限后缓慢还原伴随深吸气，至与地面平行结束，此动作重复10～15次。

④ 在动作过程中始终保持骨盆位置的不变，以及保持颈椎与胸椎的相对静止。

【侧卧肩关节环转】

动作要点：

以改善胸椎向左侧旋转活动受限为例（图7-3）。

① 练习者呈侧卧位，左侧向上，右侧向下，右侧肩屈肘屈将头部枕于右臂。

② 左侧手臂向身体正前方延伸至极限后，肩关节缓慢顺时针环转并带动胸椎的活动，最后还原至初始位置，在此过程中保持颈椎与胸椎的相对静止。

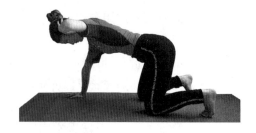
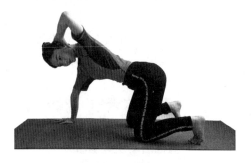

图 7-2　俯身翻书

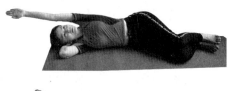
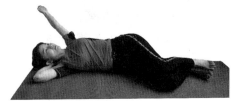

图 7-3　侧卧肩关节环转

二、胸腰椎段稳定性练习

1. 仰卧位胸腰椎稳定性练习

【初级】

动作要点：

① 练习者仰卧于瑜伽垫，手臂指向天花板并向远方延展，保持肩胛骨与胸廓的贴合，双腿抬起，髋关节与膝关节屈曲90°，双脚并拢双膝打开。头部保持中立位，下颚微收，下背部贴实地面。

② 双手臂沿头部方向缓慢下落至接近地面，下落过程中伴随深吸气，使腹腔充盈。

③ 双手臂向上缓慢抬高,伴随吐气,感受腹部的压力。

④ 配合呼吸,重复手臂摆动的动作 10～15,始终保持背部贴实地面(图 7-4)。

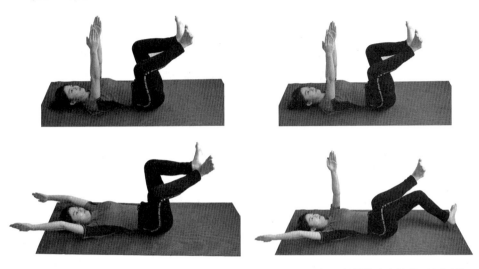

图 7-4 仰卧位胸腰椎稳定性练习(初级)　　图 7-5 仰卧位胸腰椎稳定性练习(中级)

【中级】

动作要点:

① 练习者仰卧于瑜伽垫,手臂指向天花板并向远方延展,保持肩胛骨与胸廓的贴合,双腿抬起,髋关节与膝关节屈曲 90°,双脚并拢双膝打开。头部保持中立位,下颚微收,下背部贴实地面。

② 单一侧手臂沿头部方向缓慢下落至接近地面,与此同时,异侧腿缓慢下落做髋伸活动至足接近地面,下落过程中伴随深吸气,使腹腔充盈。

③ 下落的手臂与大腿向上缓慢抬高,伴随吐气,感受腹部的压力。

④ 左右交替重复进行,每侧 10～15 次,始终保持背部贴实地面(图 7-5)。

【高级】

动作要点:

① 练习者仰卧于瑜伽垫,手臂指向天花板并向远方延展,保持肩胛骨与胸廓的贴合,双腿抬起,髋关节与膝关节屈曲 90°,双脚并拢双膝打开。头部保持中立位,下颚微收,下背部贴实地面。

② 双手臂沿头部方向、腿部向下方缓慢下落至接近地面,下落过程

中伴随深吸气,使腹腔充盈。

③ 手臂与双腿向上缓慢抬高,伴随吐气,感受腹部的压力。

④ 配合呼吸,重复以上动作 5 ～ 10 次,始终保持背部贴实地面 (图7-6)。

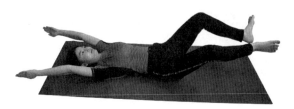

图7-6　仰卧位胸腰椎稳定性练习(高级)

2. 俯身位胸腰椎稳定性练习

【初级】

动作要点:

① 练习者采用俯身位,利用双手、双膝撑于地面,肩胛骨贴实胸廓避免塌肩,腰背挺直作为起始姿势。

② 一侧手臂向前抬起伴随吐气,使气沉丹田,达最高点后缓慢还原伴随深吸气感受腹腔的气体充盈。配合着呼吸反复进行 15 ～ 20 次 (图7-7)。

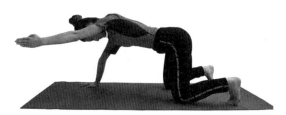

图7-7　俯身位胸腰椎稳定性练习(初级)

【中级】

动作要点:

① 练习者采用俯身位,利用双手、双膝撑于地面,肩胛骨贴实胸廓避免塌肩,腰背挺直作为起始姿势。

② 一侧手臂向前缓慢抬起的同时伴随另一侧腿部抬起,腿部抬至最高点时保持膝关节伸直,足背屈。在此过程中缓慢吐气,使气沉丹田,感受腹部收紧的感觉。

③ 在达到最高点后缓慢还原伴随深吸气感受腹腔的气体充盈。配

合着呼吸,进行左右各 10～15 次(图 7-8)。

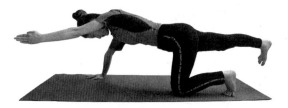

图 7-8　俯身位胸腰椎稳定性练习

【高级】

① 练习者采用俯身位,利用双手、双膝撑于地面,肩胛骨贴实胸廓避免塌肩,腰背挺直作为起始姿势。

② 一侧手臂向前缓慢抬起的同时伴随同侧腿部抬起,腿部抬至最高点时保持膝关节伸直,足背屈。在此过程中缓慢吐气,使气沉丹田,感受腹部收紧的感觉。

③ 在达到最高点后缓慢还原伴随深吸气感受腹腔的气体充盈。配合着呼吸,身体的每一侧反复进行 10 次左右。

第八章　肩部损伤

第一节　肩部的解剖特征

一、肩关节结构

肩部的关节(图 8-1)是由盂肱关节、肩锁关节、胸锁关节、肩胛胸壁间关节及肩峰肱骨间关节等 5 个关节组成的复合性运动关节,肩部运动是各关节的协调运动。由于肩关节活动的复杂性和多向性,而被视为运动损伤的多发部位。

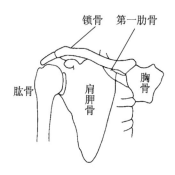

图 8-1　肩关节结构

1. 盂肱关节

盂肱关节是杵臼关节,是肱骨头与肩胛骨关节盂臼之间的滑膜性接联,肩胛骨盂窝浅,而且比肱骨头小,盂肱关节囊是所有大关节中最松弛的,但关节盂唇加强了关节的稳定性。盂肱关节是人体活动度最大的关节,因为肩胛盂小,肱骨头大而圆,关节囊又较松弛,加以肩胛骨的升降、旋转并沿胸壁绕动(内收及外展)动作,更增加了该关节活动的范围。正因如此,在运动时肩可以完成较复杂的大范围动作,如吊环、单杠、仰泳、蝶泳及投掷等转肩动作。

2. 胸锁关节与肩锁关节

锁骨内端形成胸锁关节,外端为肩锁关节。因此,锁骨可沿自身纵轴旋转。肩锁关节是平面滑膜关节,内有纤维软骨盘,其关节囊得到肩锁韧带的加强,上部受斜方肌加强,肩锁关节弧形动作范围大约有 20°。胸锁关节是鞍形滑膜关节,纤维软骨盘位于关节面之间,具有类似半月板的功能,有助于关节稳定,其关节囊因胸锁韧带及锁骨下肌而加强。胸锁关节是肩胛带与躯干唯一的连接,其弧形动作范围大约为 40°。

由于肩部运动是各关节的协调运动,因此,任何关节受伤都将不同程度地影响肩部的活动功能。例如,肩的外展动作范围,可从 0° 抬高到 180°,而它是由盂肱关节外展 120° 及肩胛胸锁关节外旋 60° 共同完成的。

在肩的外展过程中,两者基本是按 2∶1 的比例活动。肩部的其他活动如前屈、后伸、内收、内外旋等也是如此。

二、肩部肌肉

1. 连接肩胛骨与躯干的肌肉

（1）前锯肌　起自第 1～9 肋骨外面,如锯齿状,止于肩胛骨内缘和下角。其主要功能是使肩胛骨前伸和肩胛骨下降。俯卧撑、马步冲拳和推铅球等运动,可发展前锯肌的力量。

（2）斜方肌　起于枕骨、项韧带及全部胸椎棘突,止于锁骨外侧、肩峰及肩胛冈下缘内侧。其主要功能：① 上部肌纤维收缩使肩胛骨上提和后缩；② 下部肌纤维收缩使肩胛骨下降和后缩；③ 中部肌纤维收缩使肩胛骨后缩。提杠铃耸肩、负重直臂上举及负重扩胸等运动,可发展斜方肌的力量。

（3）菱形肌　位于斜方肌中部的深层,肩胛骨与第 2 颈椎至第 4 胸椎的脊柱之间,起于第 6、第 7 颈椎和第 1～第 4 胸椎的棘突,止于肩胛骨内侧缘,其主要功能是使肩胛骨后缩,上提和下回旋。

此外,连接肩胛骨与躯干的肌肉还有胸小肌、肩胛提肌及锁骨下肌等。

2. 连接肩胛骨与肱骨的肌肉

（1）肩袖肌群　是由冈上肌、肩胛下肌、冈下肌及小圆肌四块肌肉及其肌腱组成。它们分别起于肩胛骨的后外侧面,从肩关节的上方、后方和前方跨过肩关节,肌腱止于肱骨大、小结节部,为联合腱,似袖口,故称肌腱袖或称肩袖。肩袖肌有悬吊肱骨、稳定肱骨头,协助三角肌外展上臂的作用。过去认为,仅仅是冈上肌将肱骨头紧抵于肩胛盂,使三角肌收缩时不致产生向上错位以完成肩的外展动作,但近年来多数学者认为,肩袖作为一个结构单位,都有固定肱骨头协助三角肌外展上臂的作用。单纯的冈上肌腱断裂,肌肉虽然不起作用,但肩仍旧可以外展,只是力弱而已。此点即足以证明肩袖的其他部分也能协助三角肌完成外展活动。

肩袖是肩关节活动中的解剖弱点,特别在负重转肩时,它不仅要保护关节的稳定,而且又要完成转肩的任务（如投掷、扣球等动作）,再加上与肩峰紧贴,所以很容易受到摩擦而致伤。

冈上肌、冈下肌是由肩胛上神经支配的,该神经途经肩胛上切迹及肩胛冈的骨性凹陷,所以当肩胛骨活动过度或超范围运动时（如排球扣球动作）,该神经较易受伤引起肌肉麻痹及萎缩。

（2）三角肌　起自锁骨外侧端、肩峰及肩胛冈，止于肱骨的三角肌粗隆，是肩部最强大的外展肌肉。其前部肌纤维收缩可使上臂屈曲和内旋；后部肌纤维收缩可使上臂伸展和外旋。此肌在上臂外展 90°～180°时，具有最大收缩力，同时它还具有加固肩关节的功能。

（3）大圆肌和喙肱肌　它们均起于肩胛骨，止于肱骨，具有使肩关节内旋和前屈的功能。

3．连结躯干与肱骨的肌肉

（1）胸大肌　起点分锁骨部、胸肋骨部及腹部的腹直肌鞘。肌腹呈扇形，逐渐移行成两个扁腱止于肱骨大结节嵴。主要作用为使上臂屈、内旋和内收。双杠支撑摆动屈伸、卧推、俯卧撑和引体向上等运动，均可发展胸大肌的力量。

（2）背阔肌　起自第 6 胸椎至骶椎的棘突，止于肱骨小结节嵴。有内收、内旋及后伸肱骨的作用。双人压肩等练习运动，可发展背阔肌的力量。

4．连结前臂与肩胛骨的肌肉

连结前臂与肩胛骨的肌肉主要为肱二头肌，其长头起自肩胛骨盂上结节，肌腱在关节内下行，通过结节间沟穿出，止于桡骨粗隆和前臂筋膜。肱二头肌的长头肌腱是人体唯一在关节内行走的肌腱。收缩时腱并不滑动，只有当盂肱关节活动时该腱才滑动。由于腱鞘较窄，所以很易磨损引起腱鞘炎并继发断裂。肱二头肌跨越肩关节、肘关节和桡尺关节，除可以屈肘及使前臂旋后外，还有稳定肩关节等作用。

此外，肱三头肌的长头肌腱也起自肩胛骨，向下止于尺骨鹰嘴，具有伸肩、伸肘的作用。

三、肩部韧带

肩部韧带如图 8-2 所示，包括：

1．喙肱韧带

起于喙突外缘侧，向侧前下方行走固定于肱骨，它包括两部分，前部和后部，分别止于肱骨小结节和大结节，相当于冈上肌及肩胛下肌附着点之间。其纤维与关节囊紧连在一起，增加关节囊上部稳定，起防止肱骨头向上脱位的作用。

2．喙肩韧带

为肩关节上部的屏障，起于喙突外

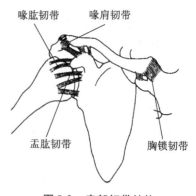

图 8-2　肩部韧带结构

缘,逐渐变窄,向外止于肩峰,为三角形的扁韧带,把肩峰下滑囊与肩锁关节分开,防止向内上方脱位。

3. 盂肱韧带

为关节囊的增厚部分,位于关节囊的内面。起自关节盂周缘前部,经关节囊前壁至肱骨小结节。具有防止肱骨头向上脱出、限制关节外旋的功能。若过度松弛则易发生肩关节脱位。

此外,还有胸锁韧带和肱横韧带等。

四、肩部滑囊

1. 肩峰下与喙突下滑囊

在盂肱关节外的肌肉可分为两层,内层为肩袖,外层为三角肌。在二者之间有肩峰下滑囊(延伸至肩峰下,又称三角肌下滑囊)及稀松的结缔组织,这就保证了在活动时,二者不相互摩擦。

肩峰下滑囊下壁,紧紧地固定在肱骨大结节的外侧及肩袖的上面,其顶部固定在肩峰及肩峰喙突韧带的下面。囊的外侧壁在三角肌的下面,很松弛。滑囊向内深入到喙突下面,形成喙突下滑囊。

2. 肩部其他滑囊

除上述两个滑囊外,肩部还有很多滑囊,如胸大肌、背阔肌和大圆肌滑囊及结节间沟两侧的滑囊,前锯肌下滑囊,肩峰上滑囊等,因为这些滑囊与运动损伤关系较少,故不再详述。

第二节 锁骨骨折

锁骨骨折是常见的骨折之一,约占上肢骨骨折的17%,在全身骨折中约占3.5%。各运动项目中均可见到锁骨骨折的发生,一般以摩托车和自行车训练或比赛中最为常见。

【损伤机制】

锁骨位于第一肋骨上方,是上肢与躯干之间的联接支柱,可加强上肢和胸廓间稳定性。锁骨位置浅表,呈"S"形弯曲,其内侧有胸锁关节,外侧与肩峰构成肩锁关节。锁骨虽然从早期开始骨化,但幼年时期仍有较多软骨结构,骨质疏松,青枝骨折较多见。

引起骨折的原因可分为直接暴力和传导性暴力两种因素,其中绝大多数锁骨骨折由传导性暴力所致。传导暴力多见于侧方摔倒、失手跌扑肘着地、肩部外侧受到撞击等,冲击力顺骨、关节传导到肩锁和胸锁关节,使弯曲的锁骨受到挤压,形成扭曲骨折。直接暴力往往由于锁骨直接受到上方撞击,常伴随粉碎性骨折,但较少见。锁骨骨折若移位明显,可引起臂丛神经损伤。

锁骨骨折发生后,上肢与躯干间支持作用丧失。在上肢重力影响下,肩部向前下方下垂、上肢旋前,且因重力和附属于锁骨的肌肉力量的影响,可发生骨折端的移位。即骨折近端由于胸锁乳突肌作用向后、向上移位;骨折远端由于肢体重量及胸大肌上束的牵拉可向下、向前移位。常见于运动员从马上或自行车跌落,肩膀或外展手臂触地,发生锁骨骨折,也常见于橄榄球、足球等身体碰撞性项目。

【骨折分类】

依据 Allman 分型,锁骨骨折可分为三种类型。

1. 锁骨中段骨折

最为多见,占各类型锁骨骨折的 80%,有典型的移位表现。该型骨折又可分为粉碎型、横断型、螺旋型骨折。

2. 锁骨近端骨折

比较少见,骨折移位不明显,此种骨折常伴有胸锁关节损伤。

3. 锁骨远端骨折

又可分为Ⅰ型、Ⅱ型。Ⅰ型无移位,Ⅱ型有移位,Ⅱ型骨折常合并喙锁韧带断裂。

【症状体征】

1. 外伤史

大多数患者有滑倒、跌扑肘着地,或肩部受到暴力撞击的外伤史。

2. 疼痛

伤后即引起患侧上肢活动痛,疼痛局限于锁骨及其关节部位。少数患者疼痛可累及上肢和手部,当活动头部时疼痛加剧。

3. 局部检查

可出现骨折部隆起、肿胀、压痛,或者出现骨摩擦音。但对于儿童青枝骨折应需要特别注意,除仔细检查局部有无压痛与畸形外,常常需要 X 线检查方能确定。

4. 合并症检查

(1) 关节脱位　根据肩锁、胸锁关节的间隙异常,可以判定关节囊、周围韧带和附属肌肉的损伤情况,并可判断出是否有关节脱位及半脱位。

(2) 血管损伤　根据患侧上肢的尺桡动脉搏动,肢端皮肤温度与色泽,可初步判断锁骨下血管是否损伤,必要时可以采用超声探测肢体血流来辅助诊断。

(3)神经损伤 根据手臂部痛觉异常的部位和特点,对臂丛神经损伤的可能性做出初步诊断,必须采用临床肌电图检查来协助诊断。

【处理方法】

1. 手法整复

手法复位法主要适用于锁骨中段骨折的治疗。患者的年龄对治疗方法的选择和预后程度的判定,有着重要的意义。

幼年儿童一般多为青枝性骨折,多采用"∞"字形绷带固定法。固定时,肩前和腋部垫以软棉垫,防止压疮。3～4岁儿童外固定需保持3～4周,较大儿童需固定4～6周。外固定移除后,数周内不宜从事大幅度运动锻炼。幼年期骨痂形成迅速而丰厚,往往经数月骨痂改造过程即已完成。多数儿童在锁外固定去除后会出现骨折部有粗厚隆起,这是骨痂快速形成引起的。一般数月至数年后,隆起部的骨痂逐渐被吸收而消散,并按锁骨正常形态重新塑形,其长度亦多可恢复。

成人锁骨骨折后由于受肌肉和体重牵拉的影响,一般在采用手法牵引整复的基础上,再进行"∞"字绷带或锁骨带及双圈固定,固定时间一般为5～6周,后除去外固定。

手法整复时,患者骑坐在椅子上并面对椅背,两手叉腰,努力耸肩挺胸。术者站于背后,一脚踏在椅子上,用膝顶住肩背部,两手分置患者两肩峰部力求双肩向后,使锁骨骨折重叠部分牵开,在确认骨折端对位良好后,用绷带"∞"字固定。肩部、腋下均应事前放置宽厚软垫,以防压疮和摩擦溃破。在固定期间,鼓励患者使用患肢进行小范围日常生活活动,以防止关节粘连或肌肉萎缩等。

2. 手术复位

骨折后,骨折断端移位较大,经吊带固定失败或合并血管神经损伤者,可进行手术切开复位固定治疗。多采用克氏针骨内固定法,术后用三角巾悬吊4周,克氏针6周左右可以除去。

第三节 肩袖损伤

肩袖跨越肱骨头上端,加强了肱骨头与关节盂的紧密接触,增加了关节的稳定性。肩袖肌与三角肌共同完成肩关节的外展功能,若二者之间的平衡失调,肩外展功能将受到影响。肩袖损伤多见于羽毛球、网球、标枪、链球等运动项目。

【损伤机制】

由于肩袖在肱骨头部是上方腱组织,在上臂处于内收、中立位等休息体位时,呈现紧张状态,而且承受肱骨头的压迫而冈上肌呈缺血状态。因此,随着年龄增长,肩袖也会逐渐出现退行改变。

肩袖损伤由多种内因和外因联合作用,常见的原因有撞击、使用过度、急性负荷过大、退变等。传统上,肩袖损伤的原因与年龄相关性较大,但随着人们对参加体育活动的积极性大幅度提高,运动性损伤在不同年龄都有可能发生。

一般发病年龄在25~50岁的人群,常由于肩袖过度使用而导致肌腱炎,常出现部分撕裂现象;50岁以上人群,常有骨性撞击、慢性肩袖肌腱病变或肩峰下出现骨刺,撞击引起的损伤常发生在滑囊面。

另外,由于摔倒时臂伸展,暴力迫使肱骨头穿透肩袖前上部;或者当臂外展时,使肩袖撞挤肩锁穹窿而引起肩袖破裂。医源性原因也可能损伤肩袖。例如,暴力手法按摩时使上臂作过顶运动,可导致已有退行性变的肩袖造成损伤;又如肩关节前脱位后手法复位不良,肱骨头仍有向上方的半脱位,也可导致肩袖损伤。

【症状体征】

1. 肩部疼痛

青壮年有明显的外伤史,但伤后的疼痛集中于肩顶,或肩前外侧部位,或向三角肌放散,尤以肩外展时疼痛剧烈。

2. 功能障碍

肩关节在外展、上举、后伸、内旋等多个方向均有活动受限,但主要以肩外展受限为主。检查时应注意肩关节是否能主动外展,或者是否能维持肩外展位。若肩袖完全破裂则不能完成上臂的初始的外展作用,这主要是肩袖肌损伤后,特别是冈上肌作用丧失而不能完成肱骨初始的外展动作。但是,当肱骨外展达到合适三角肌发挥力量的位置时,依靠三角肌收缩力量,则能完成上臂的外展动作。

3. 关节造影

盂肱关节造影安全简单,不仅可证实肩袖有无损伤,并可证实该损伤是完全的,还是不完全的。

4．肌萎缩

慢性肩袖损伤时冈上肌、冈下肌可呈现废用性肌萎缩。

5．X 线检查

一般无特异性改变，可排除肩部骨折或脱位。

6．特殊检查

肩袖损伤一般具有典型体征。如 Jobe's 冈上肌试验、Hawkins 冈上肌撞击试验、Lag 试验（冈下肌—小圆肌）、Lift-off 抬离试验（肩胛下肌）以及肩关节滑落试验等可呈现不同程度的阳性。

【处理方法】

1．肩袖不完全损伤

肩袖不完全损伤者，可行非手术疗法。如局部痛点封闭，以减轻疼痛，然后用三角巾将患肢悬吊于胸前，1 周后可以进行肩关节功能锻炼，并辅以其他物理疗法等。

2．肩袖完全断裂

肩袖完全断裂及其附着点合并撕脱性骨折者，诊断一经确立，应争取早期手术。术后用肩"人字"石膏固定于外展前屈外旋位 6～8 周，以后加强肩部的功能锻炼，防止肌萎缩。对陈旧损伤疼痛严重、功能障碍者，可行切除粘连后再进行手法治疗。

第四节　肩关节脱位

肩关节脱位多发于 20～50 岁之间，是全身关节脱位最多发的部位之一，仅次于肘关节，列为第二位。肩关节脱位发病率较高，主要是由肩关节的解剖特点所决定的。肩关节肱骨头大，关节盂小，其关节囊松弛而薄弱，尤以关节前方明显。另外，肩关节起的稳定作用还依赖于肩部肌肉的保护，一旦主要肌肉受损而失去稳定作用，则可诱发肩关节脱位。在各类的肩关节脱位中，以创伤性前脱位最为常见，占肩关节脱位的 90% 以上，肩锁关节和胸锁关节脱位发生率相对较低。

一、肩关节前脱位

【损伤机制】

肩关节处于极度外展、外旋位状态时，再受到使其后伸外力作用，肩峰可形成一个支点顶于肱骨颈部，通过上肢的杠杆作用可造成肱骨头的前方脱位。

肩关节前脱位发生主要由以下三种暴力所致。

1. 间接暴力

间接暴力是肩关节前脱位发生的主要原因。当肩关节处于外展、外旋位时,肩前下方关节囊就处于相对紧张状态,肱骨头顶于关节囊前下方,如果此时跌到,手掌或肘部着地,上肢传导的暴力通过肱骨作用于前下方关节囊,当外力超过关节囊的强度时,肱骨头可冲破关节囊的束缚,发生常见的喙突下脱位。

2. 直接暴力

由直接暴力从肩关节后方撞击肱骨头引起,使肱骨头冲破关节囊前方而脱出关节囊外。

3. 肌肉拉力

肩部肌肉突然强力收缩,可以发生肩关节脱位。如癫痫发作等情况下的上臂极度后伸,也会发生肩关节前脱位。

【症状体征】

1. 肩关节扭伤

肩关节前方扭伤是肩部损伤中最轻微的损伤。关节囊及韧带受到牵拉,但未引起断裂。肩关节前方无畸形,但会有轻度的触压痛,肩外展、外旋时疼痛明显加重。肩关节仍维持稳定。X 线检查无异常。

2. 肩关节半脱位

外力造成关节囊及其韧带部分断裂,肱骨头发生半脱位。肩关节前方压痛,肩外展、外旋时疼痛明显。用力进行肩部外展、外旋,有时可有肩关节不稳感。X 线检查偶可见盂前喙撕脱骨折或肱骨头后外侧的骨折。

3. 肩关节全脱位

(1)一般症状 受伤上肢呈被迫体位,关节功能障碍,弹力性固定,臼内空虚感,以及疼痛、肿胀、压痛、皮下瘀血等。

(2)功能障碍 肩关节功能障碍是多方向活动受限,主动及被动活动均受限。病人拒绝作任何上臂进一步内收或内旋动作,常将身体倾向伤侧,以保持上臂于下垂位。

(3)肩部畸形 患侧肩部及上肢与正常人比较:① 肩部失去正常膨隆丰满的外形,肩峰明显突出,下部空虚,形成"角肩"或"方肩"畸形;② 自肩峰到肱骨外上髁的距离比健侧长,伤侧上臂处于内旋位并与躯干稍分开而保持20°～30°夹角;③ 大多数病例均可在肩关节前方、腋下或锁骨下处触及球形肱骨头。

（4）杜加征阳性　当患肢手掌放于对侧肩部时,患肢肘关节内侧不能贴近胸壁,或患肢肘部如能贴近侧胸壁,而手掌又不能触及对侧肩,即所谓的杜加征阳性。

（5）X线检查　可以明确是否有骨折等合并症的发生。

【处理方法】

由于肩部组织受力较大,脱位同时可能合并肱骨颈骨折、臂丛神经和血管及软组织损伤。所以肩关节前脱位应及早治疗,复位前应明确:① 肱骨头的位置。② 是否合并骨折,或有无神经、血管损伤;③ 全身一般状况及是否合并或患有其他疾患;④ 治疗时,应尽量避免引起关节囊、韧带及肩袖的再损伤;⑤ 对于局部肿胀明显,疼痛剧烈,身体强壮而肌肉痉挛明显者应在臂丛或全身麻醉下手法复位。

1. 手法复位

适应于损伤初期。初期软组织肿胀轻,局部肌肉痉挛不明显,容易复位。手法复位一般对周围组织损伤小,无后遗症和并发症,是治疗肩关节前脱位的首选方法,大部分患者通过手法治疗可以直接复位。

手法治疗判定肩关节是否复位的标准为:肩部饱满,与对侧外观一致;方肩消失,肱骨头还纳于腋窝;杜加征阴性。

（1）手牵足蹬法　此法历史悠久,至今被广泛采用。患者仰卧床上,术者位于其患侧,双手握持其患肢腕部,沿患臂纵轴牵引,并以足前掌蹬顶其腋下胸壁侧作反牵引。牵引力量应持续、恒定、逐渐加大,当肱骨头被牵下移后,常常立即自行滑入关节盂内。

如果局部肌肉痉挛而牵引不动,可将伤肢作内、外旋转活动。当肌肉松弛、肱骨可以移动时,术者的牵引手握患者上臂使其内收、内旋,同时用蹬顶脚的前掌拇趾侧,向外推挤肱骨近端,使肱骨复位。复位时常可听到或感到肱骨头滑入关节臼内的声音。

此法比较适用于青壮年单纯性脱位者,若合并有大结节撕脱及年老者不宜选用,以免引起肱骨颈骨折。操作时必须小心,足掌一定要蹬在肱骨头内下方,力量要均匀适度而不可用力过猛。

（2）牵引回旋法　此法是应用牵引和杠杆的作用使肱骨头复位,年龄较大或伴有骨质疏松者,不宜选用此法。

具体方法为:① 屈肘90°位,在持续牵引下,外展、外旋上臂;② 在牵引外旋的位置下,逐渐内收肘部,使肘关节紧贴胸前壁到达人体前正中线;③ 在上臂内收的基础上,内旋上臂使患侧手放于对侧肩上,肩关节便可复位。整个操作过程可概括为在牵引前提下,分别进行外展→外旋→内收→内旋等,各步骤要连贯轻巧。

确认复位后,屈肘90°,然后上臂保持内收、内旋固定于胸壁,并以三角巾悬吊患肢(图8-3),肩关节制动2～3周,以后逐步锻炼以恢复肩关节功能。

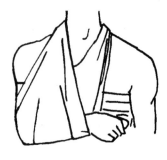

图8-3　肩关节脱位固定方法

(3)牵引推拉法　通过缓和的牵引和推拉,使肱骨头沿着肩关节囊破裂口复位。此法操作简便,效果满意,成功率高,危险较少,适合于年迈或全身状况不佳者。

具体方法:① 患者仰卧,助手用布带套住患者伤侧胸廓,向健侧牵拉固定;② 一助手用双手握住其伤肢腕部,沿肢体纵轴向远端牵引并可作旋转活动以助肱骨头移动;③ 术者从腋下握住肱骨近端并向外牵拉;④ 患者、助手和术者三方要同步徐徐持续牵引,待肌肉松弛而肱骨移动后,轻轻将上肢进行内收、内旋,术者同时将肱骨头向关节盂内推按还纳。

(4)俯卧吊锤法　患者俯卧床边,患肢垂于床旁,患肢腕部以5kg左右重物悬吊牵引,约10～20分钟。肩部肌肉尽量保持松弛,肱骨头一般亦可自动复位。有时将患侧肩部内收同时在腋窝将肱骨头推向上方,或稍外展上臂,肱骨头即可复位。

无论采用哪一种手法治疗,在复位后必须固定,以免再脱位而形成习惯性脱位。通常用三角巾悬吊固定3周,3周后去除三角巾,逐渐作伤肢功能活动,6周后可行持重及抗阻力锻炼。

40岁以上的病人,伤后固定时间太长,显然将增加肩关节粘连的严重度,可于复位后3天急性疼痛缓解后立即进行小幅度肩部活动。活动幅度由小到大、逐步增加,活动方式以前屈、内收活动为主,慎做外展动作,并禁止做肩外旋运动。3周后去除三角巾,逐渐增大活动幅度,必要时辅以肩部理疗和按摩,但仍应避免强力被动活动。

2. 切开复位

新鲜肩关节前脱位应用闭合复位,绝大多数病例均获成功。对以下情况,可考虑手术切开复位:

(1)肩关节前脱位合并神经、血管损伤,最常见的为腋神经、臂丛神经及腋动脉损伤,应手术切开,解除压迫,修复损伤的血管、神经。

(2)肩关节前脱位合并肱二头肌长头腱或肩袖断裂,阻碍肱骨头复位,导致闭合复位失败。

(3) 肩关节脱位合并肱骨大结节撕脱骨折,影响关节复位者。

(4) 肩关节前脱位合并肱骨外髁颈或肱骨头骨折者。

【并发症】

1. 肱二头肌腱滑脱

大小结节间横韧带愈合不好,晚期可发生多发性二头肌腱滑脱。

2. 肩胛下肌损伤

由于复位制动不充分,肩胛下肌松弛、延长,使内旋力减弱,破坏了肩关节肌肉力量的协调平衡作用。

3. 血管、神经损伤

常合并腋动脉、静脉的损伤,多见于老年病人血管硬化的病人,对年轻人如手法复位过于粗暴等,也可造成血管的损伤。神经损伤以腋神经损伤最为多见,偶见上肢其他神经损伤或臂丛神经损伤。

4. 肩袖损伤

肩前脱位时可以合并小结节骨折,也可合并肩袖损伤,从而使肩袖结构连续性中断,造成肩外展功能障碍。肩关节前脱位掩盖了肩袖损伤的体征,所以容易造成漏诊。因此,前脱位复位后肩外展功能疑有异常时,可做肩关节造影,进一步证明是否存在肩袖损伤。

5. 肩关节僵直

肩关节脱位复位后,由于制动时间过长或未及时进行肩关节功能锻炼,可造成关节囊的粘连和肌肉萎缩,从而造成肩关节功能障碍。

二、肩关节后脱位

肩关节后脱位较为少见,约占肩关节脱位的 2% ~ 3%。因肩关节后方有肩峰、肩胛冈的骨性屏障及冈下肌的保护,故后脱位发生率较低。

【损伤机制】

肩关节后脱位多为间接传导应力所造成的。肩关节在上臂前屈、内收、极度内旋位时易发生后脱位,多由于在此位置时发生跌倒等动作的创伤,可使肱骨头脱向后方,肩关节囊在关节盂后缘的附着处撕裂,关节盂后侧随关节囊一并撕脱分离。肱骨头向后方的移位,可以进一步引起肩胛下肌、盂肱下韧带后束的牵拉伤或小结节的撕脱。

肩前方的直接暴力也可以直接导致肩关节向后方脱位。如果暴力过大,关节盂后侧边缘部位,可因肱骨头的撞击形成骨折。

此外,肩关节后脱位可继发于惊厥、癫痫发作或电休克,常常由肩部外旋肌无力而内旋肌强烈收缩造成。

【脱位分类】

（1）肩胛冈下后脱位　肱骨头向后脱位于肩胛冈下方，多是所受应力过大而引起。

（2）肩盂下后脱位　此型最为少见，肱骨头处于肩的后下方，交锁于肱三头肌的起点盂下结节处。

（3）肩峰下后脱位　此型最为多见，约占肩关节后脱位的90%以上。肱骨头位于肩胛骨关节盂之后，肩峰的下方。

【症状体征】

此种创伤所致体征与症状，不如前脱位那样明显，故检查应仔细全面，以免漏诊。

1. 肩部畸形

比较双肩外形，伤侧肩前侧变平，而后侧饱满膨隆，喙突较为突出。

2. 功能障碍

不能作外展活动。盂下或肩胛冈下脱位者，上臂固定于轻度外展，做任何方向的运动均会引起疼痛。

3. X线检查

X线检查对正确诊断十分重要。

【处理方法】

新鲜肩后脱位时，绝大多数病例采用闭合复位均可获得成功。

在麻醉状态下，沿肱骨轴线纵向牵引，同时内旋上臂以使肱骨头与肩盂后缘相互脱离，然后术者另一手自后方向前推挤肱骨头，同时再外旋上臂，一般即可使肱骨头复位。复位后可将患肢包扎固定于胸壁，并应注意复查肱骨头的位置，以防止固定过程中再发生脱位。如果发现在上述置固定后有再脱位的倾向，则需在复位后将上臂固定于外展、外旋及轻度肩后位（肘关节位于躯干后方），可用肩部"人字"石膏维持固定。

对闭合复位不成功，或并发有肱骨小结节骨折而骨折块移位较大的病例，可行手术切开复位。

三、肩锁关节脱位

肩锁关节脱位在体操、排球、足球、摔跤、自行车、跳伞、滑冰、跳高、柔道等项目多见。肩锁关节为半活动关节，由薄弱的关节囊包绕，关节囊增厚的部分形成肩锁韧带，后者起加强稳定关节的作用。肩锁关节由锁骨外端与肩峰内面构成，其间衬垫有纤维软骨盘，形状为盘形或半月形。三角肌和斜方肌的部分纤维附着于锁骨上部,加强了肩锁关节的稳定性。

【损伤机制】

肩锁关节损伤最常见的损伤机制是由患者侧位摔倒时,上臂内收位,肩部直接着地引起。暴力直接作用于肩峰或锁骨上,使肩胛骨向内下移动而引起肩锁、喙锁韧带断裂以及斜方肌和三角肌在肩峰和锁骨上的腱性附着部撕裂,而导致肩锁关节脱位。若患者跌倒时,肩部与肘部都处于屈曲位着地,关节盂与肩峰受到肱骨头的暴力传导,亦可使肩锁、喙锁韧带断裂,引起肩锁关节脱位(图8-4)。

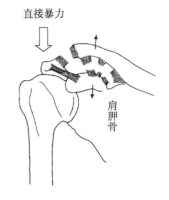

图8-4　肩锁关节脱位

按肩锁关节损伤程度可分三种类型。

Ⅰ型:轻度损伤。纤维结构尚完整、关节仍保持稳定,或仅有肩锁韧带部分断裂,造成锁骨外端轻度向上移位。

Ⅱ型:中度损伤。肩锁韧带和肩锁关节囊完全撕裂,肩锁关节半脱位。

Ⅲ型:重度损伤。肩锁关节完全脱位,肩锁韧带、关节囊、喙锁韧带及三角肌、斜方肌附着部位均撕裂。

【症状体征】

(1)有明确的外伤史。直接暴力引起者在肩部受力区,可见到擦伤、挫伤和肿胀。

(2)疼痛和压痛一般限于肩锁关节,无放射痛,或在肩外展大于90°时出现疼痛或疼痛加重,上臂越上举疼痛越严重,外展120°~180°时疼痛最明显。

(3)肩锁关节损伤程度的类型不同,症状体征也各有不同。

Ⅰ型轻度损伤者,肩锁关节局部肿胀,关节的上方及前后侧均有压痛,但喙锁间隙无压痛。关节稳定、无松弛。

Ⅱ型中度损伤者,肩锁关节疼痛、压痛和肿胀均明显,上肢各方向活动特别是作抗阻力活动时疼痛加重,喙锁间隙出现疼痛。在损伤早期,肿胀尚不严重时可发现锁骨远端高出肩峰水平,或锁骨远端在前后方向上的活动度增加。

Ⅲ型重度损伤者,疼痛、压痛、肿胀及关节功能障碍严重,上臂的任何活动均可加重疼痛。患者伤侧肩部低于健侧,而伤侧锁骨远端却明显向上隆起,喙锁间隙有明显压痛,锁骨在前后方向上活动度增加。

（4）影像学检查：Ⅰ型损伤一般无明显改变；Ⅱ型、Ⅲ型损伤时，患肢与健侧对比，可看出锁骨外侧端稍高，关节间隙稍增宽，或可发现肩峰、锁骨外端有撕脱骨折。

【处理方法】

1. Ⅰ型轻度损伤

一般采用局部冷敷或冷却剂如氯乙烷等治疗，以减少肿胀和减轻疼痛，伤后 48 小时后改用热敷。

2. Ⅱ型中度损伤

一般以非手术治疗为主，目前使用较多的是固定带疗法，即肩带通过一毡片将锁骨外端下压，肘带通过一肘托将上臂上抬，横带绕过健侧胸壁连接肩带前后，以调整并保持毡片正好压在锁骨外端，防止肩带向外滑行。如果有治疗条件，可采用肩锁关节肯尼-哈沃德固定带固定（图 8-5）。

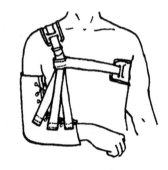

图 8-5　肩锁关节脱位固定法

3. Ⅲ型重度损伤

采用闭合性复位失败而转为陈旧性脱位者，应采用手术治疗。

四、胸锁关节脱位

胸锁关节脱位比较少见，其中以胸锁关节前脱位居多，但常因未及时处理变成永久性疾患。

【损伤机制】

胸锁关节是人体最稳定的关节之一。胸锁关节脱位最常见的原因是交通事故，其次是运动性损伤。当肩部过度外展（如练双杠时失手双肩由杠间滑下），或肩端由上方受到突然的撞击，锁骨外端向下、以第一肋骨为支点使内端上翘，撕裂胸锁或肋锁韧带，将胸锁韧带拉伤或延长，而发生半脱位。

偶有自发性半脱位或脱位，多发于关节松弛者，或老年人关节韧带退行性病变者，以女性居多。

【症状体征】

1. 外伤史

急性损伤者有明确的外伤史，局部肿胀、疼痛。肩部活动及推压锁骨、牵拉上肢等动作，都会引起剧烈疼痛。

2．关节畸形

局部有关节畸形和压痛,锁骨内侧端明显松弛。前脱位时可见锁骨的胸骨端向前、向上方突出,患者头偏向患侧、患肩下垂;后脱位较少见,锁骨内侧端不易触及。

3．严重并发症

有严重的颈根部疼痛和深呼吸痛,可能出现胸骨后气管、食管和大血管受压征象,甚至产生窒息和休克等严重并发症。

4．影像学检查

对诊断和鉴别诊断胸锁关节前脱位与胸锁关节后脱位,有非常重要的意义。

【处理方法】

1．胸锁关节前脱位

患者坐位,助手站在患者背后,用膝顶其后背,双手紧握其双肩,向后、上、外方扳拉,使胸锁关节充分拉开。术者按压锁骨内端,使其脱位复位,然后在胸锁关节上方放棉垫及塔形纸垫压迫,用长宽胶布由背后经关节处斜绕胸前固定。最后用双肩"8"字绷带固定,方法同锁骨骨折,使肩部充分后伸,固定4～5周。

2．胸锁关节后脱位

患者坐位,上肢双手叉腰,术者一手推住伤侧胸壁,一手握住上臂上端向外侧牵引,即可使关节脱位整复。用双肩"8"字绷带固定,使肩胛骨及上臂稍向后伸,以维持关节整复。4～5周后可解除绷带,并注意上肢功能锻炼。

第五节　肱二头肌长头肌腱损伤

肱二头肌长头腱起自肩胛骨盂上缘结节处,向外、向下紧贴肱骨头关节面,进入结节间沟(肱骨大结节与小节结之间的间隙性结构),然后经结节间沟后进入肩峰下间隙前部。该肌腱周围有滑膜鞘包绕,结节间沟被肱横韧带所覆盖。肱二头肌收缩或者肱骨转动(肩关节内、外旋),肱二头肌长头腱和肱横韧带之间会产生摩擦。随着年龄增长,日常活动劳累磨损或创伤发生,特别是当有肱骨解剖异常时,容易导致肱二头肌腱退行性改变。

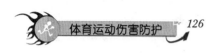

一、肱二头肌长头腱腱鞘炎

【损伤机制】

肱二头肌长头腱腱鞘炎多见于标枪、吊环、单杠、举重及排球运动员,其受伤机制一般都非常典型。其中,有的是因肩关节超常范围的转肩活动(例如吊环、单杠、高低杠中的转肩),使肱二头肌长头肌的肌腱不断地在结节间沟中横行或纵行滑动,反复磨损致使发生退变、粘连,使肌腱滑动功能发生障碍。尤其当结节沟有先天性变异或因肱骨外髁颈骨折,使沟底变浅,表面粗糙不平,甚至有骨刺形成时更易导致该腱的损伤。

任何肩关节及其周围的慢性炎症,都可引起肱二头肌长头腱腱鞘充血、水肿、细胞浸润,甚至腱鞘增厚、纤维化而形成粘连,导致肱二头肌长头腱腱鞘炎症的发生,形成狭窄性腱鞘炎,肌腱滑动受阻。

此症的受伤部位,有的是在关节内的肌腱部分,有的则是在结节间沟或沟下部分,但其病理改变,均是肌腱与腱鞘的创伤性炎症。

【症状体征】

1. 肩部疼痛

损伤史多不清楚,只主诉三角肌部疼痛,压痛点较局限在结节间沟处。肩关节活动时,除上臂外展、上举,再向后伸做"反弓"时疼痛外,其他方向活动时疼痛均不明显或不发生疼痛。

2. 压痛

肱骨结节间沟及其上方的肱二头肌长头腱处压痛是本病主要体征。有时可触及局部条索状物,提物或使肱二头肌收缩并克服阻力(屈肘或前臂旋后)时,均可使结节间沟处产生疼痛,或疼痛加剧。

3. 屈肘抗阻力试验

当抗阻力屈肘及前臂旋后时,在肱二头肌长头腱处出现剧烈疼痛,即为屈肘抗阻力试验阳性。尤其对较年长者,伴有退行性变,结节间沟骨质粗糙不平者,屈肘抗阻力试验时更易加重疼痛。

4. 影像学检查

一般无异常改变,严重时可有骨质疏松,或发现肌腱有硬化的现象。

【处理方法】

1. 理疗与封闭

急性期最好停止训练,用三角巾将上肢悬吊,限制各种引起疼痛的活动。口服消炎镇痛药,可减轻疼痛,局部物理治疗或湿热敷有助于炎症消退。亦可用氢化可的松加普鲁卡因混合液,局部 1～2 次注射。局部封闭注射多有奇效,甚至对数月不愈的慢性病例,亦可收到较好的效果。

2. 手法按摩

慢性损伤时可采用按摩手法治疗。手法治疗宜轻柔,仔细触摸到结节间沟部位的压痛点,触及条索状物(即肱二头肌腱)后,沿着垂直肌腱走行方向,自上由下进行左右轻轻弹拨分筋。然后再沿肌腱走行方向捻理,继而用双拇指沿肌腱走行进行上下反复推揉,最后从上向下依次按压。手法严禁粗暴,避免术后肿胀出血。

3. 手术治疗

经半年以上保守治疗无效而又症状严重者可行手术治疗。将肩关节囊内肿大之肌腱切除或切断,在原处将肱二头肌长头腱固定在肱骨上端或结节间沟内。

二、肱二头肌长头肌腱脱位

【损伤机制】

肱二头肌长头腱的脱位可分为习惯性和外伤性两种。

习惯性肱二头肌长头腱脱位,多见于先天性肱骨小结节发育不良,结节间沟内侧壁坡度变小;或因关节退行性改变,结节间沟底部骨质增生,沟床变浅;或因胸大肌和肩胛下肌抵止部撕裂或松弛,肱二头肌腱长头弛缓或延长,均可引起该肌腱脱位。

外伤性肱二头肌长头腱脱位,一方面见于肩关节脱位或骨折的并发症,如肩关节脱位、肱骨大结节或肱骨外髁颈骨折等引起结节间沟上肱骨横韧带撕裂,肱二头肌长头腱自沟内脱出;另一方面可见于标枪等投掷运动项目,如标枪投枪时的肩于外展、外旋位时突然发力,使肱骨突然内旋,肌腱从结节间沟内向前滑动,强力撞击肱骨横韧带而使其断裂,导致肱二头肌长头腱的脱位。

【症状体征】

1. 习惯性肱二头肌长头腱脱位

(1)反复发作史　属于慢性、复发性伤病,中年以上人居多,多在肩部轻度外伤后发病。

(2)肩前"弹响"　肩前经常有"弹响"声。当臂作旋转活动时,疼痛弹响明显。"弹响"是由于肩外展、外旋和后伸时肱二头肌长头腱滑过小结节而发出的声响,是诊断本病的重要的体征。

（3）肩前疼痛　肱二头肌长头腱部经常性酸痛,活动后加重;肩前压痛明显;抗阻力下屈肘或屈肩时疼痛明显。上臂屈伸无力、活动受限,反复发作可继发腱鞘炎而发生局部粘连。

（4）肌腱滑动　上臂外展、内收或旋转活动时,肩前肱骨头处可摸到来回滑动的条索状物(肱二头肌长头腱),按之疼痛并向上肢内侧扩散,但对肌肉强壮者不易摸到。

（5）X线检查　结节间沟较浅,或有结节间沟的沟缘骨唇,均可帮助诊断。

2. 外伤性肱二头肌长头腱脱位

（1）外伤性史　多伴有其他严重性损伤,如肩关节脱位或肱骨外髁颈骨折等;或有投掷动作后,立即感到肩前部疼痛、肩关节活动受限,被动活动则加重疼痛。

（2）肩前疼痛　肩前部疼痛,结节间沟有压痛、肿胀和瘀斑。走路时患肢不能前后摇摆,常以健手托住患肢前臂,保持肘关节于屈曲位,以减少由于活动和上肢重量所造成的肩部疼痛。

（3）肩关节活动受限　上臂呈内旋位,肩关节的外展、内收、外旋、内旋等各方向的活动均明显受限。

【处理方法】

绝大多数脱位都是长头腱向内滑过肱骨小结节,治疗时应先使患肩内收、内旋以使该腱放松。但对于急性损伤病例,应冰敷、压迫止血。

对习惯性或外伤性肱二头肌长头腱脱位,均可采用手法治疗。

手法治疗的具体方法为:(1)术者面对患者以同侧手(如患者右肩肱二头肌长头腱脱位,术者即用右手)的四指放于患者肩上部,掌心对着腋前侧,拇指放于三角肌前缘中三分之一处;(2)拇指用力抵住肱骨颈部,从内向外按住脱位的肱二头肌长头腱;(3)术者另一手握患肢肘部,使其上臂内收、内旋,而后上臂前屈,以使其长头腱充分放松;(4)扶肩手的拇指从内向外,从下向上推滚滑脱的肱二头肌长头腱,同时将患肢作上举、外展、外旋,即可使脱位的长头腱复回原位;(5)再用拇指在结节间沟处轻轻按压,使肌腱充分复位。

复位后局部敷药或贴膏药,用三角巾悬吊法固定肩关节于内旋、肘屈位2~3周。

反复脱位而手法治疗无效病例,可考虑行手术治疗。

第六节　肩部滑囊炎

肩部滑囊炎常见于排球、游泳、投掷等运动项目。

肩部的滑囊很多,如肩峰下滑囊、喙突下滑囊、肩胛下肌滑囊以及胸大肌、背阔肌和大圆肌及肱骨结节间沟两侧的滑囊,还有前锯肌下滑囊、肩峰上滑囊等多个滑囊。其中,以肩峰下滑囊、喙突下滑囊最具临床重要性,外伤及劳损均可导致以上两个滑囊发炎。由于喙突下滑囊实际上是肩峰下滑囊的延续部分,两滑囊相互连通,可同时发病,故临床诊断与治疗一般以肩峰下滑囊炎为主。

【损伤机制】

肩关节外侧部分有深浅两层肌肉,浅层三角肌与深层肩袖肌群之间有肩峰下滑囊,它是人体最大的固有滑囊。其中,位于三角肌下的部分称为三角肌下滑囊,而滑囊向内侧突出于喙突下面时,又形成喙突下滑囊。

肩峰下滑囊一方面协助上述两层肌肉运动顺利进行,另一方面保证肱骨大结节顺利通过肩峰下进行外展运动。正常情况下,滑囊内上下两壁贴得很紧,滑囊内几乎没有液体成分存在。当过度活动或慢性劳损后,滑囊内积液增多,滑囊才呈现出囊状结构。

肩峰下滑囊炎多继发于临近组织的损伤和退行性病变。冈上肌腱断裂是引起肩峰下滑囊炎最常见的原因,其次是肱骨大结节与肩峰因经常摩擦而致。前者引起的是创伤性滑囊炎,后者可引起囊壁增厚、变性及粘连等退行性改变,限制肩关节外展、上举及旋转动作,并可逐渐引起其周围软组织发生炎症。

【症状体征】

1. 一般症状

肩部广泛疼痛,肩关节运动受限和局限性压痛是肩部滑囊炎的主要症状。疼痛为逐渐加重,夜间痛较著,尤其在肩关节外展和外旋动作时(挤压肩峰下滑囊)疼痛加重。

2. 局部症状

肩关节、肩峰下、大结节等处有压痛点,可随肱骨的旋转而移位。当滑囊肿胀积液时,整个肩关节区域和三角肌部均有压痛。

3. 慢性发病者

疼痛一般并不严重,疼痛部位常位于三角肌止点处,夜间较白天疼痛严重。肩关节外展、内旋时疼痛加重；压痛常在肱骨大结节部位；若滑囊积液或增厚时，局部可触及囊性包块。随着滑囊壁的增厚和粘连，肩关节的活动范围逐渐缩小以致完全消失。晚期可见肩胛带肌肉萎缩。

【处理方法】

急性期应以制动、止痛，防止滑囊粘连和恢复肩关节的功能为原则。局部肿胀疼痛明显者，可穿刺滑囊，抽出液体，并同时进行局部包扎、压迫。

慢性期手法以按摩为主，在患肩之肩峰下和三角肌部施于按揉法，手法宜柔和缓慢，同时配合上臂的内收、外展和旋转活动。也可使用中药敷、湿热敷、超短波等物理疗法。

若滑膜已经增厚，或伴有肩袖部分断裂，非手术疗法无效时，可实施滑囊切除手术。

无论是急性还是慢性滑囊炎，在肿胀消除后，都应及早进行肩关节功能锻炼，防止肌肉萎缩和滑膜粘连。

第七节　肩疼痛弧综合征

肩疼痛弧综合征是由于肩峰前部的下面和肱骨近端（肱骨头）的上面之间的间隙狭窄，致使间隙内的软组织受到嵌挤而引起的疼痛症状。

【损伤机制】

正常时肩峰下有一宽约 1～1.5cm 的前窄后宽的间隙，其顶部为喙突、肩峰及喙肩韧带构成的喙肩穹隆，底部为肱骨头，间隙内有肩袖、肱二头肌长头腱通过。

肩疼痛弧综合征产生的主要原因有两种：一是先天性或长期慢性劳损所致的肩峰形态的变异，二是与肩峰撞击的肩袖组织的损伤，主要包括冈上肌、冈下肌、肱二头肌长头、肩峰下滑囊等损伤。如经常作肩外展、外旋、后伸等动作（投掷、游泳、体操等）的运动员，当肩关节局部训练过度或损伤时，会引起肩部周围软组织增生、肩峰下间隙变窄，肩袖、肱二头肌长头腱等组织受压而产生肩部疼痛等症状。

【症状体征】

1. 疼痛

主要是肩外侧疼痛，尤以三角肌附着处疼痛明显。肩痛常呈持续隐痛，夜间加重。肩外展、旋转时疼痛最为明显，而且外展位抗阻力时疼痛更加剧烈。

2. 疼痛弧

上臂外展 60°～120°时疼痛,低于或超过此范围反而不痛或疼痛减轻,称此征为疼痛弧征阳性。本病的肩疼痛弧征不同于肩锁关节损伤的疼痛弧,后者疼痛在肩外展大于 90°时出现,上臂越上举疼痛越严重,外展 120°～180°时疼痛最明显,且位于肩锁关节处而不在肩峰下。

3. 压痛

检查除上述疼痛弧征阳性外,还有压痛最明显处位于肩峰下及冈上肌的肱骨大结节的止点处。

4. 被动撞击试验

检查者一手扶其患肩,另一手将患肢向前上方快速推动,使大结节与肩峰撞击,如果产生疼痛则为被动撞击试验阳性。

5. 肌肉萎缩

三角肌、冈上肌、冈下肌可有轻度萎缩,主动活动轻度受限。

【处理方法】

本损伤属于症状诊断,治疗应针对其原损伤原因。

1. 急性期

患肩休息、冰敷,或口服消炎止痛药等。

2. 慢性期

肩峰下间隙局部药物封闭具有较好的临床效果,注入局麻药和强的松类激素可缓解疼痛、减轻炎症,但注射次数不宜过多。也可采用物理治疗和加强肩部功能锻炼,让患肩在无痛范围作肌力练习。

第八节　肩部损伤的功能训练

一、肩部的拉伸训练

1. 三角肌前束的被动静态拉伸训练

动作功能:

牵拉三角肌前束。

动作要点:

以左侧为例(图 8-6)。

坐姿,头部保持中立位,下颚微收,两肩下沉,挺胸收腹腰背挺直作为起始姿势。

牵拉者用右手固定其肩部,左手托被牵拉者左侧大臂向后拉使其做肩关节伸的动作,在到达极限后使其保持 30 秒。

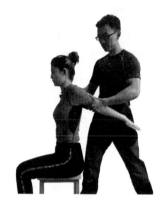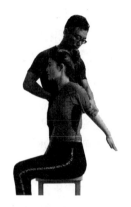

图 8-6　肩部的拉伸训练　　　　　图 8-7　三角肌中部的被动静态拉伸训练

2. 三角肌中部的被动静态拉伸训练

动作功能:牵拉三角肌中束。

动作要点:

以左侧为例(图 8-7)。

① 被牵拉者采取坐姿,头部保持中立位,下颚微收,两肩下沉,挺胸收腹腰背挺直作为起始姿势。

② 牵拉者右手抵住被牵拉者左肩维持其稳定,左手托住被牵拉者左侧大臂,一边向后方拉一边向右侧拉伸,使肩关节伸与肩关节内收动作同时进行。在到达极限后,保持 30 秒。

3. 三角肌后部的被动静态拉伸训练

动作功能:牵拉三角肌后束。

动作要点:

以左侧为例(图 8-8)。

① 被牵拉者采用站姿,头部保持中立位,下颚微收,两肩下沉,挺胸收腹腰背挺直,双脚与肩同宽作为起始姿势。

② 令牵拉者左肩关节水平屈至极限,牵拉者站在被牵拉者的右侧,左手固定被牵拉者的左侧肩胛骨,右手固定被牵拉者前臂沿其水平屈方向进一步施力,让被牵拉者感受三角肌后束的拉伸,并保持 30 秒。

4. 肩胛下肌的主动静态拉伸训练

动作功能:牵拉肩胛下肌。

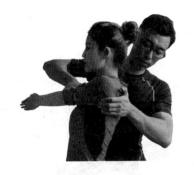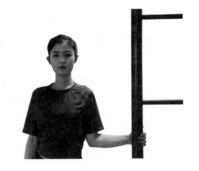

图 8-8　三角肌后部的被动静态拉伸训练　　图 8-9　肩胛下肌的主动静态拉伸训练

动作要点：

以左侧为例(图 8-9)。

① 被牵拉者采用站姿,头部保持中立位,下颚微收,两肩下沉,挺胸收腹腰背挺直,双脚与肩同宽,左手握紧牵拉架,肘部屈曲呈 90°夹角。

② 保持身体不动的同时,左肩内旋尽力推牵拉架,直至左侧肩胛下肌有中等强度的拉伸感并保持 30 秒。

二、肩关节稳定性训练

1. 飞力士震颤棒训练(图 8-10)

动作功能：提升肩关节的稳定性,提高肩袖肌群的控制能力。

动作要点：

练习者采用站立位,头部保持中立位,挺胸收腹腰背挺直,一手持飞力士棒,保持肘关节固定不动,利用肩部的力量使其震颤,保持 30 秒,在震颤过程中也可以持续做肩关节内收外展或屈曲伸展动作以加大难度。

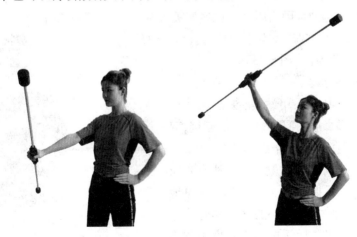

图 8-10　飞力士震颤棒训练

2. BOSU 球支撑训练(图 8-11)

动作功能：提升身体关节稳定性与肌耐力。

动作要点：

① 将 BOSU 球倒置，练习者双手扶球两侧边缘，俯撑于 BOSU 球上。

② 练习者在俯撑时，头部保持中立位，下颚微收，挺胸沉肩，肩胛骨贴紧胸廓防止塌肩，腰背挺直腹部收紧，双膝伸直双脚与肩同宽，保持 30～45 秒。

③ 教练可以在练习者姿势不变的情况下晃动 BOSU 球，以加大难度。

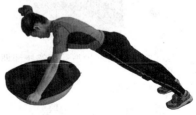

图 8-11　BOSU 球支撑训练

三、肩部抗阻力训练

动作功能：提升肩肌群的肌力与肌耐力，维持肩关节稳定。

弹力带肩胛下肌抗阻力训练

以左侧为例(图 8-12)。

动作要点：

① 练习者采用站姿，头部保持中立位，下颚微收，挺胸收腹背部挺直，双脚与肩同宽作为起始姿势。

② 左侧上臂贴紧身体，肘关节屈曲 90°，左手握紧弹力带，拳眼指向地面，接着做肩关节旋内的动作同时伴随呼气，达到极限后缓慢还原做肩关节旋外动作，反复 15 次。

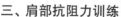

图 8-12　弹力带肩胛下肌抗阻力训练

2. 弹力带冈下肌与小圆肌的抗阻力训练

以左侧为例(图 8-13)。

动作要点：

① 练习者采用站姿，头部保持中立位，下颚微收，挺胸收腹背部挺直，双脚与肩同宽作为起始姿势。

② 左侧上臂贴紧身体，肘关节屈曲 90°，左手握紧弹力带，拳眼指向地面，接着做肩关节旋外的动作同时伴随呼气，达到极限后缓慢还原做肩关节旋

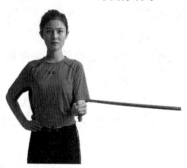

图 8-13　弹力带冈下肌与小圆肌的抗阻力训练

内动作,反复 15 次。

3. 弹力带冈上肌抗阻力训练

以左侧为例(图 8-14)。

动作要点:

① 练习者采用站姿,头部保持中立位,下颚微收,挺胸收腹背部挺直,双脚与肩同宽作为起始姿势。

② 两肩下沉,双臂自然下垂,左手持弹力带对抗阻力做肩关节外展动作,当肩关节外展至 30°时保持 2 秒然后缓慢还原,重复 10 ~ 15 次。

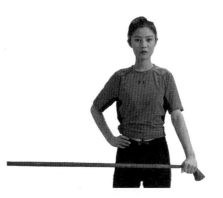

图 8-14　弹力带冈上肌抗阻力训练

四、肩关节灵活性训练

动作功能:提升肩关节的活动度。

动作要点:

练习者采用站姿,头部保持中立位,下颚微收,挺胸收腹背部挺直,双脚与肩同宽,双手置于肩峰出,做肩关节环转运动,顺时针环转 15 秒逆时针环转 15 秒交替进行持续 1 分钟(图 8-15)。

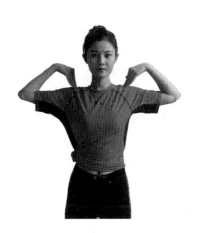

图 8-15　肩关节灵活性训练

第九章　肘臂部损伤

第一节　肘臂部的解剖特征

一、骨性结构

肘关节是指上肢中连结肱骨与前臂的部分,由肱骨下端和尺骨、桡骨上端构成。该关节是由肱桡、肱尺及桡尺近侧关节共同组成,所有关节均包容在一个关节囊内。肘关节属于屈戊关节,具有以肱尺关节为轴的伸屈运动和以肱桡、尺桡关节为轴的旋前、旋后运动。肘关节的这种复杂构成,对前臂和手的灵活性以及携重功能起着重要作用。

肱骨下端扁而宽,前有冠突窝、后有鹰嘴窝,两窝间仅有一层极薄的骨片相隔,故髁上部容易发生骨折。肱骨下端内侧为滑车,外侧为肱骨小头,滑车略低于肱骨小头,当肘关节伸直时,前臂呈5°~10°的外翻位。肱骨下端两侧骨性隆起,为内、外上髁,内上髁为前臂屈肌总腱附着部,外上髁为伸肌总腱附着部。由于肌肉的强力收缩,两髁可发生撕脱性骨折。

桡骨小头凹陷的关节面与肱骨小头形成肱桡关节,环状韧带附着在尺骨的桡切迹的前后缘,将桡骨小头拴套在切迹内,形成上尺桡关节。桡骨颈内后方粗隆部有肱二头肌腱附着。肘关节屈曲90°时,肱骨内外上髁与尺骨鹰嘴三点形成等边三角形,伸肘时则三点成一直线(图9-1)。该骨性标志对鉴别肱骨髁上骨折或肘关节脱位具有重要意义。

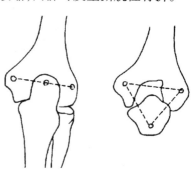

图9-1　肘后三角与肘直线

二、肘臂肌肉及功能

上臂前面主要为肱二头肌,起自肩胛骨的喙突及盂上结节,止于桡骨粗隆和前臂筋膜,该肌跨越肩、肘关节和尺桡关节,对上述三个关节活动均起作用,即能使上臂在肩关节处屈(以及向前臂靠拢)、前臂在肘关节处屈和旋转(旋外)运动。上臂后面主要为肱三头肌,起自肩胛骨盂下结节和肱骨干,三个头合成一个肌腹,以肌腱止于尺骨鹰嘴,其作用是伸肘和上臂后伸。

前臂肌分化程度高,多是具有长腱的长肌,分为前群和后群,每群又分为浅、深两层。

前臂前侧的浅层肌群由桡侧向尺侧依次排列有肱桡肌、旋前圆肌、桡侧腕屈肌、掌长肌、指浅屈肌、尺侧腕屈肌;深层肌群有拇长屈肌、指深屈肌、旋前方肌。上述肌群大多数跨过桡腕关节、腕中关节(即腕骨间关节)、腕掌关节、掌指关节,分别止于有关掌骨、指骨的掌面,因此具有屈腕、屈指和使前臂内旋的功能。

前臂后侧肌群的浅层肌多起于肱骨外上髁,有桡侧腕长伸肌、桡侧腕短伸肌、指伸肌、小指伸肌和尺侧腕伸肌等;深层肌多起于尺桡骨的后面,有旋后肌、拇长展肌、拇短伸肌、拇长伸肌和示指伸肌等。后群肌位于前臂后面及外侧,主要有伸腕、伸指和使前臂外旋的功能。

三、关节囊与滑囊

包围肘关节的纤维关节囊近端附着于肱骨鹰嘴窝及冠突窝上,远端止于尺骨大乙状窝稍远侧和桡骨颈及尺骨小乙状窝。肘关节囊前后方较薄弱、柔软而松弛,这有利于肘关节的屈伸运动。在肘关节的内外侧,其关节囊增厚,并有韧带加强,形成有足够张力的副韧带来维持肘关节稳定。

内侧副韧带起于内上髁下缘,呈扇形向下止于尺骨滑车切迹边缘;外侧副韧带起于外上髁下缘,向远端汇入环状韧带。环状韧带由横行纤维组成,起于尺骨桡切迹,环绕桡骨头而止于桡切迹后缘(图10-4)。

肱三头肌止点处有两个滑囊。一个位于肱三头肌腱与尺骨鹰嘴上面之间,另一个较大而重要的滑囊位于皮肤和鹰嘴背侧面之间。桡骨颈和肱二头肌腱之间,靠近桡骨肱二头肌结节处也有滑囊。

四、血管与神经

前臂内外侧肌群向远端彼此接近而形成肘前"V"形间隙,内有重要的血管和神经。

位于腋窝的腋动脉是锁骨下动脉的延续,腋动脉继续下行成为肱动脉,进而分为桡动脉支和尺动脉支。桡动脉从外侧向远行在肱桡肌下循行,尺动脉在内侧向下循行。

正中神经位于肘前间隙深处经旋前圆肌之后面继续下行到屈指深肌浅面。肘部正中神经损伤可引起屈指浅肌、桡侧半屈指深肌和拇指对掌肌瘫痪。桡神经行在肱桡肌和肱肌之间,在肘关节上分为二支:① 背侧骨间神经,下行到桡骨头下处,绕过桡骨干,在旋后肌浅深肌层之间到达前臂背侧,故在桡骨颈处若伤及该神经可引起伸指长肌和伸拇长肌瘫痪。② 感觉支循行在肱桡肌下,伴桡动脉最后到达手部桡侧背面。

尺神经在肱骨内髁后面的浅沟,即沿尺神经沟的背面行走。然后进入前臂前面,行在尺侧屈腕肌内侧。由于一些人的尺神经沟不光滑,或肘关节屈伸活动过度使其受到过度牵拉,或因生长紊乱或骨折畸形愈合而形成肘外翻畸形,都可能造成创伤性尺神经炎。

第二节　肱骨髁上骨折

髁上骨折是肱骨远端横行的骨折,骨折发生在肱骨干与肱骨髁之间的相对薄弱部分,没有累及关节面。虽然髁上骨折线在鹰嘴窝之上,但由于骨折部位在肱骨末端,实际上仍然属于关节内骨折。这种骨折多发生于 10 岁以下的少儿,成人比较少见。

【损伤机制】

肱骨髁上骨折多为间接暴力所致,根据损伤暴力的性质、方向不同,骨折发生的类型和机制不同。

1. 伸展型

这一类骨折最多见,约占髁上骨折的 90% 左右。当肘部呈伸展位、手掌着地,由掌心向上传导的暴力经前臂抵达肱骨下端,与身体由上而下的重力相交于肱骨髁上部而造成骨折。骨折近端一般向肘前方移位,骨折远端则向肘后方移位,移位远端可伴有少许尺侧偏或桡侧偏。

2. 屈曲型

跌倒时肘关节呈屈曲位,肘关节后部尺骨鹰嘴处着地,骨折远端向肘前方移位,并可伴有侧向偏移。

3. 粉碎型

多因直接暴力所致,一般为成人,少儿发生率较低,常见于交通事故伤。

4. 青枝型

髁上有骨折线而无移位,见于少儿患者。

5. 侧移型

暴力较大,骨折远端向尺侧或桡侧移位。

【症状体征】

肱骨髁上骨折为肘部骨折中最常见的骨折,根据外伤史、临床体征及X线检查不难诊断。损伤后,一般可出现下列症状:

1. 疼痛剧烈

外伤后肘关节处疼痛难忍,早期可出现手指过伸疼痛,这对本病的诊断有非常重要的意义。

2. 动脉搏动异常

可见桡动脉搏动消失,或前臂因缺血而表现为皮肤苍白。

3. 局部肿胀

严重时肘关节局部肿胀,肘后三点关系不清,但肘后三角关系无改变,应注意与肘关节脱位相鉴别。

4. X线检查

常规的X线检查一般能明确骨折部位和类型。

此外,应详细检查有无血管损伤。此类骨折常常并发肱动脉损伤,特别是伸展型骨折应更加注意。如果骨折处有过度肿胀、远端动脉搏动减弱或消失,应该进行动脉造影检查,以明确诊断有无动脉损伤。

【并发症】

1. 肘内翻

常常由于原始骨折处理不当,复位不理想,骨折畸形愈合造成的。有时即便解剖复位,日后也可能出现肘内翻畸形。一般伤后观察1~2年,肘内翻畸形超过20°以上,且肘关节功能基本恢复后,则可行肱骨髁上楔形截骨矫正术。

2. 前臂缺血性挛缩

由于绷带过紧,阻止动脉血流,缺血6个小时以上,一般可导致肌肉坏死,或可造成前臂肌肉挛缩及手功能障碍。在检查治疗时一定要注意患者的肢体血运,尤其是早期手指有无过伸疼痛的症状。

3. 神经损伤

神经损伤是髁上骨折的主要并发症。其中,桡神经和正中神经损伤多见于伸展型骨折,而尺神经损伤多见于屈曲型骨折。神经损伤的病理机制主要是局部受压、牵扯或挫伤,神经断裂很少见,故大多数患者于伤后数周内可自行恢复。若8周后仍无恢复可考虑手术探查并做适当处理。

【处理方法】

必须予以及时、准确的复位,纠正肘部畸形及防止神经、血管损伤等并发症的发生,尽早恢复肢体的功能。

1. 手法复位

先对骨折断端的远、近端进行对抗牵引,以纠正重叠移位,然后再纠正旋转移位和侧方移位。伸展型者,复位后尽量使骨折远端略桡侧偏,然后屈肘90°前臂旋后位、超关节夹板或石膏托固定;屈曲型则采用同样的方法固定于半伸展位。

2. 悬吊牵引

对于伤后肘关节肿胀明显,不宜手法复位或手法复位失败的病例,可采用尺骨鹰嘴滑动悬吊牵引。

3. 血管神经损伤

伴有血管神经压迫症状者,仍可试行手法或牵引复位。常于骨折复位后,压迫亦逐渐解除。但有明显血管神经损伤者,则应尽早手术探查,然后骨折内固定。

4. 陈旧性骨折

对于陈旧性骨折如果无明显肘内翻畸形和关节功能障碍,多可不必矫正。尤其少儿骨折愈合部分的残余畸形,可在生长发育过程中逐渐塑形矫正。但若肘内翻畸形超过20°者,可在伤后3~4个月后行外侧楔型截骨矫正。

第三节　肱骨外髁骨折

【损伤机制】

肱骨外髁骨折多系间接暴力所致。如跌倒手掌撑地时,桡骨头与肱骨外髁(肱骨头)相互撞击及前臂伸展肌的猛烈收缩牵拉,造成肱骨外髁骨折及移位。实际上撞击不仅是桡骨头,尺骨冠状突也参加撞击,故骨折块是肱骨外髁包含半个滑车。由于肘关节在致伤瞬间所处的位置不同,骨块移位的方向及大小有明显不同。移位的严重程度与外力和肌肉牵拉作用关系密切。在前臂伸指总肌腱起点及覆盖骨折端的上方的骨膜未全断裂时,骨折块仅向外侧移位无旋转。当关节处于内收位时,骨折块可能完全分离并向前下方移位,伸肌收缩可使骨折块进一步移位及旋转移位,可向外翻90°,向后方翻90°。

肱骨外髁骨折多由间接复合外力造成。当摔倒时手掌着地,前臂处于旋前位、肘关节稍屈曲位,大部分暴力沿桡骨传至桡骨头,再撞击肱骨外髁骨骺而发生骨折。肱骨外髁骨折发生的同时,多合并肘外翻应力或肘内翻应力以及受到前臂伸肌群的猛烈收缩牵拉,因而造成肱骨外髁骨折呈现出不同类型。

根据损伤机制,一般可分为旋转移位型、侧向移位型和无移位型骨折。

1. 旋转移位型

多为突然跌倒时身体向前扑,肘关节在半屈位和前臂旋前位时,掌心着地,由地面向上传导的暴力经前臂传导至肘部,加之前臂猛力旋前时加大对肱骨外侧髁的撞击,于是容易产生肱骨外髁骨折。由于局部伸肌筋膜、骨膜完全撕裂,加之前臂伸肌的牵拉,骨折块可沿纵轴向外旋转、移位,发生旋转移位型骨折。

2. 侧向移位型

多为肘关节伸直外翻位,手部着地,传导暴力使桡骨头与肱骨外髁或肱骨小头发生撞击,而使肱骨小头或整个外髁发生骨折,并向肘外侧方、前方或后方移位,骨折间隙增大。轻度移位时局部伸肌筋膜、骨膜一般不会完全撕裂,重度移位则可发生完全撕裂,后者复位后骨折块不稳定。

3. 无移位型

多为单纯性骨骺分离或肱骨外髁部裂纹骨折而未发生移位者。

【症状体征】

1. 外伤史

一般有明显的外伤史,伤后即刻肘关节呈半伸直位、伸屈活动均明显受限。

2. 疼痛

肘部疼痛、肿胀,在早期以肘外侧明显,而后逐渐扩展至前臂桡侧。

3. 肘关节畸形

与健侧比较有明显畸形,在肘关节外侧有时可触及骨折块的异常活动及摩擦音。

4. X线检查

可以判定骨折的发生类型。但由于儿童肘关节部从第二骨化出现到骨骺闭合时间不一,在判定骨折及其类型方面存在一定的困难。

【处理方法】

肱骨外髁骨折的骨折线一般通过骺板,系关节内的骨骺骨折,复位的成功与否直接影响到关节的完整性。因此,在施行手法闭合复位时,必须认清骨折类型,完全纠正其发生的翻转和旋转移位。只有达到解剖学复位的要求,方能确定复位成功。具体复位方法主要有以下几种:

1. 旋转移位型骨折复位法(以左侧为例)

首先,患者侧卧位、患肢外展。在臂丛神经麻醉下,术者站在病人患侧,左手握住前臂,右手抚按肘部,轻柔地由浅入深地按压肿胀处,以达到消肿散淤的目的。手法要均匀、轻柔,切忌捻挫皮肤。

其次,术者右手拇指按准骨折块后,左手将患者前臂旋后,并逐渐加大屈肘角度,随后右手拇指按住骨折块后徐徐推向肘后尺骨鹰嘴的桡侧;当骨折块已挤到肘后时,右手拇指按住骨折面向下按压,使远端骨折块由向外翻转移位,转变成单纯前后移位,术者拇指紧贴这骨折块防止其再向外方翻转。此刻左手握住患者前臂,逐渐加大屈肘及内翻角度,同时使其前臂突然旋前,这时其肘关节后外侧间隙已明显加大,利用前臂伸肌腱和旋后肌的张力,使骨折块被带进肘关节而自行复位,术者右手拇指常可感到骨块突然滚动的感觉。

感觉骨折块进入肘关节后立即伸肘,术者左手保持患肢于伸肘旋后位,右手轻轻触摸骨折块,若在外髁部位可触及光滑的圆形骨突,说明解剖关系已恢复正常。

复位满意后,可外敷消肿膏或单纯包绕棉片及绷带,在肱骨外髁的后外侧分别放置小平垫,将肘关节固定于伸展位。

最后,经 X 线检查证实对位满意后,检查局部血液循环状况和手指活动情况,并要求进行伸指握拳等的动作练习。固定 2～3 周后,即可去除外固定,开始进行肘关节功能锻炼。

2. 侧方移位型骨折复位法

患者仰卧位,先进行臂丛神经麻醉,然后实施手法复位。一助手握住患肢前臂,先于屈肘位徐徐牵引;术者先触清骨折块,然后两手虎口卡住患者前臂两侧、两拇指向下后方推挤骨折块;助手在徐徐牵引情况下,反复屈伸肘关节;术者多在肘关节屈伸过程中,拇指会觉察到骨折块有滑动或摩擦感,一旦这种感觉消失或骨折块不能触及,即已复位。此后,可使肘关节停止在伸展位,并用夹板固定。固定方法同旋转移位型骨折复位法。

3. 无移位型骨折复位法

此型骨折在成人可见有骨折线,而在儿童若是骨骺分离但未发生明显移位者,X 线表现不明显,仅可见局部软组织肿胀阴影,骨骺线外端稍宽,邻近骨或皮质有裂痕。对此型治疗可外敷消肿膏或单纯用夹板固定。应注意早期必须进行适当固定或制动,防止发生移位。儿童因为骨骺损伤,有可能影响到肘关节及其骨性成分的发育。例如,骨折后骨骺板提前闭合等,会出现肘外翻畸形,临床上应予注意,必要时手术矫正。

4. 手术复位

对手法复位失败,或全身症状较重者,一般采用手术复位法。手术复位安全可靠、对位准确、损伤小,且可防止因闭合复位不良而导致的畸形愈合和功能障碍等。术后要及时进行功能锻炼,防止发生肘关节及其周围组织挛缩现象的出现。

第四节 肱骨内上髁骨折

肱骨内上髁骨折是一种常见的肘部损伤,多见于儿童和青少年,仅次于肱骨髁上骨折和肱骨外髁骨折,占肘关节骨折的第三位。在体育运动中常见于体操、舞蹈和举重等运动项目。

【损伤机制】

当肘关节伸直位以手掌撑地摔倒时,上肢处于外展位,体重以及肘关节正常的提携角造成了肘关节的外翻应力。由于肱骨内上髁是一个闭合比较晚的骨骺,在骨骺未闭合之前,骺线本身就是潜在的弱点,再加上处于紧张状态的前臂屈肌群的骤然收缩,结果会更易发生内髁(或骨骺)骨折。内髁骨折后,受前臂屈肌群牵拉作用,内上髁部分会向下、向前或旋转而发生移位。

如体操运动员在训练和比赛过程中的翻腾、跳跃和从器械上的"下法"动作最多,摔倒机会也多,摔倒时常发生前臂旋前或外展位的腕部背伸、手掌支撑,使肱骨内上髁受到牵拉,导致肱骨内上髁骨骺分离。

举重运动员的损伤机制与上述机制有所不同,在损伤过程中无前臂支撑动作。在抓举过程中的提铃和发力提拉展身中,肱骨内上髁受旋前圆肌和前臂屈肌群主动收缩的牵拉。当杠铃过顶后上举时,杠铃的重量使前臂发生被动外展,使肱骨内上髁再直接遭受被动牵拉。举重运动员的肱骨内上髁骨骺分离,多是这两种牵拉力量共同作用造成的。

根据伤势的轻重和受累的周围组织多少不同,以及是否合并肘关节脱位、伤后是否骨骺分离或撕脱骨块移位,临床上一般将该损伤分为以下四度:

Ⅰ度:骨折或分离骨骺有移位,但少于2~3mm。

Ⅱ度:骨折或分离骨骺的移位大于2~3mm,但是没有发生明显的旋转。

Ⅲ度:骨折或分离骨骺的移位大于2~3mm,有明显的旋转。

Ⅳ度:骨折块或分离骨骺嵌入关节腔内,或伴有关节囊撕裂、内侧副韧带断裂等。

【症状体征】

1. 损伤史

患者均有外伤史和肘关节疼痛,伤时可听见肘内侧的撕裂声,伤后肘关节活动受限。

2. 体征检查

检查时肱骨内上髁均有肿胀、压痛,多有肘屈伸受限;多有肘内侧屈腕抗阻牵拉痛;在内上髁可触及异常活动骨块和骨擦音;有些患者因为肱骨内上髁移位可有肘三角关系改变,或可见肘内侧皮肤淤血。

3. X线检查

X线检查诊断比较容易判定此类骨折,但对于年龄很小的运动员,肱骨内上髁骨骺的骨化中心可能还没有出现,应该格外小心,注意不要漏诊。

4. 神经功能

应注意有无尺神经损伤表现,即第四、五指感觉是否正常、夹纸试验是否阳性等。

【处理方法】

1. 非手术疗法

对骨折无移位者,可先清除组织内的血肿,然后尽量屈肘并将其前臂尽量旋前,以放松屈肌腱之牵拉作用,同时用拇指将内上髁向上后推挤即可矫正移位。外敷消炎止痛药,夹板固定。2~3周后去除外固定,固定期间注意加强功能练习。

2. 手术治疗

对于Ⅱ度以上分离,如果进行闭合复位外固定,因前臂屈肌群和旋前圆肌的牵拉,很容易发生再移位。对于运动员来说,特别是体操和举重运动员的肘关节功能要求比普通人高得多,一些用保守治疗的运动员,常常因分离的骨骺和骨质之间发生纤维连接,每当训练量稍大时,肱骨内上髁就会产生疼痛。因此,对于运动员Ⅱ度以上的肱骨内上髁骨骺分离,最好选择手术治疗。一般在术后3周后将石膏托拆除,并拔除内固定的克氏针,而后主要进行肘关节屈伸功能练习。

一般认为,此类骨折肘关节屈曲功能的完全恢复平均需要7周,而伸肘功能恢复则需要8周。因此,在术后的肘关节功能康复中,应结合肘关节的屈、伸功能恢复的时期,有目的地进行针对性的训练。

第五节 尺骨鹰嘴骨折

尺骨鹰嘴部是近端尺桡和肱尺关节的构成部分,尺骨近端后方位于皮下的凸起为鹰嘴突,与冠状突一起组成较大的凹型,与肱骨远端的滑车构成肘关节,该关节具有伸屈活动,其内在结构使肘关节具有稳定性。因此,尺骨鹰嘴骨折属于关节内骨折。

【损伤机制】

尺骨鹰嘴骨折的发生机制,包括间接外力牵拉损伤和直接暴力损伤两种因素。其中,间接外力常见于跌倒时手掌撑地,肘关节突然屈曲,肱三头肌腱的猛烈牵拉造成撕脱性骨折,以横断骨折或斜行骨折为其特点。直接外力多为摔倒时肘后部直接着地所致,多形成粉碎性骨折,而且常常合并桡骨头骨折或肘关节脱位。

【症状体征】

伤者有明显的跌倒或肘关节受到猛烈撞击的损伤史,伴有肘关节明显肿胀、疼痛,肘关节屈伸功能丧失。由于尺骨鹰嘴部位较浅,在触诊时多可发现局部血肿,压痛乃至骨摩擦音或异常活动或骨折间隙等。按X线表现,可分为无移位骨折和有移位骨折两类。

1. 无移位骨折

（1）裂纹骨折或不全骨折。

（2）骨腱膜下粉碎骨折或星状骨折。

2. 有移位骨折

（1）骨皮质撕脱骨折,即肱三头肌腱断裂。

（2）骨骺分离。

（3）尺骨鹰嘴斜形或横行骨折。

（4）尺骨鹰嘴粉碎骨折。

（5）尺骨鹰嘴骨折合并肘关节前脱位或桡骨头脱位。

【处理方法】

治疗尺骨鹰嘴骨折主要采用非手术治疗,其治疗目标包括关节复位、伸肌动力保存和避免僵直及防止并发症出现等方面。

1. 无移位骨折

可外敷消肿止痛膏,三角巾悬吊 2～3 周即可。若骨折线较清晰,怀疑有骨折移位者,可用夹板将肘关节固定在伸直位,时间一般为 2 周左右。

2. 有移位骨折

进行臂丛神经麻醉,使肱三头肌充分松弛,先抽净局部血肿,徐徐屈肘,用拇指挤按尺骨鹰嘴上端至肱骨之鹰嘴窝内,然后迅速伸肘并向近端推送前臂。此刻,原按住尺骨鹰嘴上端之拇指,可以察觉到骨断端的复位。然后,加用棉垫放置在术者拇指按压之部位,伸肘位夹板固定。固定 2～3 周后解除固定物,同时进行肘关节功能练习。

这种复位成功之关键:一是要有充分麻醉以使肱三头肌松弛;二是必须抽净局部血肿。其手法复位要注意解剖对位一定要准确。固定时间不宜过长,否则会引起关节囊粘连,影响肘关节功能恢复。

第六节　尺骨上端骨折

前臂近端骨折部位主要发生在上端的尺骨的骨干,常常合并桡骨小头脱位,多见于体操、马术及摩托车等运动项目。

【损伤机制】

凡是尺骨骨折发生成角畸形或重叠移位,桡骨小头几乎均发生脱位,这是一种特殊的复合型骨折损伤,又称孟氏(Monteggia)骨折。直接暴力和间接暴力均可造成孟氏骨折的发生。

根据暴力方向及骨折移位情况,临床上将孟氏骨折可分为伸直、屈曲和内收三种类型。

1. 伸直型

此类骨折最为常见,发生在少儿运动员。一般在肘关节伸直或过伸位跌倒时,前臂旋后或中立位手掌着地而发生骨折。骨折的特点为骨折端向掌侧和桡侧成角,桡骨小头向掌侧和桡侧脱位。另外,直接暴力打击尺骨上段,也可造成尺骨上段横断或粉碎性骨折及桡骨小头前脱位。

2. 屈曲型

多见于成年人,多为间接暴力所致。损伤的动作一般为肘关节微屈、前臂旋前位跌倒时掌心着地。骨折的特点为尺骨上段横断或短斜型骨折,骨折向背侧和桡侧成角,桡骨小头向背侧和桡侧脱位。

3. 内收型

多见于少儿运动员,多为间接暴力所致。跌倒时掌心着地,肘关节伸直,前臂旋前,上肢内收,暴力自肘内方推向外方,造成尺骨上端横形或纵行劈裂骨折。骨折的特点为骨折略向桡侧成角,与伸直型和屈曲型比较,角度小、移位少,有时合并桡骨小头向外(桡)侧脱出。

【症状体征】

1. 一般体征

有明显的外伤史,伤后肘部疼痛、肿胀、畸形,肘部常可触及脱位的桡骨头。特征检查会出现骨擦音、骨折处异常活动和肘关节屈伸功能障碍等。

2. X 线检查

必须进行 X 线检查,以作出诊断与鉴别诊断。

3. 神经功能检查

伸直型和屈曲型骨折可伴有神经损伤。病人的临床表现和特征检查,对诊断是否有神经损伤非常重要,尤其是对骨折处的上、下尺桡关节、肘部和腕的检查,以避免漏诊。

(1)屈曲型 常合并桡神经损伤,骨间背侧神经(桡神经深支)可移位于的桡骨小头之间,影响桡骨小头复位,并可以出现桡神经压迫或损伤症状。

(2)伸直型 可出现骨间掌侧神经和尺神经的损伤症状,但发生概率远远低于屈曲型骨折。

【处理方法】

1. 手法复位

手法复位是治疗尺骨上端骨折的主要疗法。根据临床表现及其类型不同,具体复位手法也不尽相同,下列方法仅供参考。

(1)伸直型 全麻或臂丛麻醉下复位。屈肘90°位,一助手固定肩部并沿着上臂方向牵引,术者双拇指分别放于桡骨头外侧、掌侧,向尺、背侧推挤,复位后助手协助固定桡骨头,术者再用双手分别捏住骨折远近段,向掌侧加大成角,再向背侧提拉使之对位。

如已确定复位后,用石膏托或夹板将肘关节固定在极度屈曲位2～3周。为防止石膏或夹板压迫神经,应在桡骨小头掌、桡侧放环状纸压垫。待骨折初步稳定后,改用纸压垫夹板局部固定,肘关节在90°屈曲位,开始练习活动,直至骨折完全愈合。

(2)屈曲型　麻醉体位同伸直型。肘关节伸直位作对抗牵引,术者双拇指由背、外(桡)侧向掌、内(尺)侧推按桡骨头,复位后助手协助固定桡骨头;术者再用双手分别拿持骨折远近段,向背侧徐徐加大成角,再向掌侧推按。

如复位满意,用掌背侧石膏托固定肘关节在近伸直位2～3周,为防止石膏或夹板压迫神经,应在桡骨小头背、桡侧和尺骨干的尺侧上下端各放一纸压垫,再用胶布固定。然后,改用纸压垫短夹板固定,注意肘关节功能练习,直到骨折愈合。

(3)内收型　持续牵引下,外展肘关节;术者两手将桡骨小头推向尺侧,并将尺骨向桡侧的成角,向尺侧推挤使之复位。

有时该类型骨折多可自行复位,如果只见轻度成角、桡骨头位置无明显改变,则不需手法复位,仅用长臂石膏固定2～3周。

2. 手术复位内固定

对孟氏骨折手法复位未成功者,或骨折已复位而桡骨头脱位不能还纳者,应早期手术复位内固定。先整复桡骨头脱位,并了解环状韧带损伤情况并加修补,髓内针或钢板螺钉固定尺骨。

3. 陈旧性骨折处理

成人陈旧性骨折,尺骨已获矫正,骨折愈合坚固,仅前臂旋转功能受限,切除桡骨头可改善旋转功能。如尺骨骨折未愈合、有畸形,可手术矫正骨折内固定,并复位桡骨头。如桡骨头不能复位则可以切除。儿童陈旧性病例,尺骨骨折移位不大,并非影响桡骨头复位者可不处理。如果畸形明显,必须矫正,髓内针固定,以利桡骨头复位,桡骨头复位后,修复或重建环状韧带,桡骨头不能复位者暂不行桡骨头切除,以免影响桡骨发育,待成年后再切除。

第七节　桡骨远端骨折

桡骨远端骨折是上肢骨折中最常见的一种损伤。各种作用于前臂的直接暴力和作用于腕部的间接力量,均可导致桡骨远端骨折的发生,其损伤机制、骨折移位的方向、临床类型也十分复杂。

【损伤机制】

桡骨远端骨折是指距桡腕关节面 2.5~3cm 处的骨折,该部位是松质骨和密质骨交界处,为解剖薄弱处,力学结构较弱,一旦受到外力,容易发生骨折。25%~75% 桡骨远端骨折合并尺骨远端骨折。最常见于腕关节背伸位跌倒着地时,其中当腕背伸 40°~90° 范围时,桡骨远端所承受外力能力最低,也最易发生骨折,这种骨折的损伤机理尚不清楚。突然跌倒,前臂旋前,手掌撑地骨折时,桡骨远端向背侧移位;强力举重而前臂中立位或旋后位骨折时,桡骨远端向掌侧移位。这种桡骨远端骨折合并下桡尺关节脱位,称为盖氏(Galeazzi)骨折。

【骨折类型】

主要有青枝型、单纯型、双骨折型三种类型。

1. 青枝型

骨折皆为少儿,桡骨干下 1/3 裂纹性骨折,合并尺骨远端骨骺分离,或远尺桡关节分离。

2. 单纯型

桡骨干下 1/3 横断、螺旋或斜面骨折,明显移位,伴有远尺桡关节脱位者。

3. 双骨折型

除桡骨下 1/3 骨折及远尺桡关节脱位外,尺骨干也多伴有骨折或弯曲畸形。

【症状体征】

1. 一般症状

有明显外伤史,腕部肿胀、畸形、压痛、腕关节活动受限。或见有骨折处异常活动、骨摩擦音等。

2. X 线检查

能判定骨折类型及骨折移位情况。

3. 临床检查

除检查骨折局部外,尚应检查尺骨远端及下尺桡关节、肘部及肩部有无损伤,正中神经功能及屈肌腱、伸肌腱的功能状态。

4. 神经功能检查

正中神经损伤是桡骨远端骨折脱位较常见的并发症之一,应该引起高度重视。据统计,急性正中神经损伤的发生率约为 13%,慢性正中神经损伤的发生率约为23%。桡骨远端骨折时正中神经损伤发生率较高的原因,主要是由于腕部过度背伸而正中神经张力过大、骨折移位及血肿压迫、不适当的复位及未及时复位等因素,造成了对正中神经的压迫作用。

【处理方法】

桡骨远端骨折的治疗根据骨折的类型来确定和选择治疗方法。

1. 青枝型骨折

非移位性骨折采用保守治疗,以管形石膏或夹板固定,目的是保护骨折处不再次受伤,但固定时应注意患肢局部血液循环状况,以防出现其他综合征。在疼痛症状缓解情况下,尽可能活动手和腕关节。

2. 单纯型骨折

多采用闭合复位法,在牵引的条件下先整复远尺桡关节,恢复桡骨骨折端的正常解剖关系。手法宜准确、轻柔,避免再次损伤的发生。手法复位失败时,可行手术治疗。

3. 双骨折型骨折

常需手术切开,实施内固定复位。

第八节　肘关节脱位

肘关节脱位是运动损伤中较常见的关节脱位,多见于青少年运动员,成年人则很少发生。按着脱位的方向一般分为前、后两种脱位类型,在体育运动发生的损伤中以后脱位较为常见,一般多发生于体操、摔跤、球类等运动项目。肘关节脱位常合并骨折,有时合并血管、神经损伤,治疗不当常引起关节异位骨化、关节活动障碍、肌肉挛缩等。

【损伤机制】

肘关节脱位主要由间接暴力引起。肘部系前臂和上臂的联结结构,暴力的传导和杠杆作用是引起肘关节脱位的基本外力形式。成人肘关节创伤性脱位发生率较高,约占四大关节(髋、膝、肩、肘)脱位总数的一半。儿童由于骨骼尚未发育完全,韧性较大而强度不够,抵抗外力的能力相对韧带较弱,若肘关节受到外力,往往会先骨折,断面移位后缓冲了部分外力,所以儿童肘关节脱位的概率降低,但一旦错位,合并骨折及骨骺损伤的可能性较大。

1. 肘关节后脱位

这是最多见的一种脱位类型。任何外力只要能使肘关节过度伸展或外展,都可以引起后脱位。当跌倒时,手掌着地,肘关节完全伸展,前臂旋后位,由于人体重力和地面反作用力引起肘关节过伸,尺骨鹰嘴的顶端猛烈冲击肱骨下端的鹰嘴窝,即形成力的支点,向前推顶鹰嘴窝,产生杠杆作用,使尺骨鹰嘴前方的半月切迹自肱骨滑车处向后滑出,形成肘关节后脱位。或可合并尺骨鹰嘴骨折和冠状突骨折,侧副韧带撕裂以及桡骨小头损伤等。

2. 肘关节前脱位

前脱位者并不常见,又常合并尺骨鹰嘴骨折。前脱位发生机制与后脱位不同,多为肘关节在屈肘位时肘后着地,暴力直接作用于尺骨鹰嘴,先引起鹰嘴骨折,再出现前脱位;强力牵拉扭转前臂也可造成肘关节前脱位;跌倒时手撑地,肘伸直或过伸,前臂沿纵轴旋转及身体前倾也可造成肘关节前脱位;暴力直接击于肱骨远端前方也可引起肘关节前脱位。通常,肘关节前脱位时肘部周围软组织损伤较严重。

【症状体征】

1. 一般症状

有明显外伤史,肘关节脱位一般在临床上很容易诊断。伤后出现肘部肿胀、剧烈疼痛,肘关节弹性固定,活动明显受限,自动伸屈功能丧失。

2. 后脱位特点

肘关节保持在半屈曲位,伸屈限制、上肢短缩,肘前三角部膨出,肘关节的前后径加长,触诊可发现肘后三角形态改变,鹰嘴移向后上方。

3. 前脱位特点

除剧烈疼痛、关节活动受限外,肘关节保持在伸直位,肘后部空虚。鹰嘴的位置改变,前臂移向前方,前臂较健侧变长。

4. X线检查

有助于确诊和鉴别诊断以及判定脱位方向,并可诊断有无合并骨折。

【处理方法】

1. 临床处理

应及早进行闭合复位,复位前应判断清楚脱位的方向。在无合并骨折、血管和神经损伤情况下,均可采用手法复位。对于关节内有大量积血者,应在无菌技术下穿刺抽出积血,再行手法治疗。若伴有撕脱骨折块嵌入关节间隙,或闭合复位失败者,需手术切开复位。

体操运动员如果合并肱骨内上髁韧带和屈肌群完全撕脱者,脱位整复后,应同时进行手术将撕脱部缝回原位固定。否则,肘的内侧失去保护不仅关节不稳而影响支撑、悬吊等动作,而且很易再脱位,甚至变成习惯性脱位。

2. 复位后康复训练

手法复位后切忌做强力被动运动和局部按摩,应以石膏托或粘膏固定 2~3 周,然后开始活动。注意不应过早做悬吊和前臂外展的动作,如体操的后手翻等。伤后约 3 个月可参加负荷较大力量型的运动项目。

练习时应首先从练肘及腕的伸屈肌肉的力量开始,加强肘关节的稳定性。否则,常会引起韧带特别是内侧韧带松弛,从而发生再脱位及肘的骨性关节炎。

第九节　桡骨小头半脱位

【损伤机制】

桡骨头半脱位是由于环状韧带牵拉至桡骨头所致。多发于 5 岁以下儿童,桡骨头在少儿期间发育不完全,头颈几乎相等,环状韧带比较松弛,桡骨头容易从环状韧带中向下滑脱。

青少年运动员,尤其体操运动员,长期以肘部支撑,桡骨小头活动范围增大,环状韧带松弛,当肘部突然被牵拉或支撑旋转动作时,会造成桡骨小头半脱位。或者有肘部外伤、劳损等原因,使肘关节韧带、肌肉、关节囊松弛,当肘关节突然受到牵拉时,肘关节腔内的负压将关节囊和环状韧带吸入肱桡关节间隙,环状韧带向上滑动、越过桡骨小头,嵌于肱桡之间,使其相互关系发生错动,导致桡骨小头半脱位。

【症状体征】

(1)肘部有被牵拉史,或有跌倒史,且跌倒时肘部做旋转动作所致。

(2)伤后疼痛和局部肿胀都不明显,偶尔伤时听到肘关节内有错动响声。

(3)患侧上肢不敢抬起,肘关节不能伸屈。伤者用健肢托住患肢前臂,肘关节呈中立位或稍旋前位,伸肘约 20°~30°。

(4)桡骨小头有明显压痛,触之局部可有增厚感,被动伸肘及旋后有弹性抵抗感。

(5)影像学检查局部无明显改变,偶有肱桡间隙稍增宽。

【处理方法】

手法复位,不需麻醉。

术者一手握其腕,轻轻顺势牵引,另一手拇指置于桡骨小头前外侧,向后按压,同时双手使之前臂做旋后动作并屈肘,常闻及一清脆响声,即复位成功。若未闻到响声,让患者休息几分钟,患肢能主动上举,活动自由,也表明已经复位。

如果上述手法失败,可改用边作旋前、旋后的旋转动作同时,再次向后上推送,同时屈伸肘关节活动,一般可成功复位。

复位后通常不需要固定和制动,但应注意不可重复牵拉患肢。若肘部肿胀、疼痛明显时,建议用三角巾悬吊1周。

第十节　肘关节尺侧副韧带损伤

正常人当肘关节伸直、前臂处于旋后位时,上臂与前臂并不完全在一条直线上,而是前臂的远侧端偏向外侧(桡侧),上臂与前臂之间形成一向外开放的钝角,即所谓的提携角。由于提携角的存在,使得肘部尺侧韧带更容易过度的牵拉而容易受伤。

【损伤机制】

尺侧副韧带最常见的损伤机制是长期积累的慢性损伤。在运动中任何使肘关节被动外翻、过伸,或前臂屈肌群的旋前圆肌突然主动收缩,外翻与外旋共同应力作用超过尺侧副韧带最大张力强度,亦可造成尺侧副韧带的损伤。常见于标枪、体操、垒球及举重等运动项目。

如标枪运动员在投枪时,枪的反作用力迫使前臂突然外展而致伤。其中,反弓投枪姿势(上肢、躯干及下肢反屈呈弓形,肘臂尺侧面向前方)多伤及尺侧副韧带的前束,前束的损伤占尺侧副韧带损伤的93%;不正确的投枪姿势,如肘关节屈曲位出枪动作,多伤及其后束。垒球运动员在投球时前臂突然旋后,被动地牵扯内侧肌群,使尺侧副韧带受到过度牵拉而损伤。体操运动员做后手翻或摔倒撑地动作时,前臂旋后、肘关节于微屈曲位突然外展时,可发生内侧韧带的完全或部分断裂。

损伤时肌肉及韧带局部有充血、出血、肿胀,其周围组织呈反应性炎症。如果反复损伤,久之韧带就会失去伸展性和弹性作用而变得松弛无力。有时受伤的韧带或关节囊,会出现钙化现象。

【症状体征】

1. 急性损伤

多有明确的外伤史,伤后肘关节尺侧明显肿胀、疼痛,关节功能丧失、不敢活动,尤其不能支撑负重。

检查时则见肘关节尺侧明显压痛,被动肘外翻时尺侧疼痛加重。

如出现以下症状和体征,多有相应合并症的发生:

(1)外翻试验阳性,外翻角度大于30°,提示尺侧副韧带断裂;

(2)疼痛剧烈,压痛明显,触到肌肉下凹,提示可能有肌肉断裂;

(3)肘关节尺侧皮下出血明显,可能并发撕脱骨折或前臂屈肌撕裂。

2. 陈旧性损伤

陈旧性尺侧肌肉韧带损伤时,常常肘内侧酸痛、伸肘无力,有时做动作有突然"肘软"现象。重复受伤动作则疼痛加重,运动员运动成绩下降或不能正确地完成肘部的动作。

【处理方法】

(1)急性损伤者,患肢应包扎、休息、停止训练。局部可用醋酸强的松龙加利多卡因封闭。在受伤24小时以后,可进行配合物理疗法,如微波、蜡疗、超短波等。

(2)正式训练要在2～3周以后,伤后训练时,应使用尺侧支持带保护,以避免加重损伤。尤其对于投枪、悬吊、体操的后手翻、鞍马等项目,专项训练时必须注意运动负荷的控制,否则容易转化为慢性损伤。

(3)对于肌肉、韧带断裂或者伴有骨折等伤者,应根据不同损伤状况,分别采用临床手术等其他处理方法。

(4)陈旧性损伤,可做按摩、理疗、针灸,也可局部注射强的松龙类药物。运动会在训练中,应注意控制诱发损伤的技术动作。久治不愈的内上髁炎症状严重时,可行手术剥离松解术。

第十一节　肘关节滑膜炎

滑膜分布于人体所有关节中,是组成关节囊的内层结构的主要部分,属于疏松结缔组织。关节腔内除关节软骨以外的所有结构,包括通过关节腔的肌腱、韧带等全部被滑膜所包裹。滑膜内含有丰富的血管,并能分泌滑液,起到调节关节内压、润滑关节的作用。各种急慢性关节损伤,均可导致滑膜炎症的发生。肘关节滑膜炎多为创伤性,常见于标枪、手榴弹、体操、举重、棒垒球、柔道等项目。

【损伤机制】

发生肘关节滑膜炎的原因可为急性损伤，也可为慢性劳损。

1. 急性损伤

关节猛烈扭转，或摔倒时肘伸直位撑地，投标枪或手榴弹时肘的鞭打动作、体操后手翻、鞍马上的直臂支撑、抓举时的突然锁肘动作等，均可能由于关节间的相互错动而将部分嵌入的滑膜挤压致伤，产生局部滑膜炎。最常见的受伤部位是鹰嘴窝滑膜、鹰嘴内缘与滑车间的滑膜和肱桡关节间滑膜等。损伤导致滑膜发生充血、水肿、渗出增加及绒毛增生等病理改变。

2. 慢性劳损

长期、反复的关节间相互摩擦、挤压、碰撞等因素，可导致关节内发生退行性变、软骨磨损、碎屑脱落，或关节异常应力刺激滑膜造成滑膜充血、水肿、渗出、增生等病理改变，使关节内积液增多，肘关节活动受限，刺激滑膜造成的早期骨关节炎。

【症状体征】

1. 急性损伤性滑囊炎

多有肘关节受伤史；肘部疼痛，过伸或过屈时疼痛加重；关节肿胀，肱桡关节窝丰满膨隆，关节内有积液或积血，关节间隙压痛或肘关节挤压痛。

2. 慢性损伤

慢性病例滑膜增厚，触之有肥厚感或摩擦音；肘半屈位支撑常有疼痛，或有伸肘抗阻痛，或肘关节挤压痛；肘半屈位支撑时，肘关节打软、无力。

3. 肘关节挤压试验

医者一手握患者伤肢前臂侧搬，加大关节间隙，另一手拇指触摸关节间隙向深处按压，同时再搬向反方向，使关节间隙靠拢挤压，若出现尖锐刺痛则为阳性。

【处理方法】

1. 急性损伤性滑囊炎

为了防止滑囊积血，最好的方法是厚棉花压迫包扎。如有条件可在现场使用氯乙烷喷后再压迫包扎。如已有积血，应穿刺抽出积血再压迫包扎，包扎压迫时间一般3~4天即可，并用三角巾固定悬吊2周。

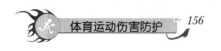

2. 慢性劳损性滑囊炎

采用物理治疗,如湿热敷、微波、超短波等,或采用按摩推拿、中药外敷等方法治疗。

第十二节　网球肘

网球肘是肘部最常见的伤病,临床上又称其为肱骨外上髁炎,多见于网球、羽毛球、乒乓球、击剑运动员,或者前臂伸肌反复用力的工作者。但研究最近认为它不仅包括肱骨外上髁炎,还包括伸肌腱附着处病变,如肌腱炎、滑囊炎、筋膜炎、肱桡关节滑膜炎等。

【损伤机制】

该损伤的病理改变主要是慢性积累性疲劳损伤,使肱骨外上髁腕伸肌腱附着处纤维组织和肘关节尺、桡侧副韧带变性、粘连。主要见于:伸腕肌总腱内的纤维断裂、肌腱纤维退行性改变;肱桡关节处局限性滑膜炎;环状韧带变性以及腱下脂肪垫受刺激而产生的炎症等。

在反复用力条件下背伸腕部,并作前臂旋转动作,手肘内侧肌群及韧带受到过度牵拉,造成伸肌腱纤维部分撕裂;或是反复劳损造成的慢性炎症反应,以致形成瘢痕粘连。如乒乓球、网球的"反拍"、"下旋"回击球等,球的冲力作用于伸腕肌或被动牵扯该肌,使伸腕肌附着于肱骨外上髁处产生肌腱炎、骨膜炎或骨炎,严重时也会累及深层肱桡关节滑膜、环状韧带等。

【症状体征】

1. 疼痛

疼痛位置在肘关节外侧,可扩散到上臂和前臂;握拳、抓物或拧毛巾时疼痛加重。

2. 麻木

肘关节及前臂外侧,可出现麻木或感觉异常;晨起肘关节僵滞,但活动无限制。

3. 握物无力

握物时容易失手,尤其当前臂旋前时握力明显减弱。

4. 压痛

多在肱骨外上髁、肱桡关节背侧、肱骨小头下缘前面及桡骨小头周围有压痛;局部无肿胀或轻微肿胀。

5．密勒征阳性

即肘关节伸直、前臂旋前、被动屈腕时伸腕肌受到被动牵拉，可激发肘外侧剧痛。

6．主动伸腕抗阻试验阳性

即握拳、背伸腕关节，此时再提重物或抗阻力时，引起肱骨外上髁处疼痛。

7．X 线检查

一般无异常，偶尔个别久病者可见骨膜反应，肱骨外上髁处有钙化沉积。

【处理方法】

本病可多在 8～12 个月内可以自愈，但还应该积极采取康复手段，旨在减轻痛苦，缩短病程。

（1）早期可局部停止训练，患肢应充分休息，使前臂的伸肌及旋转肌放松。必要时辅以夹板外固定，维持在屈肘、旋后、伸腕位置。

（2）在训练或比赛时应用支持带固定疗法，在前臂上 1/3 处用绷带扎紧，使前臂肌肉收缩时不刺激肱骨外上髁。

（3）手法治疗有效而安全，先使患肘屈曲、旋后，在伸肌放松位进行按摩，再沿前臂伸肌群弹拨、揉、拿以充分缓解肌肉痉挛。

（4）湿热敷、超短波等物理疗法也都是有效的措施，或者局部药物封闭。

第十三节　肘关节滑囊炎

肘关节滑囊炎常发生于足球守门员以及体操、举重、摔跤、投掷等运动项目。滑囊炎发生部位多为尺骨鹰嘴滑囊和肱桡滑囊。尺骨鹰嘴滑囊又称肘后滑囊，在肱三头肌腱在尺骨鹰嘴附着处，由尺骨鹰嘴突与肌腱之间、皮肤与肌腱之间的两个滑囊组成；肱桡滑囊又称肱二头肌桡骨滑囊，位于肱二头肌止点的桡骨粗隆与桡骨小头之间。

一、尺骨鹰嘴滑囊炎

【损伤机制】

尺骨鹰嘴滑囊炎的发生有急性创伤性滑囊炎和慢性劳损性滑囊炎两种类型。

急性创伤性滑囊炎最常见于足球守门员跃起扑球落下时肘后部着

地,或拳击练习比赛中肘后受到打击,或突然从高处落下时手掌支撑不正而肘后滑囊受到撞击等。其病理变化为局部充血、渗出、水肿及内出血等,滑囊内积液、积血而膨胀隆起。

慢性劳损性滑囊炎较为常见,肱三头肌反复用力或肘后反复受到摩擦刺激肘后,滑囊产生慢性炎症。表现为滑囊壁增厚,囊腔内绒毛样形成,滑膜充血、水肿、增生及其纤维化。如体操运动员在运动过程中,上肢动作较多,肘关节反复过伸、过屈或负重支撑扭转等动作,如跳马、自由体操、鞍马、双杠等,战士长期匍匐爬行、学生长期写字肘部支撑等动作,使桡骨小头与肱骨小头之间、尺骨鹰嘴与鹰嘴窝之间不断挤压、摩擦与冲撞。由于肱三头肌腱过度收缩,逐渐使肘后滑囊劳损,久之也可导致此病的发生。急性创伤性滑囊炎治疗未愈,亦会转化成慢性炎症。

【症状体征】

1. 急性创伤性滑囊炎

急性期一般有明显的外伤史,伤后表现为肘后部疼痛,肿胀、压痛,触之有波动感;或有局部微热、红肿,屈肘时因疼痛而活动受限,但肘关节活动范围正常。

创伤性滑囊炎应与肘后挫伤引起的血肿和三头肌腱断裂相鉴别。三头肌腱断血肿一般范围较大,且向尺骨背侧面远端扩展;出血多进入皮下或腱间滑囊,有明显的肘关节屈伸障碍。

2. 慢性劳损性滑囊炎

常有肘后不适,或有酸胀疼痛,局部压痛较轻;尺骨鹰嘴部滑膜增厚,可形成一圆形或椭圆形囊肿,表面光滑,有波动感和弹性,推之可移动但不消失。慢性劳损性滑囊炎病程较长时,可有囊壁增厚钙化、包块质硬,触之有肥厚感,肘关节活动轻度受限。

X线检查显示尺骨鹰嘴后侧软组织有肿大阴影,或见密度增高。

【处理方法】

1. 急性创伤滑囊炎

损伤时为了防止滑囊积血,最好的方法是厚棉花压迫包扎3～4天;如果关节周围积血明显,应先穿刺抽血后再压迫包扎,然后用三角巾固定悬吊1～2周,应制动休息。肘关节局部也可冷敷或外敷活血止痛药等方法治疗。

2. 慢性劳损滑囊炎

主要采用物理治疗,如超声波、电磁疗、中药薰洗及针灸等。

手法按摩以挤压为主。一般使患肢被动屈肘后,术者用双拇指用力推压,使囊肿破裂,囊液流出而逐渐吸收。

非手术治疗无效者,应行手术将滑囊彻底切除以避免复发。

二、肱桡滑囊炎

【损伤机制】

肱桡滑囊位于肱二头肌止点的桡骨粗隆与桡骨小头之间。其外侧为肱桡肌,后外侧为旋后肌。当肱二头肌与桡骨小头、肱桡肌间反复摩擦、挤压等损伤,使肱桡滑囊内壁水肿、充血,囊内渗液增多,张力升高而成肱桡滑囊炎。

【症状体征】

(1) 肘外侧桡骨小头稍偏下处疼痛、局部隆起,可触及肿物。

(2) 肘关节屈伸、旋转活动受限,或活动时疼痛加重,尤其是当前臂旋前时,所引起疼痛最为剧烈。

(3) 肘部疼痛部位和压痛点均比肱骨外上髁炎偏低,并且疼痛可向伸肌群、肘后和上臂扩散。

【处理方法】

封闭疗法最为有效,多采用利多卡因加激素类药局部封闭。

封闭疗法治疗无效,或反复发作,囊壁肥厚囊肿较大而症状明显者,可行手术切除。囊肿应尽量完整切除,以免复发。

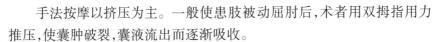

第十四节　肘管综合征

肘管综合征常见于网球、棒垒球、体操及举重等运动项目,是指尺神经在肱骨内上髁后侧,受到肘管的卡压而引起的综合征。

【损伤机制】

肘管由肱骨内上髁后侧的尺神经沟、鹰嘴以及覆盖于内上髁和鹰嘴之间的皮下纤维腱膜形成的一个骨与筋膜管的管状结构。该管长约1.5~2cm,上端开口于肱三头肌内侧头下部,下端开口于尺侧屈腕肌的肱头和尺头中间,外侧紧贴肘关节囊、尺侧副韧带及鹰嘴内面。尺神经、尺侧上副动、静脉在肘管中通过。

反复性肘关节过屈或过伸运动,导致尺神经在肘管内长期反复牵伸及摩擦,神经鞘逐渐肥厚而导致神经受压;或肱骨髁上骨折、肘外翻畸形,导致尺神经紧张等,均可出现迟发性尺神经麻痹。另外,肘部陈旧性骨折造成血肿机化、骨块移位或异常骨赘形成以及肘部腱鞘囊肿等，均可引起尺神经卡压或病变。

总之，无论是肘管变形还是尺神经本身的改变，均可造成尺神经受到压迫或刺激，导致神经纤维缺血、缺氧、水肿等变化而出现相应的临床症状。

【症状体征】

（1）起病缓慢，开始时自觉精细动作不灵便，前臂或手腕部沉重感及易疲劳，继则出现尺侧一个半手指，即小指和半个无名指感觉迟钝及刺痛。

（2）上述症状屈肘加重、伸肘缓解，且伴有手及前臂尺侧疼痛，有时可牵涉到上臂内侧、腋窝甚至乳房部疼痛。

（3）严重时出现握物无力，第4、5指远侧指间关节屈曲无力，或小指不能完成外展动作；晚期小鱼际肌、骨间肌及肘以下前臂上部肌肉萎缩，较重者由于屈肌萎缩而形成前臂尺侧凹陷。

（4）X线检查可除外肘部疾病的因素，肌电图检查有助于此病的诊断。

【处理方法】

早期症状轻微者应适当休息，减少或避免肘部尺侧受压。适当肘部功能锻炼或实施肘关节活动术，有助于缓解症状。

封闭治疗有时也有效，由肘管下口进针，刺及尺神经引起患者无名指及小指异常感，应稍退针尖，再注入药液。症状较重而保守治疗无效者，需神经松解术。

第十五节 桡管综合征

本病又称桡弓综合征、旋后肌综合征、骨间背侧神经卡压症和骨间背侧神经炎等，是桡神经深支在肘关节远侧的桡管内，被旋后肌浅层的腱弓或桡侧伸腕短肌的腱弓所卡压而产生的症候群。多见于乒乓球、网球、排球等运动项目。

桡神经先在肱肌与肱桡肌之间，以后在肱桡肌与肱二头肌之间向下，继而在桡侧伸腕长肌和肱骨小头之间行进。桡管是指桡神经在肘部循行时的毗邻结构，它起自肱骨外上髁上方约10cm处，即桡神经自上臂后方穿越外侧肌间隔处开始。外侧壁为肱桡肌、桡侧伸腕长肌及下方的桡侧伸腕短肌,前内侧壁为旋后肌,后侧壁为桡骨小头、肱骨小头及肘关节前关节囊、滑膜和环状韧带等。

【损伤机制】

桡管综合征的发生以重复性前臂慢性损伤为主,以优势手常见。手工劳动者及需反复用力旋转前臂的运动员易发生此损伤,伤者以 40~60 岁较多见。网球肘伤者中约 5% 为桡管综合征。根据桡神经的解剖结构,神经在桡管中的循行过程中有三处可以受压:① 桡骨小头前方;② 桡侧伸腕短肌的起始部,该肌在此有较为坚硬而锐利的腱弓,当前臂内旋时,桡侧伸腕短肌及其肌腱可压迫背侧骨间神经;③ 旋后肌的浅层近侧端与肱骨外髁处的附着处(称之为旋后肌腱弓)。

前臂上段挫伤、肘关节过伸性损伤、桡骨头骨折或脱位、孟氏骨折、肱骨髁间骨折等都可能损伤上述肌肉及其肌腱;肘关节长时间大强度的反复运动,使桡管周围软组织发生无菌性炎症、水肿渗出、增生粘连及瘢痕形成等,最终都能导致桡管狭窄、桡神经受压迫。

【症状体征】

1. 疼痛

起病缓慢,早期症状为肘部外侧肱桡部疼痛和放射痛,局部压痛明显,局部肿胀或触及包块,有时可触到痛性索条。每当反复活动肘关节,腕部屈曲及前臂反复旋前、旋后时疼痛加重。

2. 肌肉无力

桡神经深支所支配的肌肉,如桡侧伸腕短肌、旋后肌、尺侧伸腕肌、伸小指肌及拇长短展肌等乏力,伸腕功能减弱,但一般没有感觉障碍。

3. 压痛

在桡骨小头前外方有压痛,前臂旋后时肘部疼痛。本病与网球肘压痛不同,后者压痛在肱骨外上髁、旋前时疼痛,疼痛部位和体位明显不同,临床上很容易区别。

4. 中指伸直试验阳性

有助于桡管综合征的诊断。令患者伸直肘腕指间关节,并伸直中指掌指关节做背伸抗阻力活动,检查者施以阻力,若在肘屈纹以下两横指处(桡侧伸腕短肌的内侧缘)疼痛即为阳性。

5. 前臂旋后抗阻试验

前臂旋后抗阻试验引起疼痛为阳性,也有助于本病的诊断。

【处理方法】

早期症状较轻者可行患肘制动休息,实施肘部功能锻炼或肘关节活动术进行运动康复疗法。中医推拿按摩方法,以弹拨松筋手法为主。

物理疗法主要进行超短波、电磁疗等,症状较重而非手术治疗不能缓解,应行手术切除肿物,松解狭窄,解除粘连。

第十六节　肘臂部损伤的功能训练

一、肘臂部拉伸训练

1. 肱二头肌主动静态拉伸训练

动作功能:牵拉肱二头肌。

动作要点:

以左侧为例:

① 被牵拉者采用站姿,头部保持中立位,挺胸收腹背部挺直,左侧手臂外展抬高至与地面平行,左手掌心向前抵住墙面,身体向右侧缓慢转身,在远固定状态下牵拉肱二头肌,当出现牵拉感时保持 30 秒后还原。

② 在整个动作过程中,肘关节自然伸直,勿超伸。

2. 肱三头肌主动静态拉伸训练

动作功能:牵拉肱三头肌。

动作要点:

以左侧为例(图 9-2)。

① 被牵拉者采用站姿,头部保持中立位,挺胸收腹背部挺直,抬左手臂至肘部靠近左耳,左手靠近左侧肩胛骨。

② 右手抓住左臂肘部,缓慢向头后方向拉,力量逐渐增加,直至左侧肱三头肌有中等强度的牵拉感保持 30 秒后缓慢还原。

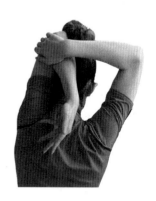

图 9-2　肘臂部拉伸训练

二、肘臂部抗阻力训练

1. 肱二头肌抗阻力训练

动作功能:提升肱二头肌的肌力与肌耐力。

动作要点:

如图 9-3：

① 练习者采用站姿，头部保持中立位，下颚微收，挺胸收腹背部挺直，双手持哑铃，掌心向前，双脚与肩同宽作为起始姿势。

② 身体一侧肩关节固定不动，做肘关节屈运动对抗哑铃阻力伴随呼气，当屈曲至极限时肘关节缓慢伸直，左右两侧交替进行，每侧 15～20 次。

2. 肱三头肌抗阻力训练

动作功能：提升肱三头肌的肌力与肌耐力。

动作要点：

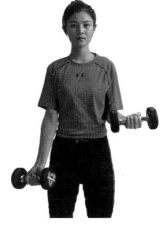

图 9-3 肱二头肌抗阻力训练

如图 9-4：

① 练习者采用俯身位，右手与双膝撑于地面，右侧肩胛骨贴实胸廓避免塌肩，腰背挺直，左侧上臂贴紧身体，保持肩关节固定不动，左手持哑铃，保持肘关节自然下垂作为起始姿势。

② 左侧肘关节逐渐伸直，伴随呼气，感受肱三头肌对抗哑铃的阻力，当肘关节伸直使手臂平行于地面时保持 1～2 秒，之后缓慢还原伴随吸气，重复 15～20 次。

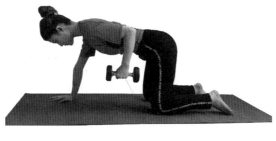

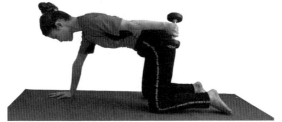

图 9-4 肱二头肌抗阻力训练

三、肘关节稳定性训练

1. 单臂俯撑

动作功能：提升身体各关节的稳定性，提高肌耐力。

动作要点：

如图 9-5：

① 练习者双手俯撑于地面保持肘关节伸直，头部保持中立位，下颚微收，肩胛骨贴实胸廓避免塌肩，背部挺直，双脚与肩同宽作为起始姿势。

② 右手缓慢抬高至左肩，固定四肢位置且保持躯干稳定，持续 30～45 秒。

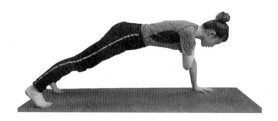

图 9-5　肘关节稳定性训练

第十章 手腕部损伤

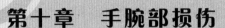

第一节 手腕部的解剖特征

一、骨骼、关节及韧带

手部骨骼由 8 块腕骨、5 块掌骨、14 块指骨构成，手骨借腕关节、掌指关节和指间关节相连形成两个横弓和 5 个纵弓。

1. 腕骨

腕骨共 8 块，分为远近两排。近侧排从桡侧起有舟状骨、月状骨、三角骨、豌豆骨，远侧排有大多角骨、小多角骨、头状骨和钩骨。舟状骨、月状骨和三角骨由坚强的韧带连结在一起，共同形成一个椭圆形的关节面与桡骨下端构成桡腕关节。

2. 掌骨

掌骨有五块，第一掌骨最短、最粗；第二、三掌骨较长，较粗；第四、五掌骨较短，亦较细。其底部有鞍状关节面，与大多角骨相关节。握拳击物时，重力点多落在第二、三掌骨，故易发生骨折。

掌骨与腕骨相连接构成腕掌关节，其中第一、三、五掌骨分别与大多角骨、头状骨、钩骨相连，第二掌骨与大多角骨、小多角骨、头状骨相连，第四掌骨与头状骨及钩骨相连。上述骨连接中，以拇指的腕掌关节最为重要。该关节为鞍状关节结构，使拇指有屈、伸、内收、外展和环转运动。

3. 指骨

指骨共有 14 块，除拇指为二节指骨外，其他四指均为三节，近节和中节指骨的背面光滑，为伸肌腱膜扩张部所覆盖。掌侧凹陷，构成骨纤维鞘的一部分。握拳时，近、中节指骨的滑车均显露于外，它们各有两个小髁。中节和末节指骨基底各有两个凹陷，近节指骨基底部凹陷更明显。

4. 关节及韧带

掌骨头与近节指骨基底构成掌指关节，此关节为手指的关键性关节。它不同于屈戌关节的指间关节，而是双轴向的关节。掌指关节可以屈、伸、内收、外展和联合的环绕运动。活动范围大，其关节囊松弛，两侧有韧带加强。侧副韧带起自掌骨头的两侧，斜向掌面，止于近节指骨基底的侧方,还有向掌面的扇形纤维止于掌板,并与屈指肌腱鞘相连。掌板是纤维软骨板,它的远端较厚,与近节指骨基底相连,近端较薄,与掌骨相连接。掌板形成腱鞘基底的一部分。当掌节伸直时,侧副韧带是松弛的,掌指关节能作收展运动,而当掌指关节屈曲时,侧副韧带紧张,不能做收展运动。

各指骨之间的关节称为指间关节,各指有近侧指间关节和远侧指间关节,而拇指仅有一个指间关节。指间关节与掌指关节构造近似,亦有关节囊和侧副韧带。但指间关节不能进行侧向运动。

二、手掌侧肌肉与肌腱

手掌面的结构主要包括前臂的屈指肌腱和它们的腱滑液鞘、手肌以及它们的血管、神经。屈指肌腱有指浅、深屈肌腱和拇长屈肌腱,它们经腕管入掌止于指骨。手肌包括桡侧的鱼际肌、尺侧的小鱼际肌和中间群的蚓状肌和骨间肌,它们均起止于手骨。前臂前面有下行的正中神经和尺神经,分别经屈肌支持带的深方(腕管)和浅方进入手掌,分支支配手肌以及手的掌面和部分指背面的皮肤。由桡动脉和尺动脉吻合成的掌浅弓和掌深弓及它们的分支,营养手掌各种组织结构。手掌面静脉血液主要经手背静脉回流,手掌面的淋巴管也主要流向手的背面。

1. 皮肤和浅筋膜

手掌的皮肤角化明显,厚而坚实,有丰富的血管、神经和汗腺。鱼际肌和小鱼际肌表面的皮肤较薄。手掌中央和指掌面的浅筋膜内有许多纤维束连接皮肤和深面的深筋膜,掌横纹和指掌侧横纹深面的纤维束更为明显而致密,无皮下组织,皮肤直接与掌腔膜或指腔鞘相连。这种结构特点可以防止皮肤过分活动,有利于握持物体。鱼际肌和小鱼际肌处的浅筋膜内脂肪增厚形成脂垫;小鱼际肌的脂垫更厚,内含掌短肌纤维。掌短肌很薄,起自屈肌支持带和掌腱膜内侧缘,止于掌内侧缘皮肤。

2. 深筋膜

手掌的深筋膜厚薄不一,在两侧覆盖鱼际肌和小鱼际肌的筋膜,称鱼际筋膜。在掌心部分呈致密的腔性组织,称掌腱膜。掌腱膜在腕前加厚形成屈肌支持带。

(1)掌腱膜　呈三角形,厚而坚韧,由纵横纤维构成。它与掌长肌腱相连,并延续至深部屈肌支持带近侧缘;其基底位于掌骨头平面,向远侧分为四束,走向除拇指以外的四指,延续为指腱鞘。在指蹼处,相邻两条纵行束之间为指蹼间隙,内含有结缔组织,并有手指的血管、神经和蚓状肌通过。掌腱膜自外侧缘发出鱼际隔,经鱼际肌和拇收肌之间伸向背侧,附于第 1 掌骨；内侧缘发出小鱼际隔，经小鱼际外侧伸向背侧，附于第 5 掌骨。二隔将鱼际肌、小鱼际肌与手掌的指屈肌腱分隔开。

（2）屈肌支持带和腕管　屈肌支持带是腕前深筋膜加厚形成的带状结构，与前臂和手掌的深筋膜相延续，位置较深，厚而坚韧。尺侧附于豌豆骨和钩骨，桡侧附于舟骨和大多角骨，它与腕骨沟共同围成腕管。掌长肌腱、尺神经和尺动脉等，经屈肌支持带浅面入掌；指浅、深屈肌腱及包绕它们的屈肌总腱鞘、拇长屈肌腱及包绕它的拇长屈肌腱鞘，与正中神经都经屈肌支持带深侧通过腕管入掌。桡侧腕屈肌腱穿过屈肌支持带桡侧在大多角骨的附着处入掌。

3．手掌的屈肌腱

（1）桡侧腕屈肌腱　自前臂前面掌长肌腱的桡侧下行至腕前，穿屈肌支持带桡侧在大多角骨的附着处，止于第 2 掌骨底。

（2）指浅屈肌腱　4 条肌腱在正中神经的深侧，经腕管入掌，分别入尺侧 4 个指腱鞘。每一肌腱在近节指骨的中部，分支为二肌腱止于中节指骨体两侧。

（3）指深屈肌腱　4 条肌腱在指浅屈肌腱的深方，经腕管入掌，各腱分别伴行于指浅屈肌腱的深面入尺侧 4 个指腱鞘。在鞘内经指浅屈肌腱分支之间到达浅面，止于远节指骨底。

（4）拇长屈肌腱　在指深屈肌腱的桡侧经腕管入手掌，行于拇短屈肌和拇收肌之间，止于拇指远节指骨底。

4．手掌腱滑膜鞘和手指腱鞘

（1）手掌腱滑膜鞘　指浅、深层肌腱和拇长屈肌腱在通过腕管时，分别有腱滑膜鞘包裹。包绕拇长屈肌腱的腱鞘称为拇长屈肌腱鞘，包绕指浅、深屈肌腱的，腱鞘称为屈肌总腱鞘。

（2）手指腱鞘　由指纤维鞘和滑膜鞘两部分构成。在尺侧四指包绕指浅、深屈肌腱，在拇指处包绕拇长屈肌腱。指纤维鞘是手指掌侧深筋膜变厚形成的筋膜管，附于指骨关节囊两侧，它在指骨处为较厚强的环行纤维，在指关节处则为较薄弱的交义斜行纤维。手指腱纤维鞘与指骨共同围成骨性纤维性管，对肌腱起滑车和约束作用。指滑膜鞘位于手指腱纤维鞘内，包括每一手指的屈肌腱，其外层紧贴手指腱纤维鞘内面，内层贴附肌腱表面。腱滑膜鞘可使肌腱活动时减少摩擦。

三、手背侧肌肉与肌腱

后群肌也分浅层肌和深层肌。浅层肌由桡侧向尺侧依次排列有：桡侧腕长伸肌、桡侧腕短伸肌、指伸肌、小指伸肌和尺侧腕伸肌。浅层肌多起于肱骨外上髁。

深层肌有旋后肌、拇长展肌、拇短伸肌；拇长伸肌和示指伸肌。深层肌多起于桡骨、尺骨的后面。上述肌群绝大多数向下跨过桡腕关节、腕骨间关节、腕掌关节、掌指关节和手指间的关节，分别止于有关掌骨、指骨的背面。近固定时，有伸腕、伸指的功能。

手部背侧伸肌腱，先经过腕背韧带下六个的腕背间隙，然后再进入手背。腕背第一间隙内有拇长展肌腱及拇短伸肌腱；第二间隙有桡侧腕长伸肌腱和桡侧腕短伸肌腱；第三间隙内有拇长伸肌腱；第四间隙有指总伸肌和固有伸示指肌的肌腱；第五间隙为小指固有伸肌腱；第六间隙有尺侧腕伸肌腱通过。各伸肌腱通过腕背韧带以后，桡侧腕长、短伸肌的肌腱附着于第二、三掌骨基底背侧，尺侧腕伸肌腱附着于第五掌骨基底背侧。

手部伸肌腱分为桡侧及尺侧两组，在桡侧共有三根，均分布在拇指。它们分别是止于末节指骨基底背侧的拇长伸肌；止于近节指骨基底背侧的拇短伸肌；止于第一掌骨基底背侧和大多角骨的拇长展肌。拇长伸肌腱除能伸直拇指末节和微伸掌指关节外，还能使整个拇指向背、向尺侧将拇指向示指靠拢，并与示指并排在同一平面上，起到内收拇指的作用。拇长展肌有外展拇指掌骨和使腕关节向桡侧偏的功能。拇短伸肌与拇短屈肌和拇内收肌的协同作用下，可稳定拇指的掌指关节，使拇指远端发挥更有效的功能。

尺侧的六根伸肌腱，其中四根指总伸肌分布至示、中、环、小各指。另外两根固有伸肌腱均经过指总伸肌的尺侧，分别止于示指和小指。在掌指关节的近端背侧，各伸指肌腱之间，均有纤维带相连，称为肌腱联合。

四、手的内在肌

手部内在肌分为大鱼际肌、小鱼际肌、骨间肌、蚓状肌四组。

1. 大鱼际肌

包括拇短展肌、拇对掌肌、拇短屈肌和拇内收肌。前三块肌肉起于大多角骨的结节和支持带。拇短展肌附着于掌指关节桡侧，拇短屈肌附着于籽骨及近节指骨基底的桡侧，拇对掌肌止于第一掌骨桡侧。它们具有使拇指对掌、外展和屈指的作用。拇内收肌有两个头，横头起自第三掌骨掌侧嵴，斜头起自覆盖头状骨和小多角骨的腕横韧带，两头汇聚成一短腱，止于尺侧籽骨和近节指骨尺侧，具有实现拇指内收的功能。

2．小鱼际肌

位于手掌尺侧,包括掌短肌、小指展肌、小指短屈肌和小指对掌肌。起始均为豌豆骨、屈侧支持带及钩骨。小指展肌和小指短屈肌位置较浅,附于小指近节指骨尺侧缘及掌面;小指对掌肌位于较深层,止于第五掌骨尺侧缘。具有实现小指屈和外展的作用。

3．骨间肌和蚓状肌

均位于各掌指骨及肌腱之间,形态、起止和结构十分复杂。其功能主要是各掌指关节屈伸活动及手指复杂灵巧动作。

五、血管与神经

1．正中神经

正中神经伴肱动脉沿肱二头肌内侧沟至肘窝,再向下穿过旋前圆肌,行于屈指浅、深肌间,在桡侧屈腕肌腱和掌长肌腱之间下行入腕管。在掌腱膜的深面至手掌,分成终支,沿手指至指尖。其肌支支配除尺侧屈腕肌和屈指深肌以外的所有前臂掌面的肌肉。皮支分布掌心和大鱼际皮肤以及拇、示、中和环指桡侧半的掌面及背面的感觉。

正中神经损伤时,运动障碍表现为不能旋前(旋前圆肌和旋前方肌瘫痪),屈腕能力减弱,拇、示、中指不能屈曲(屈腕和屈指肌瘫痪),大鱼际肌肉萎缩、不能对掌。感觉丧失的区域以拇指、食指和中指的末节最为显著。

2．尺神经

尺神经在前臂行于屈指浅肌和尺侧屈腕肌之间,相当于尺骨茎突上方处分支。尺神经的肌支除支配尺侧屈腕肌和指深屈肌尺侧半,还支配小鱼际肌、拇收肌、骨间肌和第3、4蚓状肌。尺神经皮支分为掌、背两个侧支,支配小鱼际的皮肤、小指和环指的尺侧半。

尺神经损伤时,运动障碍表现为屈腕能力减弱(尺侧屈腕肌瘫痪)。环指和小指不能屈曲(尺侧屈指深肌瘫痪)。小鱼际肌萎缩平坦,小指的运动受限,骨间肌萎缩,各指不能互相靠拢。由于瘫痪肌的拮抗肌占优势,呈现爪形手,各掌指关节高度伸直(骨间肌萎缩),第4、5指的指间关节弯曲(第3、4蚓状肌萎缩)。感觉丧失的区域以小指最为显著。

3．桡神经

桡神经以运动神经为主,主要支配前臂后侧肌群的运动。其功能为伸肘、伸腕及伸指。桡神经不支配手内在肌,但支配手桡侧3个半指的背侧的感觉。

桡神经损伤时,运动障碍表现为伸肌瘫痪,肘、腕和手指近侧指节不能伸直。抬前臂时呈垂腕姿势。不能旋后(旋后肌瘫痪),不能用力外展拇指(拇长展肌瘫痪)。感觉丧失区域以背面第1、2掌骨间隙最为明显。

4. 血管

手部动脉系统主要由掌浅弓动脉和掌深弓动脉组成。掌浅弓动脉由尺动脉的延续段与桡动脉的掌浅支组成。掌深弓动脉位于指深屈肌腱与骨间肌之间,由桡动脉的掌深支与尺动脉深支所构成。两动脉丛共同作用,完成手部的血液供应。手部静脉系统分为浅静脉丛和深静脉丛,以浅静脉丛为主。

第二节　腕舟状骨骨折

腕舟状骨骨折常见于冰上运动、足球、体操、舞蹈等运动项目,居诸腕骨骨折中的首位。由于舟状骨骨折肿痛症状较轻,常常被误认为是腕部挫伤而忽略进行X线检查造成骨折漏诊。又由于腕舟状骨骨折临床症状不太明显,往往是骨折不能得到及时治疗而造成骨折延迟愈合或不愈合,进而导致腕关节永久性功能障碍。因此对于舟状骨骨折的处理来说,早期诊断、及时治疗具有非常重要的意义。

【损伤机制】

腕关节中8块腕骨分成远近两排。舟状骨为近排腕骨,形状细长,其远端超过第一排腕骨,位于头状骨的中部,其腰部相当于两排腕骨中间。运动时8块腕骨能成为一个整体进行活动,而当运动在腕骨间进行时,远近两排腕骨运动的剪力恰好通过舟状骨腰部,使舟状骨腰部成为骨折易发的部位。

骨折发生的原因常常是突然跌倒,腕关节极度背伸手掌部撑地,腕关节发生过度的桡偏、背屈,地面冲击的暴力向上传达与身体重力产生剪切应力,使桡骨关节面背侧或桡骨茎突将舟状骨切断而发生骨折。

根据骨折发生的部位,舟状骨骨折可分为结节骨折、近端骨折和腰部骨折三种类型。

1. 结节骨折

该处骨折又可根据骨折块的大小,分为经关节骨折和关节外骨折。一般认为,舟状骨结节骨折系腕桡侧副韧带牵拉所致的撕脱骨折,有时可见骨折块移位。该处骨折因为不影响血液循环,故一般愈合良好。骨折块即使有移位也属轻度,无需复位,对腕关节功能无影响。

2. 近端骨折

比较少见,由于舟状骨近侧 1/3 因被关节软骨覆盖而无血管进入,愈合缓慢,常常发生缺血性坏死。

3. 腰部骨折

位于舟状骨中段最为多见,约占 80% ,一般不发生缺血性坏死。但是,虽然腰部远侧断端血供良好,而近侧断端血供可能部分或大部分被破坏,如果治疗不及时,近侧断端可能发生缺血性坏死。

【症状体征】

1. 外伤史

一般有明显的手着地的外伤史。

2. 疼痛

疼痛部位主要位于腕关节的桡侧,疼痛的程度很不一致,多数病例疼痛轻微。

3. 肿胀

检查可见解剖"鼻烟窝"肿胀,有时仅表现为比健侧的"鼻烟窝"稍有饱满。

4. 压痛

"鼻烟窝"和舟状骨结节处的直接压痛,或腕背伸和沿拇指纵轴的间接挤压痛是其主要体征。

5. 腕关节功能障碍

主要为背伸受限,越是陈旧的患者背伸受限越严重。

6. 影像学检查

影像学检查是舟状骨骨折确诊的主要依据,但有时新鲜舟状骨骨折病例的早期 X 线片的骨折线极难辨认,若症状明显而 X 线检查无异常,也应暂按骨折处理,而于伤后 2 周左右,重新进行 X 线检查,此时由于骨折端的骨质被吸收,骨折线可能会趋于明显。

【处理方法】

凡是早期诊断出的新鲜舟状骨骨折,都应进行外固定治疗,保守治疗效果可靠,没有进行手术内固定的必要。良好固定治疗的新鲜舟状骨骨折多数在 8～10 周内可获得骨性愈合,但由于骨折部位和患者年龄的不同,愈合时间差别很大。

石膏固定期间所有的掌指和指间关节都应能自由活动,并且经常进

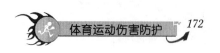

行握拳练习,凡用手掌支撑及推举重物的训练应停止。

陈旧性舟状骨骨折的治疗应该根据运动员的训练项目、骨折的病程及病理情况的不同,采用不同的治疗方法。

对于舟状骨折端已经坏死,尚未形成创伤性关节炎者,可实行舟状骨骨块切除术。对发生创伤性关节炎者,临床疼痛严重的病例,可实行腕关节融合术。

第三节　月骨脱位

月骨位于两排腕骨的近侧,从桡侧排列为第 2 块骨。月骨侧面观呈半月形,掌侧呈较宽的四方形,背侧尖窄,与手舟骨和三角骨共同组成关节头与桡骨的桡腕关节面组合形成腕关节。月骨远端(近掌侧)凹陷,分别与头状骨和钩骨相关联。月骨脱位是指月骨本身脱离与桡骨和其他四块腕骨(手舟骨、三角骨、头状骨、钩骨)的正常毗邻关系发生了移位。

【损伤机制】

月骨脱位多由间接外力引起,腕关节背伸位跌倒,手掌撑地,腕关节极度背伸,由于自身重力和地面反作用力,头状骨与桡骨下端相挤,使月骨向掌侧脱位。如单纯桡月背侧韧带断裂、掌侧韧带未断裂,可造成月骨前脱位;当桡月掌侧韧带也同时断裂时,则可发生月骨掌侧完全性脱位。

1. 月骨前脱位

月骨的背侧韧带断裂,月骨位置发生移位或旋转,但由于掌侧韧带尚存,可提供部分血液供应,如能早期复位,月骨多存活,且保存一定的活动功能。

2. 月骨完全脱位

掌背侧韧带完全断裂,血液供应中断,即使手术复位也难免发生月骨缺血性无菌性坏死。

【症状体征】

1. 损伤史

有腕极度背伸,手掌支撑受伤史。

2. 一般症状

伤后腕部肿胀、疼痛、活动受限。腕部掌侧隆起,可触及脱位的月骨。由于脱位的月骨压迫屈指肌腱,而腕与手指呈半屈曲位,不能完全伸直。

3. 握拳叩击试验阳性

握拳时,第三掌骨头有塌陷,若纵向叩击第三掌骨头时,可引起腕部明显疼痛。

4. 正中神经压迫症状

有时可出现正中神经压迫症状,即出现桡侧三个手指的麻木,或有感觉障碍。

5. 影像学检查

可见月骨远侧凹形的关节面与头状骨分离而转向掌侧,头状骨已不在月骨的凹形关节面上。

【处理方法】

新鲜月骨脱位应及早复位。一般采用在臂丛神经麻醉条件下,一助手固定肘部,术者牵引手部并使腕关节背伸,充分牵引使头状骨及桡骨间隙加宽,再用拇指用力由掌侧向背侧挤压脱位月骨凹面的远侧使其复位,然后使腕背屈位固定。

复位后用石膏将腕关节制动于掌屈45°位,1周后改成中立位,而后再制动2周,并练习手部相应活动。

手法不易整复,可切开复位。如果陈旧性月骨脱位,或发现月骨已坏死,可将月骨切除。

第四节　掌指关节脱位

掌指关节脱位常见于篮球、排球、体操等运动项目。掌指关节脱位发生部位多见于拇指和食指,发生于其他手指者少见。且多为掌侧脱位,背侧脱位者罕见。

【损伤机制】

掌指关节是由近节指骨基底、掌骨头、侧副韧带及关节囊组成的双轴关节。正常掌指关节囊在掌面变厚形成一纤维软骨板,又称腱板(或掌板),其远端坚韧与近节指骨紧密相连,近端松软且薄,附着在掌骨头下部。腱板的掌侧为屈指肌腱的腱鞘,掌指关节的屈伸活动发生在近端松软部。

当手指处在直伸位时,有暴力自掌侧向背侧推压使手指过度背伸,则掌骨头突破掌侧关节囊的薄弱部分向掌侧穿出,掌侧腱板从膜部撕裂,近节指骨向掌骨头背侧脱位。如在运动训练实践中,由高处落下或摔倒时手指背伸受压,或排球拦网时受到球打击等,均可发生此伤。

伤后掌骨头钻出关节囊外,因正常屈指肌腱呈放射状,由腕向手指走行,所以肌腱在掌指关节部稍偏尺侧。脱位后屈指肌腱、腱鞘以及与其相连的腱前带,均被推向掌骨头的尺侧。腱板移向掌骨头的背侧,隔开掌骨头及指骨,掌骨的掌面被掌骨浅横韧带卡住。手法复位牵拉时,掌骨头周围的软组织会更加紧张、卡住掌骨颈部,故复位较为困难。

【症状体征】

(1)有明显的外伤史,伤后局部肿胀、疼痛、功能障碍。

(2)掌指关节活动受限,指间关节主动伸直困难。

(3)受伤掌指关节的掌侧有掌骨头突出,近节指骨向背侧脱出,掌指关节呈过度背伸畸形,掌侧皮肤可呈现橘皮状皱纹。

(4)影像学检查可明确诊断脱位。

【处理方法】

应先行手法复位,应顺其畸形位置(过伸位)轻缓牵引,术者用拇指从背侧向掌侧推按近节指骨基底,另一手拇指从掌侧向背侧推顶掌骨头,屈腕、屈指并逐渐加压至屈曲掌指关节,即可复位。

应注意个别病例,脱位后掌骨头被卡在破裂的关节囊壁中,或被掌浅横韧带等软组织卡住而造成复位困难,需进行手术复位。

掌指关节脱位手法复位失败时,不可反复多次整复,以免进一步损伤周围的组织。

第五节　指间关节扭伤

指间关节扭挫伤是运动员常见的损伤,尤以篮、排球较多见。由于扭伤后肿痛症状较轻,或伤后对手指功能影响不够严重,且往往伤者对其不采取积极的防护和治疗措施,而可能出现手指活动功能障碍的后遗症。

【损伤机制】

指间关节的两侧有侧副韧带,关节屈曲时,侧副韧带松弛。伸直时,则韧带紧张。侧副韧带与掌板形成三维稳定空间。所以,手指向侧方偏曲或过伸性扭伤时,常常引起侧副韧带在近侧起点断裂、掌板于远侧止点撕脱损伤韧带损伤、关节囊撕裂,严重者可产生关节脱位。

关节扭挫伤后,由于手指皮下缺乏结缔组织,关节较为表浅,故肿胀明显,且经久不易消失。扭挫伤因作用力的大小及方向不同,其损伤程度及部位也不同,或为单纯关节扭挫伤,或关节扭伤合并韧带断裂,或韧带撕裂合并撕脱骨折,甚至有的关节囊前壁(或掌板)撕裂合并韧带撕裂。

【症状体征】

1. 手指韧带撕裂

疼痛剧烈、肿胀严重。检查时指关节的一侧副韧带多明显压痛,直伸位侧搬分离试验阳性,为诊断手指韧带的主要体征。

2. 关节囊前壁或腱板断裂

关节背伸范围加大。如果有撕脱骨片,被动活动时,常有轻的骨摩音。如骨片嵌入关节,关节纵轴挤压时多有疼痛。

【处理方法】

指间关节韧带损伤及脱位治疗方法,因韧带的损伤情况不同而异。

1. 单纯关节扭挫伤

可用粘膏支持带保护固定,48 小时后开始屈伸活动。比如中指指间关节的尺侧副韧带损伤时,可将环指与中指用两条粘膏固定在一起,环指即起到夹板的作用,既可避免再伤又可早期活动并参加训练。指间关节稍有肿胀及侧方活动时,宜采用硬质夹板将指屈曲固定 3 周,然后练习活动。有时采用上述粘膏支持带固定也可收效。如果指间关节的侧方活动异常明显,或因撕脱骨片嵌入关节时,则应采取手术方法修复侧副韧带,或将骨片切除后再用可抽出的钢丝牵拉固定。

2. 陈旧性关节扭挫伤

陈旧性侧副韧带撕裂损伤并有关节松弛不稳时,宜手术固定,术后以夹板屈曲功能位固定,3 周后去固定,并注意关节的练习活动。

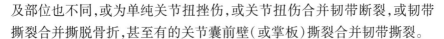

第六节　手腕部肌腱损伤

肌腱与腱鞘损伤在手腕部运动伤病中非常多见,其发生与运动项目特点和训练组织不当致使局部过劳有密切关系。常见于举重、体操、射击及羽毛球、乒乓球等运动项目。

肌腱是一种索条状没有弹力的组织,当肌腱绕过关节或骨骼的隆起部时,为避免紧张的肌腱滑脱,深筋膜在关节或骨骼的隆起部位增厚,成环状或宽平的支持带将肌腱固定,即所谓的腱鞘。在肌肉收缩,肌腱沿关节或骨骼滑动的情况下,若突然遭受对抗阻力,则可能导致肌腱的脱位或止点的撕脱。由于肌腱经过骨的隆起部及关节时容易发生摩擦,如果摩擦使用过度,可导致腱鞘肥厚,弹力减弱,久之产生慢性炎症改变,使肌腱与腱鞘之间发生粘连,或继发腱鞘囊肿。

一、桡骨茎突部腱鞘炎

【损伤机制】

拇短伸肌及拇长展肌总腱鞘,是发生腱鞘炎最多见的部位。如步枪射击时的托枪动作,举重运动员的锁握动作,最易引起此症。拇长展肌腱为一扁平腱、拇短伸肌腱为一圆形腱,在桡骨茎突处的拇长展肌和拇短伸肌的肌腱通过一个"骨-韧带"管而进人手部。该管由桡骨茎突处浅的凹形骨沟和覆盖其上的腕背韧带组成,非常坚厚,附于凹形骨沟的两侧缘,形成一个单独的纤维骨性鞘管。肌腱出鞘管后折成一定角度分别止于拇指(拇长展肌)和第一掌骨(拇短伸肌)。当拇指及腕活动时,此折角更加大,从而更增加肌腱与管壁的摩擦,久之可发生肌腱滑膜炎,肌腱局部变粗,管壁增厚而产生症状。

【症状体征】

1. 疼痛

疼痛部位主要在桡骨茎突部,并向手和前臂放射,腕及拇指活动时疼痛加重。腕背伸、掌屈、拇指外展时,由于腱鞘内张力增加可产生疼痛或疼痛加剧。

2. 拇指无力

拇指活动无力,手握力减弱,不能提重物,特别不能作倾倒动作(如倒茶动作)。

3. 压痛

检查可见患侧桡骨茎突有小的隆起,犹如豌豆大小的结节,压痛明显;痛点局部一般无肿胀或有轻微肿胀。

4. 屈拇握拳尺偏试验

屈拇握拳尺偏试验阳性是诊断本病的重要特征。

【处理方法】

桡骨茎突狭窄性腱鞘炎主要由于腕和拇指活动频繁,致使桡骨茎突处肌腱和腱鞘反复摩擦,产生慢性炎症而造成肌腱滑动受限所致。因此,预防本病的关键在于避免腕和拇指过度劳累。在平时的运动训练或工作中,最好护腕或者是绷带来固定住患处,尽量避免腕部和拇指长时间活动。

常规物理疗法和药物封闭均可缓解症状或治愈,极个别顽固病例,才需手术治疗。

二、屈指肌腱狭窄性腱鞘炎

多见于第一掌骨头部的拇长屈肌腱的腱鞘和第二、三、四掌骨头指屈肌腱的腱鞘。

【损伤机制】

在手指关节屈侧,肌腱在凹侧急剧转折处需要有一个滑车装置即骨纤维管以防止肌腱向屈侧弹出或向两侧滑移,并能增强屈肌腱的机械效能。从指骨末节至掌指关节近侧,屈指浅、深肌腱均处于一个完整的骨—纤维管中,该管由指骨掌侧骨面和腱鞘构成,其外层之纤维鞘有三处增厚为韧带,起滑车作用。近侧滑车位于掌骨头,其韧带最厚称为环状韧带。屈指肌腱在掌骨头处最容易受到反复摩擦损伤。

当手指反复屈伸活动时,肌腱移动滑行而反复摩擦,肌腱和腱鞘可发生慢性炎症,增厚变硬,腱鞘狭窄而产生移动受限。

【症状体征】

1. 疼痛

开始时多见早晨醒来后,患指发僵、疼痛,但活动后消失。

2. 手指屈伸不利

病久疼痛可消失,但遗有弹响或交锁症状,即表现为手指不能伸直,或不能屈曲。

3. 触诊检查

检查时发现在患指掌骨头掌侧有豌豆大小的硬结节,有压痛,手指屈伸时结节处有弹跳,有时表现为粗糙的摩擦音。

【处理方法】

参照桡骨茎突部腱鞘炎。

三、尺侧伸腕肌腱脱位

肌腱脱位是一种常见的肌腱损伤现象,中医称之为"筋出槽"。尺侧伸腕肌起自肱骨外上髁和尺骨,止于第五掌骨基底部。其作用除背伸腕关节外,还可与尺侧屈腕肌共同作用,使腕关节尺侧偏。尺侧伸腕肌下行到腕部,经腕背侧横韧带下方到尺骨茎突内面。当肌腱进入位于尺骨茎突背侧的腱管。该管由尺骨远端内侧沟和横行其上的腕背侧支持带纤维两部分构成。

【损伤机制】

尺侧伸腕肌腱脱位多继发于下尺挠关节脱位,单纯尺侧伸腕肌脆背侧脱位比较少见。如果在腱成角状态下,再遇到突然对抗阻力;或尺侧伸腕肌突然收缩,会使该腱管之纤维破裂而造成腱脱位,中医称之为"筋出槽"。当手腕旋后时,尺侧伸腕肌腱位于背侧,腱紧贴茎突,有向尺侧和掌侧滑移的趋向。旋前时该腱离开茎突向桡背侧移,如果再用力伸腕,构成腱管的背侧支持带破裂则肌腱越过尺骨小头隆起部形成弹响而滑到远尺桡关节背侧凹陷中。若再旋后屈腕,则该肌腱又滑回原位。如篮球运动中,单手投篮、运球、双手传球等动作,都是腕在旋前位先背伸再掌屈完成的,此时该腱即随腕的伸屈不断的脱出、复位,又脱出、又复位等,结果会成为习惯性脱位,久之也可因局部磨损进而继发腱鞘炎。

【症状体征】

1. 疼痛

损伤后尺骨下端或腕关节背侧疼痛,局部压痛明显。

2. 弹响

腕关节屈伸活动特别是用力背伸时,有弹响或摩擦音,手腕无力。

3. 畸形

多见有尺骨小头向背侧隆起较高,有时可合并或继发于远尺桡关节后脱位。

4. "筋出槽"现象

手腕屈伸旋转时,肌腱在腕部尺骨远端背侧有滑动现象,旋前背伸时脱出、旋后掌屈时复位。

【处理方法】

急性尺侧腕伸肌腱脱位后,应及早复位、外固定。复位方法比较简单,即使其旋后屈腕的同时,以拇指推拨按压脱位的肌腱向原位,即可复位。复位后应行石膏或夹板固定3周左右。

陈旧性或复发性脱位,可逐渐锻炼增强腕部肌肉力量,从而起到保护和稳定肌腱的作用。

四、腱鞘囊肿

腕部是腱鞘囊肿多发部位,一般是单发性,但有时是多发性,且大小不等,任何年龄均可发生,女性较多于男性。

【损伤机制】

本病多因慢性劳损,或局部创伤而使局部营养不良,使腱鞘发生退行性变性而形成腱鞘囊肿。腱鞘囊肿或起源于腱鞘,或起源于关节囊及韧带。囊肿壁的外层由致密的纤维组织构成,内层是一光滑的白膜,囊内为无色透明胶冻样粘液。

囊肿可以是偶然间发现,也可以由小到大,缓慢发展而成。受外力挤压作用囊肿可自行消失,但以后也可再长出。腕背较小的囊肿,当腕掌屈时可出现,腕背伸时可隐没不见。偶有压迫神经而出现感觉障碍或肌肉麻痹。

【症状体征】

最常见于腕背,起自腕舟骨及月骨关节背侧,位于伸拇长肌腱及伸指肌腱之间;其次多见于腕掌面偏桡侧,在桡侧屈腕肌腱与外展拇长肌腱之间;再次发生在手掌远端及手指近节掌侧的屈指肌腱腱鞘上。

腱鞘上出现的局限性囊性肿物,呈圆丘隆起突出皮肤,不与皮肤粘连,硬如骨质界限清楚,外形光滑,有波动感,后期囊壁肥厚,质地较硬,触之有轻度压痛。局部有胀痛,腕力减弱。囊肿小而张力大者,疼痛多较明显;囊肿大而柔软者,多无明显症状。手掌侧的囊肿,握物时有挤压痛,过多活动或用力后症状可加重。

【处理方法】

囊肿表浅有张力感可用叩诊锤击打,或术者用双拇指沿腱鞘走行方向,突然用力挤压,造成囊肿皮下破裂,囊内液体流出,囊肿消失,再行轻推消肿,外敷中药,压迫包扎。

若囊壁厚或囊肿较大,反复发作,或出现压迫神经等症状,可采用针刺、药物封闭或手术疗法。

第七节 腕背隆突症

腕背隆突症是第二、三掌腕关节背侧增生、畸形而引起的腕背疼痛等综合症状。多见于举重、体操、击剑及高尔夫球运动员。腕关节急性挤压伤、牵拉伤是导致腕背隆突症的主要原因。

【损伤机制】

本病常见腕部长期过度负荷的运动项目,如运动员双杠上失误时腕突然极度背伸撑杠,或举重抓举翻腕锁杠用力过猛而腕突然背伸,使第二、三掌骨基底与相对应的小多角骨、头状骨突然撞击,引起掌腕关节损伤增生而发病;或体操、举重等项目长期进行腕关节过度背伸、承重,使第二、三掌腕关节经常遭受撞击、挤压,日久可以引起关节软骨的慢性损伤、滑膜发炎和骨质增生等病理变化。

另外,由于桡侧腕长短伸肌分别止于第二、三掌骨基底背侧,长期反复抗阻伸腕动作,容易使牵拉腱的止点发生末端病的变化。如举重的提杠翻腕、击剑的反手对剑等动作都使桡侧腕伸肌腱止点承受很大的牵扯力,长期可引起第二、三掌骨基底背侧腱止装置末端病变,即骨化增生,继而导致相对应的腕骨增生。

【症状体征】

1. 疼痛

主要症状是腕背侧疼痛,局部压痛,腕背伸或用力时疼痛加重,腕关节无力。

2. 腕背侧有隆凸畸形

可见第二、三掌腕关节背侧凸起。有部分患者只有增生畸形而无疼痛等症状。

3. 影像学检查

可发现第二、三掌腕关节背侧出现"鸟嘴样"增生,或有关节间隙狭窄、关节面粗糙不平等现象。

【处理方法】

一般采用非手术治疗。如局部理疗、固定、局部封闭注射肾上腺皮质激素类药物等,都有一定的效果。

疼痛症状出现或加重期间,应该合理调整运动量,避免或减少使用诱发症状出现或使病情加重的技术动作。运动训练中,可用布带保护腕部,减少重复损伤。

部分病人可以逐渐适应,症状自行消失。症状严重、久治不愈而明显影响训练者,可考虑手术切除增生部分。

第八节　腕管综合征

腕管是在腕掌部的一个较大的骨—纤维管。其桡侧为舟骨及大多角骨,尺侧为豌豆骨及钩骨,背侧为舟状骨、头状骨、月骨及小多角骨,掌侧为坚硬而无弹性的腕横韧带。在腕管内主要有屈拇长肌腱、屈指浅肌腱、屈指深肌腱及正中神经等通过。如果运动员手腕部局部长期负荷活动,导致的局部组织慢性劳损,从而引起的局部无菌性炎症,导致腕管变窄而引起腕道内的血管、正中神经在此管内受到卡压。

【损伤机制】

导致腕管综合征的原因很多,临床上可归纳为腕管容量减小、内容物增加及内分泌功能改变三个方面。

1. 腕管容量减小

外伤性的月骨脱位、腕部骨折、腕骨间关节骨性关节炎以及腕横韧带增厚等,均可使腕管容积减小,正中神经被卡压而致本病的发生。

2. 腕管内容物增加

一些手腕部用力的运动项目,使手腕长期反复过度负荷慢性损伤,如肌腱滑膜水肿、腱鞘囊肿、腱鞘滑膜炎性增生,或掌长肌先天性肥大,或屈指浅肌肌腹过低,或蚓状肌腹过高而进入腕管等,均可使腕管内容物增多、内压增高,压迫正中神经,从而导致腕管综合征的发生。

3. 内分泌功能改变

妇女妊娠、产后,或闭经期生理紊乱,内分泌紊乱也可造成腕管综合征,或使已有症状加重。

【症状体征】

本病起病缓慢,正中神经在腕部受压而表现出拇指、示指及中指疼痛、麻木,以中指最明显。症状开始往往表现为指端感觉障碍,桡侧三个半指异样感觉,常为刺痛、灼痛、麻木、肿胀感,夜间尤甚,常需甩手或摩擦双手而缓解。疼痛可向肘或肩部放射。晨起时,患手常肿胀、活动笨拙,甚至运动障碍,拇指无力动作不灵活等。

检查发现正中神经分布区皮肤感觉迟钝,大鱼际肌萎缩,拇对掌肌及拇外展短肌力弱。下列检查均可呈现阳性。

(1)屈腕试验　屈肘、举上臂,然后腕完全屈曲位并用力握拳约1分钟,手正中神经支配区麻木为阳性。本病中屈腕试验阳性者可达70%以上。

(2)叩击腕掌试验　叩击腕掌侧的正中神经支配区,有放射性疼痛,或有放电感。指压腕横韧带正中神经卡压点可加重症状。

(3)止血带试验　将血压计袖带缠到患肢上臂并充气到收缩压以上30～60秒钟,出现原有疼痛者为阳性,而正常者须至10分钟之后才感到不适。

(4)肌电图检查　肌电图检查有异常表现,特别是正中神经感觉传导速度明显减弱。

【处理方法】

症状轻者可采用支架托或绷带保护腕关节于中立位或轻度背伸位1～2周,并可配合物理疗法治疗。或采用局部弹拨法、松解术等运动康复手法进行治疗。

如果症状严重者,或因骨折或脱位而引起腕管狭窄,或有管内占位性病变,可以采用手术方法解除对正中神经的压迫。

第九节　腕部损伤的功能训练

1. 桡侧伸肌主动静态拉伸训练

动作功能:牵拉桡侧伸肌。

动作要点:

以左侧为例(图10-1)。

① 被牵拉者采用站姿,头部保持中立位,挺胸收腹背部挺直,双脚与肩同宽,左侧手臂下垂,肘关节完全伸直。

② 左侧手掌向上待腕关节屈曲至极限后,右手手掌托住左手背部并向上缓慢发力,当感觉到桡侧伸肌有中等牵拉感时保持30秒后缓慢还原。

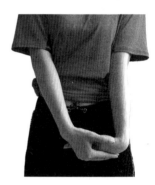

图10-1　桡侧伸肌
主动静态拉伸训练

2. 尺侧屈肌主动静态拉伸训练

动作功能:牵拉尺侧屈肌。

动作要点:

以左侧为例(图10-2)。

① 被牵拉者采用站姿,头部保持中立位,挺胸收腹背部挺直,双脚与肩同宽,左侧手臂下垂,肘关节完全伸直。

② 左侧手掌向下待腕关节伸至极限后,右手手掌托住左手手掌部并向上缓慢发力,当感觉到桡尺侧屈肌有中等牵拉感时保持30秒后缓慢还原。

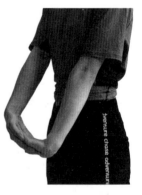

图10-2　尺侧屈肌
主动静态拉伸训练

第十一章　腰部损伤

第一节　腰部的解剖特征

一、腰椎及其关节

腰椎外部形态与颈椎及胸椎不同,腰椎不具有横突孔及肋关节面。由上方看,椎体横向较宽,椎管呈三角形,尤其在腰 5 更为明显。呈三角形的椎管外侧缘被称作侧隐窝,为容纳神经根的骨性管道。

在椎体上部的后方是椎弓根,它较短且稍向内倾。椎弓根的宽度由腰 1 到腰 5 逐渐增大,但椎弓根的宽度,因个体差异而不同。椎弓根内侧有斜角,角度由腰 1 到腰 5 逐渐增大。在腰 1~3 水平以上,椎弓根轴的投影点位于横突中线以上,腰 4 投影点靠近横突中线,腰 5 投影点位于横突中线以下。

腰椎板与颈椎和胸椎相比,其椎板厚度明显增大。椎板可分为头部和尾部,头部呈弓状,内表面较光滑;尾部内表面较粗糙,是黄韧带的附着点。

腰椎椎板位于上下关节突之间,在椎弓根的下方,称之为狭部或关节突间部,是应力性骨折常发生的部位。腰椎上下关节突与颈椎及胸椎不同,呈矢状位。上关节面的方向为向后内方,其关节面较凹陷;下关节面为向前外方,关节面较凸。

腰椎椎体之间有一系列的坚强韧带相连。椎体前有宽大的前纵韧带;椎体之后、椎管之内有后纵韧带;椎板之间有黄韧带,由上个脊椎椎板的前面,连接于下个脊椎椎板的后面,覆盖于两个腰椎椎板之间,其两侧与关节囊韧带相融合。另外,连接着每个棘突的韧带,还有棘上韧带和棘间韧带。

成人脊髓终端马尾圆锥在腰 1 或腰 2 椎间盘水平。在此平面以下的腰、骶、尾的神经根,在未出相应的椎间孔以前,于椎管内下行一段距离,并围绕终丝形成马尾神经。

在椎间孔处,硬脊膜包绕着脊神经根和脊神经节。如果外伤或劳损等原因使小关节突滑膜肿胀,或骨性增生,或椎间盘突出等,均可使椎间

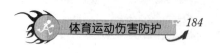

孔狭窄而使神经根受压。

通常腰3~4椎间盘突出,压迫腰4神经根;腰4~5椎间盘突出,压迫腰5神经根,腰5和骶1椎间盘突出,则压迫骶1神经根。

二、椎间盘

椎间盘是位于相邻椎体之间的纤维软骨盘,允许脊椎进行前屈、后伸及侧屈运动。人体椎间盘共23个(颈1~2之间无、腰5和骶1之间有椎间盘),椎间盘的总厚度为全脊柱总长的1/5~1/4。腰部的椎间盘最厚,约为9毫米。从腰1到骶椎之间都存在有腰椎间盘。由颈椎到腰椎的椎间盘的大小及厚度均不同,其中以腰椎间盘最厚。

椎间盘结构主要包括位于中间部分的髓核,位于外侧部的纤维环及邻近椎体表面的软骨板。髓核主要由黏液样物质组成,含70%~90%的水分。髓核中的水分随年龄增加而减少。50岁以后,髓核由于脱水而变得与纤维环难以区分,这可能是椎间盘退变的首要原因,表现为椎间距离高度降低。

纤维环主要由胶原纤维组成,看起来像板层状结构围绕着髓核。纤维环的后侧部分较前侧部分薄弱。纤维环中的纤维向中心方向倾斜,且互相重叠;纤维环的外侧纤维伸入到软骨终板及前后纵韧带中。椎间盘的后侧部分的纤维呈垂直方向排列。正因为后侧纤维环较薄弱,而且纤维呈垂直方向排列,导致临床上后侧或后外侧椎间盘突出的发病率较高。

椎间盘软骨板位于椎体和椎间盘之间,其功能是作为生长板及将营养物质由椎体传递到椎间盘。

三、腰部肌肉与筋膜

腰背部肌肉都是由脊神经的后支所支配。

下腰部最大的肌肉是骶棘肌,其作用是伸直脊柱,保持人体直立姿势。在结构上加强了背部胸腔隆起处的高隆形态,使折扇的形态加强,在腰部变窄变硬,高隆的形态进一步加强。该肌包括最外侧的髂肋肌、中间的最长肌和内侧的棘肌。腰部前外侧有腰大肌、腰方肌和腹横肌,其中腰大肌是腰部最重要的肌肉,它起自第12胸椎和腰1~5椎体侧面和横突,经髋关节前内侧腹股沟韧带深面,止于股骨小转子。此肌是一块强有力的肌肉,能使大腿屈和外旋、脊柱侧屈和旋转,以及两侧收缩完成直腿体前屈和仰卧起坐等动作。

腰背筋膜分前、中、后三层。前层覆盖于腰方肌的前面,起自腰椎横突的前面和腰椎椎体的基底部;中层附于腰椎横突尖,向上附于末端肋骨,在下附于髂嵴；后层最厚,向上与胸部的深筋膜相连续,在骶棘肌后面形成一坚韧的被膜,附于棘突和棘上韧带。

腰背筋膜是腰背部的非特异性炎性变化的好发部位。

第二节 急性腰扭伤

由于突发性的间接外力作用或肌肉骤然收缩,引起不同程度的腰部肌肉、韧带的急性牵拉伤或造成的腰骶部小关节扭伤,均可称之为急性腰扭伤。常见于体操、武术、摔跤、球类、举重、跳水等项目。若诊治不及时,本病可反复多次发作,严重影响日常生活活动与训练比赛。

根据急性损伤的性质及其部位不同,急性腰扭伤主要分为肌肉扭伤、棘上韧带与棘间韧带损伤以及腰椎关节突关节错位等三种类型。

一、腰部肌肉扭伤

【损伤机制】

腰骶部为人体躯干连接下肢的桥梁,负重大、活动多,而骶髂关节又是一个微动关节,关节面不平,各种暴力均可使腰椎关节超过正常活动范围,会产生短暂过度牵扯及扭转,能使腰部肌肉产生不同程度的撕裂,肌肉及其周围软组织发生肿胀、充血、出血等病理改变。

损伤发生的常见原因和机制,主要有以下几方面：

(1) 在弯腰提重物而不能提起重物时,背部肌肉收缩产生的强大力量会传到腰部,加之腰肌本身的剧烈收缩,则会发生腰部肌肉如竖脊肌的损伤；举重时过度用力,由于身体两侧用力不平衡,可使腰部肌肉如骶棘肌、腰方肌、腰大肌及一些深层小肌肉拉伤,严重者可以损伤腰部韧带。

(2) 在搬运重物或提拉杠铃训练等过程中,直腿弯腰完成,阻力臂增加,使负荷几乎完全压在腰骶部,动作姿势不正确,也会使腰部肌肉受损。

(3) 腰部受到直接外力撞击,如足球、冰球选手互相冲撞等。外力会使腰部肌肉、韧带扭伤,严重时会使韧带撕裂或骨折。

(4) 站立姿势不正、没有思想准备或准备活动不充分等情况下,突然扭转腰部；行走中突然摔倒等,甚至咳嗽、打喷嚏等其他原因,也均可能扭伤腰部肌肉。

【症状体征】

1. 疼痛

腰扭伤疼痛明显而且有局限性,患者常能准确指出疼痛部位。有的患者在受伤时腰部有响声或撕裂样感觉,随后为持续性疼痛,轻者勉强行走,重者行走困难。在咳嗽、呵欠、大小便时疼痛加重。腰部往往固定于某一特定的姿势,不敢活动,起坐均感困难。

2. 局部压痛

受伤早期多有局部压痛,压痛点明确,与自述疼痛点相一致。压痛点一般固定不变,这与其他性质的腰痛不同,有助于临床鉴别诊断。

3. 肌肉痉挛

多数患者有一侧或两侧腰背肌肉紧张,可触及条索物、块状物。在站立、弯腰时肌肉更加紧张,疼痛也加重。适当休息后疼痛缓解,肌肉有时会变软,但用手按压腰部,肌肉又会痉挛而变硬。

4. 活动受限

腰扭伤时腰部各方向活动均受限。腰部外形无肿胀表现,但部分患者有脊柱侧弯,在站立时可看出侧弯,侧弯方向与肌肉、韧带损伤部位相一致。

5. 直腿抬高试验

直腿抬高试验可以呈阳性,但是背伸加强试验阴性,以此可与腰椎间盘突出症相区别。

6. 抬腿放松试验

即患者仰卧,医者将其两下肢抬起,令其放松,突然松手放下,患者感到腰部剧痛,而双腿不能自然落下,为阳性。

7. X 线检查

除体位性脊柱侧弯,X 线检查多无异常发现。

【处理方法】

急性腰扭伤应采用综合治疗。

1. 急性期

急性期应卧床休息,睡卧在加有 10cm 左右厚的棉垫的硬板床,取自由体位,或配合牵引。损伤后的前 1～2 天,伤痛处应该进行冷敷。一般采用将毛巾浸入碎冰中,拧去多余的冰水及冰块,或使用装有冰水混合物的冰袋,敷于治疗部位,5 分钟左右更换一次。间断治疗,时间可达 20～30 分钟。急性疼痛期可以口服解痉、止痛药,如芬必得、扶他林等。或用中药外敷,或采用局部痛点药物封闭治疗等。

2. 恢复期

损伤 2～3 天后仍然疼痛者,可行热敷,或使用超短波、电磁治疗等物理疗法,以缓解肌肉痉挛。也可采用手法治疗以揉、按、推、拿及放松肌肉手法为主。为了巩固疗效,预防复发,还需强调对习惯性动作及姿势的对抗性训练及加强腰背肌锻炼。腰背肌肌力越强大,它所能承受的力量越大,能承受力量的时间也越长,发生劳损的机会也越少。同时,腰背肌的锻炼也改善了血液循环,加速代谢产物的清除,促进损伤肌肉的恢复。

二、棘上韧带与棘间韧带损伤

棘上韧带与棘间韧带损伤是腰部扭伤中最常见的一种损伤,其中又以棘上韧带损伤最为常见。韧带损伤发生部位多见于腰 4~5 或腰 5~骶 1 之间。

【损伤机制】

棘上韧带和棘间韧带连接着棘突,是脊柱后部的韧带。棘间韧带纤维较为薄弱,由一个棘突下缘连接于另一个棘突上缘;棘上韧带纤维较为坚固,连接于上方,脊柱屈曲时,该韧带被拉紧。

急骤前屈或长年弯腰,是棘上韧带与棘间韧带损伤的主要原因。腰部屈曲时,特别是过度屈腰状态下,因骶棘肌处于松弛状态,使韧带失去了保护。在此体位上施加外力或突然动作,容易造成棘上韧带、甚至棘间韧带的过度牵拉使其损伤、变性而发病。

由于棘上韧带与棘间韧带由脊神经后支神经末梢支配,是极敏感的组织,一旦损伤,会造成严重的腰痛或伴有腿痛。

【症状体征】

1. 外伤史

多有明确受伤史。即因弯腰劳动,搬取重物或转身不慎而突然发病,并可闻及裂声或有撕裂感。

2. 疼痛

腰背中线疼痛,疼痛性质为针刺样、刀割样或酸痛不等。患者弯腰时疼痛明显,伸腰时减轻。疼痛往往次日加重,腰痛如折,不敢仰卧,有如上下身分离感,翻身转动困难,肌肉痉挛紧张,腰部活动受限。

3. 局部压痛

压痛位于腰部中央,多在腰 5~骶 1 之间。压痛点表浅,多在棘突尖部,也可在棘突间。

4. 活动受限

常起卧困难,强迫体位,腰部活动明显受限,尤以前屈、侧弯及旋转受限的范围更为明显,常造成极大的痛苦。

5. 临床检查

有时能摸到局部凹陷；严重时可有局部肿胀，皮下瘀血，棘突间隙增宽。

6. X 线检查

体前屈位时，多见有相应的棘突间距离增宽。X 线检查可以进一步判定有无骨折和其他骨质改变。

【处理方法】

1. 急性期

以止痛和卧床休息为主，具体治疗方法一般与急性腰肌扭伤相同。损伤严重或 X 线检查已有明显棘上韧带或棘间韧带断裂者，可采取腰部过伸位固定，固定时间一般为 4～6 周，而后应积极进行功能锻炼。

2. 恢复期

疼痛缓解后可逐渐恢复活动，配合腰背肌等长收缩练习，可逐渐进行等张运动收缩练习。练习强度应以不增加疼痛为原则，或患者感觉到轻度疲劳感为宜。

三、腰椎关节突关节错位

又称腰椎后关节紊乱，或滑膜嵌顿症。多发生于下腰部，以腰骶关节较为多见。

【损伤机制】

上一脊椎的下关节突与下一个脊椎的上关节突构成关节突关节，属于微动关节。上位椎体的下关节突位于内侧略偏前，其关节面朝外略向后；下位椎体上关节突位于外侧稍偏后，其关节面向内略向前。关节面覆以透明软骨，关节周围包以薄弱的关节囊，关节囊内有滑膜较松弛。关节活动范围小，在正常情况下，腰椎屈伸时，其小关节可移动 5～7mm。如果在没有思想准备、腰部肌肉放松的情况下，由弯腰后突然伸直腰过程中伴有旋转动作，可使脊柱小关节错位。另外，在完成某些运动项目时，弯腰转体姿势不当，或动作不协调等，也可发生本病。如掷铁饼，投链球、身体快速旋转等。

当身体在前屈状态下，同时进行腰部旋转运动时，此时小关节间隙可以张开，关节内产生负压，吸引滑膜进入关节内；再直伸时，滑膜可能会被夹在上、下关节突软骨关节面之间，相互产生微小错位。若有先天性腰骶关节突不对称，一侧关节突发生斜向运动，就容易使滑膜嵌入关节内，或更易发生关节突错位。

关节突错位，未能及时治愈，则导致充血、水肿，久而退变粘连转成慢性,或者椎间盘退变、椎间隙狭窄、椎体不稳,或关节小面肥大、不对称,可使椎间孔相对变小,神经根受压引起相应的症状。

【症状体征】

1. 外伤史

有明显的腰背部突然闪扭史。

2. 急性发作

主诉单侧或双侧腰背肌疼痛,痛觉过敏,患者多疼痛剧烈、表情紧张,喜屈身侧卧,不敢稍动,特别惧怕他人的任何搬动,甚至轻轻移动下肢,即有无法忍受的剧痛,但经一般牵引和推扳后,此种剧痛会立刻解除,转为一般扭伤后的腰背痛。此种损伤不同于一般肌肉或韧带的撕裂。

3. 慢性发作

患者以背部酸痛、沉重感为主,当天气变化或久站、久坐、弯腰稍久时发病或使症状加重,患者一般活动正常,少数活动受限。

4. 临床体征

查体一般没有神经根性刺激症状,双拇指触诊时可发现棘突偏歪、后凸,附近肌肉痉挛,受累椎体棘突及椎旁有压痛或明显压痛,但不伴有放射痛,棘上韧带有急性或慢性损伤的体征。偶然有肋间神经受刺激的症状,并发生向肋间隙和胸前部或腰腹部的放射性疼痛。

5. X线检查

可见关节突关节间隙狭窄、关节面硬化,或粗糙不平,或骨质增生,或下位椎体上关节突尖端超出上位椎体之下缘,或上位椎体下关节突抵卡在下位椎体之椎弓峡部。

【处理方法】

急性期应卧床休息,口服止痛解痉药,使肌肉痉挛缓解。

1. 腰椎牵引

患者俯卧,腹部垫枕,术者两手握其踝缓慢、持续、恒定牵引,直至肌紧张缓解。上述动作可重复进行,常常可使疼痛缓解。也可用骨盆带牵引,牵引时使腰椎保持略后凸或平位。

2. 手法治疗

手法按摩是治疗本病主要方法,施术方法得当,常常可立见功效。现介绍几种常用的方法:

(1)仰卧牵引法　患者仰卧,两助手分别拉双腋下和双踝作持续牵引,用力由轻到重,渐进恒定,直到其背肌紧张缓解;术者双手掌重叠按压于关节突压痛处,作上下震动按压。

(2)俯卧滚摇法 患者取俯卧位,尽可能放松腰部肌肉;术者先以手掌在患者疼痛部位轻轻揉按,缓解局部肌肉痉挛和疼痛,然后双手压在痛点处压晃腰部,滚动摇晃的幅度逐渐增大,待腰肌紧张缓解即可见效。

(3)坐位旋转推棘法 患者坐位,术者坐于其背后,助手固定患者两腿使臀部不动,术者以拇指顶于痛处的下位棘突的健侧,另一手经其健侧腋下扶住头颈部,使其向前弯腰的同时向健侧旋转,逐渐增加活动幅度并使其肌肉放松;前屈向健侧旋转接近最大限度的同时,顶棘突的拇指向患侧推棘突,要在患者躯体活动时完成这一动作。活动的支点落在该棘突处,动中求解,常可听到响声或感到棘突移动,即复位。若不成功,可用同样的方法,向相反方向(健侧)推顶痛处上位棘突。

此外,还需注意的是:复位后必须卧床休息 2~3 天,在 1 周内不许做腰部剧烈的旋转活动,之后可参加一些轻微活动的工作。在痊愈后,应坚持腰背肌的功能锻炼,以加强自身外平衡的保护,稳固内平衡,这是预防复发的积极有效的措施。

第三节 腰椎间盘突出症

腰椎间盘突出症是因腰椎间盘退变、破裂、后突压迫脊髓或神经所出现的综合征。发生部位多见于腰 4~5 与腰 5~骶 1 两个椎间盘,占腰椎间盘突出总数的 95% 以上。不论是普通人群还是运动员,该病都是腰腿痛常见原因之一。尤其以体操、举重、投掷、排球、跳高、撑竿跳、篮球、手球、橄榄球、摔跤、跨栏等运动项目多见。

【损伤机制】

多为腰椎间盘在退行性病变的基础上,腰椎慢性劳损或急性损伤所致。

1. 腰椎间盘退行性病变

椎间盘可承载负荷,在脊柱中有连接、稳定、缓冲外力,增加脊柱灵活性的作用。腰部的椎间盘体积大,前厚后薄、呈楔形。每个椎间盘由三部分组成:外层为软骨盘,它们与上下椎体面紧密相连,周围有纤维相连,作用是防止髓核向上下突出;中间为纤维环,它是纤维软骨组织,富有韧带,与两个软骨盘周边相连,使两个软骨盘牢固连接,防止髓核向四周突出;髓核是脊索的残余成分,是灰白色富有弹性的胶状体,它被包裹在纤维环和软骨盘之间,本身无一定形态,可随着脊椎活动而改变形状。髓核起弹簧作用,可减少脊柱震动。腰前屈时椎间盘前方承重,髓核后移;腰后伸时椎间盘后方承重,髓核迁移。椎间盘本身没有血液循环,破裂后修补能力很差。成年以后随着年龄的增长,以及椎间盘不断遭受外力,其弹性逐渐减弱,纤维环也会因变性而发生裂隙,使髓核突出,周围韧带松弛,这是腰椎间盘突出症的内在原因。

2. 腰部解剖学弱点

后纵韧带加强了纤维环的后部,但当到达腰5、骶1平面时,宽度显著减小。腰骶部又是遭受扭伤、劳损和压迫最大的部位,加之后纵韧带在腰骶处变窄,易使髓核自其两侧向后突出。

3. 急性损伤

损伤的体位主要是弯腰提物、负重转体或长时间弯腰后猛然伸腰等动作。身体姿势的改变,椎间盘内承受的压力也随之改变,脊柱屈曲时骶棘肌松弛度增大,减弱了竖躯干肌的力量,而增加了椎间盘所受压力。因此,弯腰、负重、转体是导致腰椎间盘突出症发生的主要体位。

4. 其他原因

突然的腹压增加如咳嗽、喷嚏、屏气等动作,可使退变的间盘内髓核压力增高而突出;腰部着凉可使局部肌肉紧张,增加对腰椎间盘的挤压力而诱发其突出;暴力整复、手法按摩等损伤间盘纤维环而发病。

【症状体征】

1. 腰痛

多数患者有外伤史。腰痛可突然发生,或疼痛逐渐发作,疼痛多为钝痛、绞痛、剧痛以至行走不便,翻身困难,影响日常生活。经过卧床休息数日或数周后,腰痛可以缓解或完全不痛。这与局部水肿充血的吸收有关,但以后还会复发。

2. 下肢放射性疼痛

多数在腰痛同时,伴有下肢放射性疼痛。疼痛多是麻痛,或"过电样"痛,也有为刺痛、抽筋样痛。

疼痛从臀部开始,逐渐向下放射到大腿后侧、小腿后侧,或小腿外侧、足背外侧缘,也可发展到足跟、足趾部。在行走或深呼吸、咳嗽、喷嚏、大小便时,腹压增加而疼痛加重。疼痛可能是一侧下肢,也有双侧下肢,这与纤维环破裂部位有关。

3. 麻木感

病程较长患者常有主观麻木感,多局限于小腿后外侧、足背、足跟,足趾部。检查时可发现在大腿外侧、小腿后外侧、足背侧感觉迟钝。

4. 腰部活动受限

约有70%患者腰部各方向活动均有受限。多数患者后伸受限更为明显，因为后伸时椎间隙变窄，更多的椎间盘受挤压；少数纤维环完全破裂的病例，后伸不再影响突出物的形态，反而有松弛神经根的作用，因此表现为脊柱后伸范围大而前屈受限。

5. 腰部姿势异常

80~90%患者脊柱有功能性侧弯，侧弯多固定一个方向。多数向健侧弯曲，以增加患侧椎间隙，减少突出的椎间盘对神经根的压迫，这是一种代偿性表现。

6. 压痛点

下肢放射痛明显者，绝大多数在椎间盘突出部位或附近有明显压痛点。用力按压痛点时，下肢放射性疼痛加重。神经痛症状较轻，或椎间盘突出压迫神经根过久时，压痛点有时不很清楚，往往经多次检查，方能查出压痛点。

7. 直腿抬高试验

患者仰卧，使膝伸直，将下肢徐徐抬起，正常可达60°左右，一般先抬健侧使患者有所准备，然后再抬患侧，往往达不到60°，这由突出物对神经根压迫的严重程度而定，严重者抬不到30°即痛。再在下肢抬高到疼痛发生前检查者用手使足背屈，这样会出现疼痛，称为加强试验阳性。

8. X线检查

一般无明显改变。CT扫描、核磁共振等特殊检查，对确定腰椎间盘突出的位置及大小有非常重要的意义。

【处理方法】

1. 卧床休息

绝对卧床休息是最基本的保守疗法。卧位时椎间盘所受压力最低，有利于突出过程的停止及修复，有利于神经根水肿及充血的消除。应绝对卧床3周以上，包括进食及大小便均应在床上。应卧木板床，上铺10cm厚的棉垫，采取缓解体位。疼痛减轻后可练习下地。患者下床时，先变成侧位，两膝髋半屈曲，一手扶床，另一手扶持身体，逐渐坐起，然后带上围腰，双脚同时着地，可先由人搀扶或用手杖，以减轻疼痛。

2. 牵引

牵引是治疗腰椎间盘突出及某些腰痛的常用方法。通过对抗牵拉可使椎间隙增大,减少椎间盘的压力,使后纵韧带紧张,有利于突出的髓核还纳或改变其与神经根的关系;牵引还可使关节突拉开,黄韧带及关节囊拉紧,使椎间孔恢复正常外形,扩大椎管容积,从而解除或减轻对神经根的挤压;牵引可以克服肌肉痉挛而减轻疼痛,使腰部得到相对的稳定,有利于椎管内淤血清除,而减轻充血和水肿。

牵引方法有手法牵引和机械牵引。牵引的种类可分为持续牵引、瞬间急骤牵引和自身重量牵引。机械牵引主要用帆布带捆绑骨盆,通过滑车及绳索,每侧重量约 5～10kg,重量可酌情增加,牵引时床脚宜抬高约 20cm。牵引时间每天 2～3 次,每次 0.5～1 小时,也可持续牵引。间歇牵引以 3 周为一疗程,持续牵引可以 2 周。牵引后起床时应用围腰保护。牵引时还可以配合作按摩、理疗等。

3. 物理疗法

包括短波或超短波透热疗法,红外线疗法,超声波疗法、药物离子透入等。针灸疗法对缓解疼痛十分有效。也可使用围腰或支持带,但不宜长期使用以免腰肌萎缩。

4. 推拿按摩

可使凸起的腰间盘变平,牵拉神经,松解粘连,或改变脱出的髓核与神经根的关系。促进血液循环,改善椎管内淤血状态,减轻对神经根的压迫。缓解肌肉痉挛而减轻疼痛。推拿按摩疗法适于病程短、症状轻,无神经功能障碍者。对于严重疼痛,中央型突出者不宜按摩。

5. 运动疗法

腰椎间盘突出症患者应积极配合运动疗法,以提高腰背肌肉张力,改变和纠正异常力线,增强韧带弹性,活动椎间关节,维持脊柱正常形态。如五点支撑法:仰卧位,用头、双肘及双足跟着床,使臀部离床,腹部前凸如拱桥,稍倾放下,重复进行。三点支撑法,在前法锻炼的基础上,待腰背稍有力量后改为三点支撑法:仰卧位,双手抱头,用头和双足跟支撑身体抬起臀部。飞燕式:俯卧位,双手后伸置臀部,以腹部为支撑点,胸部和双下肢同时抬起离床,如飞燕,然后放松。

第四节　腰椎峡部骨折与滑椎症

此病又称腰椎峡部不连,或椎弓崩裂等,病变发生部位以腰 5 者最多,腰 4 次之。多见于腰部负重过多的运动项目,如举重、排球、体操、跳水等。

腰椎峡部是指腰椎弓根部与椎板相接处,或称腰椎上关节突与其下关节突交界处,在腰椎整体结构中属于薄弱部位。峡部断裂后,椎体、椎弓根、上关节突及横突在下位椎体上面向前滑移,与另一部分包括椎板、棘突和下关节突分离,称为脊椎滑脱症。

【损伤机制】

1. 急性创伤

一次突然使腰过度背伸的外力,致使上位腰椎的下关节突与下位腰椎的峡部发生猛烈撞击,将其切断导致骨折。

如体操运动员进行"作桥"练习,或跳远、100 米跑撞线时的"挺腹"等动作,或从高处掉下时,腰部撞击其他物体上,均可使腰部过伸而发生峡部骨折。急性损伤导致腰椎峡部骨折约占运动员椎板骨折的1/3 以上。

2. 慢性劳损

无明显外伤史,约占运动员椎板骨折的2/3。

由于第 4、5 腰椎生理前曲,倾向前下方,具有向前滑脱的趋势,尤其腰 5 的椎体和椎间盘均略呈楔形,前部比后部厚,自上而下的重力作用在关节突的关节部分为两个分力,分别为垂直压向椎间盘的挤压分力和平行于椎体之间,使椎体向前下方滑移脱位的分力。腰椎前突越大,腰"楔形"越重,腰骶角越大,则使椎体前移的剪力越大。另外,椎间盘的退行性变可导致椎间隙狭窄,久之,小关节也会发生退变,周围软组织的支持能力减弱,可引起椎体退行性滑脱。

长期磨损和挤压,会使峡部骨骼因局部血液供应不良,而容易断裂。如体操中过多地练"下腰"、"软翻"、"作桥"等动作,举重中反复练习"推举塌腰",脊椎的下关节突不断撞击下一脊椎的椎板,都可对峡部形成剪切力而造成断裂。其成因很像胫腓骨、跖骨等部位的疲劳性骨折。因此,有人将此病称之为"脊椎椎板疲劳性骨折"。

【症状体征】

1. 外伤史

一次急性致伤者,病史多有"折腰"及伤后疼痛。慢性劳损致伤者,有经常性的下腰痛,疼痛有时向骶髂部或下肢放射。

2. 腰骶部疼痛

多数病例在运动量大,或过劳时,腰部发僵酸痛。

3. 下肢放射痛及麻木感

部分病人有下肢放射痛及麻木感等症状,多在做某种动作时发作或出现,卧床休息后又可以消失。

4. 活动限制及活动痛

多数病例在腰部过伸时疼痛,前屈疼痛减轻或无疼痛。过伸痛是诊断本病的重要依据。但应注意的是,此症常常与棘突骨膜炎并发,都有过伸痛,都可以继发腰两侧肌肉痉挛及疼痛。因此,当怀疑本病时,必须用1%普鲁卡因痛点封闭之后再检查,如仍有背伸疼痛,则患此症的可能性极大。

5. 腰部畸形及压痛

(1)有滑椎时,多可见或摸到滑椎上一棘突塌陷,患椎棘突明显向后突出,并有压痛,其上一椎骨的棘突则向前缩进,棘突呈阶梯状。患椎的棘突出现左右移动,而且幅度较大。腰椎滑脱及前凸严重者,腰骶部皮肤可出现皱折;

(2)见有腰椎前突增加、臀部后突、躯干缩短,肋骨与髂嵴之间的横行皮纹加深;

(3)骨盆向前旋转,使髂骨间距离增宽,第 1 腰椎棘突出现轻度后突;

(4)腰椎活动受限,尤其后伸受限明显;跟腱反射减弱,拇背伸无力;若坐骨神经受累可出现直腿抬高试验阳性;若累及马尾神经则可有间歇跛行、大腿内侧麻木、大小便失禁,甚至出现下肢某些肌肉软弱或麻痹。

6. X 线检查

这是诊断本症的主要依据,一般应照前后位、侧位及左右斜位片。正位片:一般难以显示椎弓崩裂或脊椎滑脱,但滑脱明显时,可有滑脱椎体的重叠线、上下关节突之间骨结构紊乱或裂隙,且可以观察有无椎间隙退变及有无其他引起腰痛的因素,有助于诊断和鉴别诊断。侧位片:椎弓根后下方可见透明裂隙,椎间隙一定程度狭窄,椎体不稳,向前或向后滑移等,脊椎先天性或发育不全等。斜位片:可清楚显示本病,其形似"狗颈挂项链",即正常椎弓投影形似猎狗,狗鼻代表同侧横突,狗眼为椎弓根切面像,狗耳为上关节突,狗颈为关节间隙即峡部,前后腿为同侧和对侧的下关节突,狗体为椎弓。在椎弓崩裂时,峡部可出现一带状裂隙,酷似在狗颈上戴了 1 根项链,此项链愈宽,表示间距愈大,椎体滑脱的距离也愈多,甚至出现犹如狗头被砍断样外观。先天性因素所致者,裂隙两端骨质密度增加,表面光滑,多出现典型的假关节征。外伤性因素所致者,在

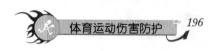

早期可显示清晰的骨折线,但在后期亦可形成假关节样外观。

【处理方法】

1. 制动休息

急性损伤而新鲜骨折者,应卧床休息 2 周,然后以石膏背心固定 1 ~ 1.5 个月,可防止滑脱进一步发展。

2. 手法治疗

经卧床休息后,滑脱及神经症状仍无明显改善者,可试用坐位旋转推拿法,可调整局部关系,缓解神经或韧带所受牵拉而改善症状。疼痛严重者,可在麻醉下行手法复位。即患者仰卧,双髋、双膝各屈曲 90°,下肢悬空,臀部抬高,靠躯干重力作用,可使滑脱之椎体复位。还可作腰部过度屈曲抱膝滚动,仰卧起坐等活动。

3. 康复训练

慢性损伤而无临床症状者,可以参加体操、举重等的正规训练,但"下腰"动作应当控制质量,不正确的"下腰"、"塌腰"动作应当改正。体操运动员应加强肩及髋的柔韧性训练,以减少腰伤部的负担。

第五节　椎体缘离断症

本病在体操、跳水运动员及杂技、舞蹈演员中较多见。其特点是下部胸椎、上部腰椎的椎体边缘,发生破坏及离断性改变。发病年龄主要集中在 20 岁以下的青少年运动员。

【损伤机制】

椎体骨骺位于椎体两端软骨板的周缘,呈环状,称为环状骨骺。位于椎体的上下缘,前部较厚,其功能是完善椎体的形态,但并不参与椎体的纵向生长。此骨骺 12 岁时出现骨化,16 岁时开始与椎体融合,20 ~ 25 岁时融合完成。

年龄在 16 岁以下时,由于椎体环状骺板尚未愈合,运动员腰背伸动作练习太多,腰部前后屈伸力量过猛,均会使未愈合的骨骺受到牵拉和挤压,即可引发本病。反复或长时间的挤压,可导致骨骺变性或使环装软骨分离。

【症状体征】

本病不同于急性骨折,后者有较重的外伤史,腰痛及活动受限较重,常伴有低热、持续背痛、肌肉痉挛和椎间隙狭窄等改变。

1. 外伤史

多数有腰部过伸、过屈的劳损史。主要与腰柔韧性练习较多，特别是向后弯腰"作桥"动作较多有关。

2. 腰背疼痛

腰背痛第一次出现多是在运动或劳动以后，尤其是伸腰时感到腰部深处疼痛。腰痛多为隐痛或酸痛，站立时尤为明显，劳累后加重，卧床时减轻。

3. 叩击痛

腰椎局部棘突可有明显的压痛、叩击痛，或者腹部触诊可摸到锐利腰椎或骨赘。

4. 腰椎畸形

腰椎损伤数目较多时，脊柱曲线改变，立位时腰部有后突畸形。或经时较久而畸形固定后，疼痛可减轻或消失，但可遗留驼背畸形。

5. X 线检查

X 线检查是诊断本病的关键依据。可见腰椎前侧上、下缘，尤其前上缘有破坏或离断改变，表现为椎体上角有三角形骨块或椎体有杯状缺口。

【处理方法】

首先应减少或停止"作桥"等腰部的动作练习，避免被动的突然超常范围的伸屈用力。应主动锻炼腹背肌力量和肩髋的韧性，以分担脊柱的应力。

有临床症状者，可适当休息，采用按摩、理疗、药物外敷，以减轻疼痛。重者可间断使用围腰保护。一般不需要手术治疗。

本病重在预防，特别是对少儿体操运动员在运动训练腰部柔韧性的过程中，应注意肩、上位胸椎及髋的韧性训练，以使腰的负担相对减轻。训练腰部的背伸韧性时，应避免被动的突然超常范围的用力。

第六节 腰部软组织劳损

由于各种不适合于脊柱生理要求的应力，使腰部某些肌肉、韧带经常处于紧张或痉挛状态，造成腰背部肌肉、筋膜、韧带、关节囊及软骨组织的损伤，统称为腰部软组织劳损。

腰是全身负重最大的关节，有前屈后伸、左右侧弯和旋转等运动，是身体活动的枢纽。由屈曲活动的腰椎过渡到固定的骶椎，各个环节均容易受到劳损。腰部软组织劳损主要包括肌肉劳损、筋膜炎、第三腰椎横突综合征等。可见于各类运动项目,但多见于举重、体操、投掷等项目的运动员。

一、腰肌劳损

腰肌劳损是运动员常见的腰痛病。往往病程较长,久治不愈,直接影响着运动员成绩的提高和身体健康。本病既无明显外伤史,也无明显的器质性病变,在任何一种运动项目中都可能发生。

【损伤机制】

腰肌劳损主要集中在腰部深层肌肉,如骶棘肌、腰方肌和腰大肌等,长期被动牵张或长时间连续收缩,造成局部充血、缺氧、水肿等,以至形成无菌性炎症。

发生原因主要有以下几个方面。

(1)腰背部长期处于不正确的运动姿势,局部训练强度、密度过大,缺乏全面身体素质训练,过分强调专项训练及反复的单一动作训练,使身体长期处于不对称或不协调状态,腰部肌肉、韧带、关节囊频繁受到牵拉。久之,会导致组织发生变性、肥厚、纤维化以及腰筋膜无菌性炎症等。

(2)急性腰肌扭伤,未能得到及时治疗,产生较多的瘢痕和粘连,使腰部功能性动作能力下降,反复发作,进而转为慢性腰痛。

(3)姿势性静力劳损。由于工作、生活,劳动的需要,身体长期保持在某种特定的体位,腰部负担过重、肌张力增高,破坏了腰肌的协调性,使肌肉弹性、韧度下降而发病。如小口径步枪的立位射击,举重时的负重支撑等。

(4)腰部肌肉长期疲劳,加之局部受外界物理因素作用(如受风、着凉,潮湿等),而影响了局部血液循环,使局部组织营养供应缺乏,或局部代谢产物排泄不畅而发病。

(5)腰骶部先天性变异。如腰椎骶化、骶椎腰化,椎弓峡部裂及骶椎隐裂等,结构上的缺陷造成腰部肌肉、韧带和骨骼的生物力学失衡,进而引起慢性腰部劳损。

【症状体征】

1. 病史

起病缓慢病程长,少则几个月,多则几年。多无明显外伤史,但有腰部长期超负荷训练。

2．腰背痛

腰背痛多为隐痛、酸痛，或腰背发紧、沉重，阴雨天加重。反复发作，过劳加重，休息后好转，仍能坚持训练，但感腰部无力。

3．腰部压痛

腰部虽有压痛，但患者不能指出疼痛部位；检查可找出压痛点，但不固定，多次检查压痛点常有改变；腰部可触及条索或硬结，腰部活动轻度受限。

4．X 线检查

X 线检查基本正常，或可能有腰椎轻度畸形。

【处理方法】

治疗以物理治疗和手法按摩为主。

1．物理治疗

多采用超短波、红外线、电磁疗、湿热敷等物理治疗，或局部外敷中药治疗等。

2．手法治疗

点按腰部穴位，如命门、肾俞、腰眼、大肠俞、环跳等。

可在两侧背肌用重手法提拿，用强手法按揉，每种手法 5~10 遍。或在腰背部使用前臂滚法，刺激肌肉，促进血液流通，刺激量以局部有热感为宜。对体重较重、肌肉丰满的运动员，用双拳按压腰背部肌肉，在病变局部用肘尖强力按压，使作用力达到组织深层。

3．矫正不良姿势

避免一种体位过久，应经常变换体位，缓解腰部肌肉的过度紧张。加强腰背肌、腹肌的力量训练，是防治腰部劳损的有效措施。应适当进行一些如负重仰卧起坐、负重转身、俯卧位头足双翘，以及一些静力练习方法。在日常训练时，要使用围腰的保护带，注意腰部保暖，防止腰扭伤的发生。

二、腰背部筋膜炎

本病又称腰背筋膜疼痛综合征，是一种慢性疼痛性病症，在运动员中非常多见，是腰背部疼痛的主要原因。

【损伤机制】

腰背部筋膜分为前、中、后三层。前层覆盖于腰方肌的前面，起自腰椎横突前面和腰椎椎体的基底部；中层附于腰椎横突尖，下缘止于髂骨嵴，外侧缘止于肋骨角；后层最厚，向上与胸部深筋膜相连，在骶棘肌的后面形成一条坚硬的被膜，附于棘上和棘间韧带。这些筋膜是无菌性炎症的好发部位。

导致腰背部筋膜产生无菌性炎症的原因主要有以下几种：

1. 损伤

运动训练或比赛时的损伤是本病最常见的原因。损伤后治疗不彻底，造成组织水肿、渗出、粘连，肌筋膜产生无菌性炎症。

2. 长期疲劳

长期过劳使腰背肌肉紧张、痉挛，有害代谢产物不能正常清除，加上血管状态改变，渗液积聚，继而形成粘连，变性。

3. 物理因素

风寒湿等物理因素的改变，导致局部血液循环异常、内环境稳定失调，引起肌肉筋膜产生无菌性炎症。

4. 其他因素

如细菌或病毒感染，过敏，中毒等，可刺激腰背组织而产生疼痛。

【症状体征】

好发于脊柱两旁、腰方肌外缘、髂嵴后部、臀大肌起点、肋下缘、横突尖部等处。常有损伤、劳累，或久居风寒湿环境，或有动作不协调史等。主要症状是局部疼痛，常为隐痛、酸痛或胀痛。

偶有急性发病，疼痛严重，伴有肌痉挛，活动受限，腰背僵硬。咳嗽时可能诱发或加重疼痛，甚至向臀部及大腿后部放射，但不过膝，可区别于坐骨神经痛。

多数起病隐渐，也可因气候改变，疼痛时轻时重，或晨起较重，活动后疼痛减轻，但劳累后疼痛加重。

本病诊断依据主要依赖以下三个特征：

1. 疼痛激发点

在肌肉或筋膜上有一个明显的局限性痛点，非常敏感。当压迫、牵拉或针刺等刺激该点时，所引起的疼痛远远超出刺激通常部位的情况，还可激发远在部位的放射性疼痛，并可伴有肌肉痉挛或感觉异常。这可能与神经受到刺激而引起放射痛，或痛觉信息传至脊髓而引起同一节段的脊神经分布区产生的牵涉性疼痛有关。

2. 痛性筋结

筋结大小不等，中等程度的硬度，是无菌性炎性积液纤维化，或发生的脂肪纤维病变。当这些结节受到刺激，如压迫、牵拉或温度变化时可引起疼痛。

3．痛性索条

腰背部位常常触摸到较硬的筋结或索条,伴有压痛,是肌肉纤维或肌筋膜纤维粘连所致。

【处理方法】

1．急性期

可适当休息,使肌肉筋膜放松,或进行局部药物封闭注射,或外敷擦拭止痛药等。

2．疼痛缓解期

可进行物理治疗,以湿热敷为好,简便有效。也可作红外线、蜡疗、超短波等,以解除肌肉痉挛,改善局部血液循环。

3．按摩治疗

采用揉、按、推、拿等方法以放松肌肉,用弹拨铲刮等手法处理疼痛激发点、痛性筋结和痛性索条。

三、第三腰椎横突综合征

第三腰椎横突位于腰椎的中心,为腰部深部筋膜附着处,是腰方肌和横突棘肌的起止点。其前方有腰大肌、横突背侧有骶棘肌,两侧横突上所附的肌群互为拮抗,对维持直立姿势和重心相对稳定有意义。

【损伤机制】

由于第三腰椎在各类椎体中其横突最长、所受的牵引力最大,而且与腰部筋膜深层接触较为密切,腰部和腹部肌肉强力收缩时,此处受力最大,所以第三腰椎横突比其他腰椎横突更容易产生劳损。在腰部反复剧烈活动,或腰部肌肉经常性负重收缩等情况下,第三腰椎横突顶部会经常受到过度摩擦,而附着于横突的肌纤维组织也因此会受到损伤,产生粘连及瘢痕,进而腰部神经受到嵌压而产生疼痛等症状。

【症状体征】

1．腰部疼痛

多数患者有外伤史。腰部疼痛主要在骶棘肌外缘,腰3横突处,也可扩散到臀部、大腿及内收肌处,使臀部及两大腿后外侧出现酸胀疼痛。

2．活动受限

腰部屈伸动作不同程度受限,腰被动屈向患侧。

3．触诊检查

触诊检查是诊断本病的主要手段。

（1）可触到第三腰椎横突较长,横突可伸到骶棘肌外缘,局部有明显压痛,痛点多见于单侧,并可触及痛性筋结或索条。

（2）臀中肌处有压痛,在其后缘常可摸到紧张隆起的索状物,压之有酸麻沉胀不适感,并向大腿外侧部牵涉性放射。直腿抬高试验无放射痛。

（3）股内收肌的耻骨附着区,也有明显压痛,股内收肌痉挛僵硬;髋主动、被动外展均受限。

（4）X线检查　有腰3横突过长、不对称,偶尔横突尖端部有硬化或不规则钙化影像。

【处理方法】

1. 推拿疗法

推拿疗法是治疗本病的首选疗法。术者用双手手掌按压腰背部,用较强手法提拿腰肌肌肉充分放松,或用前臂在腰背滚动。也可双手拇指斜向推压第三横突尖部,并配合刮法,手法由轻到重。若运动员肌肉发达,手指力量达不到深处,可用肘尖斜向顶压。手法治疗时应注意腰部保暖,按压穴位多选用肾俞、大肠俞、环跳及委中等。

2. 物理疗法

多采用湿热敷、超短波、红外线等。

3. 封闭疗法

患者俯卧位,腹下可垫一枕头,使腰略后凸,便于显露横突,在腰3横突骨膜下及其周围注射药物。

第七节　腰部损伤的功能训练

1. 髂腰肌主动静态拉伸训练

动作功能:牵拉髂腰肌。

动作要点:

以拉伸左侧为例(图11-1)。

① 被牵拉者以弓箭步蹲姿势站立,左脚在后,右脚在前,左膝关节支撑于瑜伽垫。

② 保持右侧胫骨与地面垂直的前提下,加大右脚与左膝关节之间的前后距离,保持稳定。

③ 躯干保持与地面垂直,身体缓慢向

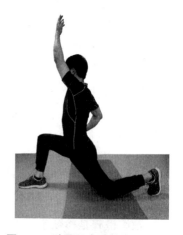

图11-1　髂腰肌主动静态拉伸训练

前推进,感受左侧髂腰肌的拉伸,左手抬高掌心向后,右手叉腰,保持30秒后缓慢还原。

2. 髂腰肌被动托马斯拉伸训练

动作功能:牵拉髂腰肌。

动作要点:

以牵拉左侧为例(图11-2)。

动作要点:

① 被牵拉者推仰卧于物理治疗床,将下肢悬于床外。

② 牵拉者用左手抬起被牵拉者的右腿,使其髋屈膝屈,并用左髋部顶住被牵拉者的脚,使其姿势固定。

③ 被牵拉者双手十指交叉抱紧右腿,牵拉者手扶被牵拉者右膝上端,缓慢向下施力,保持30秒后缓慢还原。

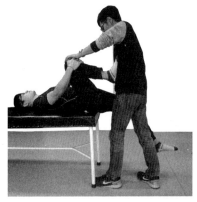

图11-2　髂腰肌被动托马斯拉伸训练

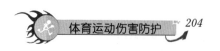

第十二章　骨盆及髋部损伤

第一节　骨盆及髋部的解剖特征

一、骨盆

骨盆是稳定人体重心的重要环节,它由两块髋骨、一块骶骨和一块尾骨,以及连接它们的关节、韧带和软骨构成。骨盆由左右髂骨、骶骨、尾骨借关节、韧带和软骨连结而成,是躯干与自由下肢之间的骨性成分,起着重量传递和支持、保护盆腔内脏器的作用。骨性盆腔前壁为耻骨及耻骨联合,后壁由骶、尾骨及骶尾关节连结而成,侧壁为髂骨、坐骨、骶结节韧带与骶棘韧带。后两条韧带与坐骨大、小切迹围成坐骨大、小孔,通向臀部及会阴部的肌腱、神经和血管,经此二孔出入盆腔。

二、骶骨与尾骨

骶骨由 5 块骶椎融合而成。正面观略呈倒三角形,上端大、粗厚;下端细小,与尾骨构成骶尾关节。中部有 4 条横线,横线两端有 4 对骶前孔。背面粗糙隆凸,正中部为骶正中嵴,中间部为骶中间嵴,此嵴外侧有 4 对骶后孔,孔外侧部有骶外侧嵴。侧面观亦上面大,下面细小,向后隆凸呈弧形。骶骨底为扁平、卵圆形关节面,此关节面和第 5 腰椎椎体下面构成腰骶关节。骶骨底两侧平滑,称为骶翼。在上三节骶椎的两侧较粗糙、呈耳廓状,称为耳状关节面,耳状关节面同髂骨关节面构成骶髂关节。骶骨后面粗糙不平,在每侧各有 4 个纵列的骶后孔,骶后孔为骶骨相对薄弱区。遭受严重暴力时,可沿骶骨纵形孔而形成骨折。

尾骨呈三角形,出生时可有 4~5 节,成年时相互融合,在人类此骨功能已经退化。

三、髋骨

髋骨是不规则的扁板状骨,由髂骨、耻骨和坐骨组成,(上下略宽,中部略细)三骨会合处的外侧面即为髋臼。髋骨位于躯干和下肢之间,可将躯干重力传达到下肢,并将下肢的震荡向上传达到躯干。其最上缘之前端为髂前上棘,是缝匠肌和阔筋膜张肌的起点。在其下方为髂前下棘,为股直肌直头的起点。在髂前上棘下约 5cm 处,有股外侧皮神经的后支通过。髂骨的内侧面后部为耳状关节面,构成骶髂关节。

坐骨和耻骨位于髂骨的后下方,坐骨分为坐骨体和坐骨支,耻骨分为耻骨体、耻骨上支和耻骨下支,锥形坐骨体为构成髋臼后上缘的主要部分。坐骨结节在坐位时是支持身体重量的重要部分。耻骨位于髂骨的前下方,分为体和上、下支。耻骨体构成髋臼的前下部,耻骨支结构较薄弱,其两侧移行处构成耻骨联合。耻骨联合属于半动关节,局部过度活动可发生慢性软骨炎。

髋臼由髂骨体、耻骨体和坐骨体交汇构成。髋臼为一半球形深窝,容纳股骨头。成人髋臼形似一个半月形关节面,一般可分为髂耻段和髂坐段两部分。髋臼顶部皮质坚厚,为髋关节主要负重区。髋臼后壁对维持关节稳定性具有重要作用。

四、骶髂关节和耻骨联合

骶髂关节由骶骨和髂骨相对应的耳状关节面构成,属微动关节。关节面在成年后高低不平,呈犬牙交错状,使关节面紧密相嵌。关节囊紧贴关节面,并在关节的周围有多组坚强韧带。如骶髂前韧带、骶髂后韧带、骶髂骨间韧带、骶结节韧带及骶髂棘韧带等。以上韧带使关节牢固相连,这样的结构使得一般暴力很少能使骶髂关节发生单纯脱位。

耻骨联合由髋骨的耻骨联合面构成,借助于前、后、上、下四组韧带和耻骨间纤维软骨板相联。

五、骨盆周围肌肉

1. 髂腰肌

髂腰肌位于骨盆内侧面,腰椎两侧及髂窝内,由腰大肌和髂肌组成。腰大肌为单羽状肌,髂肌呈扇形。前者起自第12胸椎和第1~5腰椎体侧面和横突;后者起自髂窝。两肌相合,经髋关节前内侧腹股沟韧带的深面,止于股骨小转子。髂腰肌一侧收缩能使大腿屈和外旋,两侧收缩使脊柱前屈和骨盆前倾,如做直腿体前屈和仰卧起坐动作。

2. 梨状肌

梨状肌位于骶骨前面,经坐骨大孔穿出,将坐骨大孔分为上、下两部分,分别称为梨状肌上孔和梨状肌下孔,两孔中均有血管、神经通过。坐骨神经从梨状肌下孔出骨盆到下肢肌肉和皮肤。梨状肌起自第2~5骶椎前侧面,止于股骨大转子尖端,具有大腿外展和外旋作用,一侧收缩能使骨盆转向对侧,两侧同时收缩能使骨盆后倾。此肌因急、慢性损伤,或加上解剖上变异,致易发生损伤性炎性改变,刺激或压迫神经,而产生腰

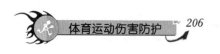

腿痛,称为梨状肌综合征。

3. 臀大肌

臀大肌起自髂骨翼外面及骶、尾骨背面,止于臀肌粗隆和髂胫束。能使大腿伸和外旋。上部肌纤维收缩使大腿外展,下部使大腿内收。一般认为有维持人体直立的功能。但目前有争议。漫步在平地上行走时,臀大肌作用不大,但在攀登、斜坡跑和上楼梯时起着较大作用。后踢腿、俯卧背腿、负重腿屈伸、后蹬跑、跑斜坡、蛙跳和多级跨跳等练习均可发展臀大肌的力量。

六、髋关节

1. 股骨头

股骨头朝向内、上、前方,呈圆形,顶部稍扁平,稍后有一小窝为股骨头凹,系股骨头韧带附着处,内有少量细小血管。除股骨头凹外,均为关节软骨覆盖,但厚度不均。股骨颈稍向前凸,中部较细,股骨颈与股骨干之间形成向内倾的颈干角,在成人为110°~140°之间,并有10°~15°的前倾角。颈干角能够将躯干的力量传达到较宽的股骨基底部,具有增加大腿肌肉力量和下肢运动能力的作用。股骨颈是股骨最薄弱的部位,该处易发生骨折而且不易愈合。股骨颈下部有两个隆起,靠外侧者为股骨大转子,股骨大转子的外侧面及边缘的粗隆是很多臀部肌肉、骨盆肌肉附着处;股骨干上后内侧为股骨小转子,髂腰肌等肌肉附着其上。

2. 关节囊与韧带

髋关节囊厚而坚韧,近侧附着于髋臼边缘及髋臼横韧带,远侧前面止于转子间线,后面止于大小转子间嵴内侧,相当于股骨颈中外1/3交界处。因此股骨颈的前面全部在关节囊内,而股骨颈的后面只有内侧2/3段在关节囊内,而外侧1/3段在关节囊外,故股骨颈骨折可分囊内、囊外骨折和囊内外混合性骨折。

关节囊后下方纤维层较薄,囊外又无韧带加强,故形成了关节囊的薄弱处,在暴力作用下,股骨头从该处脱出,造成髋关节后脱位。

股骨头圆韧带为扁形的囊内韧带,一端附着于髋臼横韧带及髋臼切迹,另一端连于股骨头凹,韧带外面包以滑膜,韧带内有营养股骨头的动脉通过。该韧带有加强关节的稳固性和限制关节活动的作用。

加强髋关节的关节囊外韧带主要有髂股韧带、耻股韧带和坐股韧带三条韧带。

(1)髂股韧带　紧贴关节囊前面,位于股直肌深层,呈"人"字形,长而坚韧。上端起于髂前下棘下方的骨面及其后 2cm 的髋臼缘,向下向外分为外内两束,分别止于大小转子间线的上部和下部。此韧带非常坚强,具有限制大腿的外展、外旋和过度后伸的作用,对维持人体直立姿势也有一定的辅助作用。

(2)耻股韧带 位于髋关节囊的前下方,起于髂耻隆起、耻骨上支,斜向下、向外移行,经关节囊的内侧部,止于转子间线的下部。具有限制大腿过度外展、外旋的作用。

(3)坐股韧带 位于关节囊后面、略呈螺旋形,起自髋臼后下部,向外上经股骨颈后面,附着于大转子。具有限制髋关节过度内收、内旋的作用。

3. 肌肉与髋关节运动

髋关节周围有丰厚的肌群。按肌肉的主要功能可区分为六组:屈髋肌、伸髋肌、外展肌、内收肌、外旋肌和内旋肌。

(1)屈髋肌 主要屈髋肌有髂腰肌、股直肌、缝匠肌和阔筋膜张肌。当站立位屈髋时,这些肌肉均发生作用;但当坐位屈髋时,则髂腰肌成为有足够张力的唯一屈髋肌,而其他屈髋肌皆失去其张力强度,作用甚微。

辅助屈髋的肌肉还有耻骨肌、内收长肌、内收短肌、内收大肌和股薄肌。

(2)伸髋肌 主要伸髋肌有臀大肌、股二头肌长头、半膜肌、半腱肌和内收大肌的后部。当伸膝位伸髋时,这些肌肉皆发挥作用;当屈膝位伸髋时,特别当屈膝角度小于 90°时,除臀大肌外其他肌肉的伸髋力量均会明显减弱。

辅助伸髋的肌肉还有内收长肌、内收短肌、股薄肌和臀中肌、臀小肌的后部。

(3)外展髋肌 主要外展髋肌有臀中肌和臀小肌。由于臀中肌面积较大,除有外展肌的作用外,其前部肌纤维还有内旋的作用,而后部肌纤维则有外旋的作用。

辅助外展髋的肌肉还有臀大肌的上部肌纤维、阔筋膜张肌、缝匠肌及梨状肌。

(4)内收髋肌 主要的内收髋肌为内收肌群,包括内收长肌、内收短肌和内收大肌。

辅助髋内收的肌肉还有耻骨肌和股薄肌。

(5)外旋髋肌 主要有梨状肌、闭孔内肌、闭孔外肌。在伸髋位时其外旋作用最强,屈髋位时外旋作用减弱,屈髋至 90°位时则有外展作用。

辅助外旋髋的肌肉还有臀大肌、臀中肌的后部纤维及髂腰肌。

(6)内旋髋肌 主要的内旋髋肌是臀中肌、臀小肌的前部肌纤维。

对肌肉功能的分析如上所述,每个肌肉各有其主要功能,但由于髋关节能进行多数轴向的自由活动度,再加上有些肌肉的起止点往往不在一个点或一个面上,这就造成了肌肉功能的复杂性和可变性。因此,常常出现以下几种情况:① 一个肌肉具有多种功能。例如髂腰肌有屈髋和外旋髋的功能,臀大肌既是伸髋肌又是外旋髋肌,耻骨肌既是屈髋肌又是内收髋肌等。② 一个肌肉的不同部位具有不同功能。如臀大肌的上部有外展作用,而下部则有内收作用;臀中肌的前部有内旋作用,而后部则有外旋作用。③ 由于肢体位置的改变而引起肌肉功能的改变。如股二头肌长头腱、半膜肌、半腱肌当伸膝位时,这些肌肉均有明显的伸髋作用,但当屈膝时其伸髋力量就会明显减弱。④ 超越两个关节的肌肉,在功能上相互制约。有些肌肉是超越两个关节的双关节肌,它们的功能则受所跨越关节位置的影响。如股直肌的屈髋作用,在屈膝时增强;同样道理,其伸膝作用,在伸髋时增强。再如腘绳肌的伸髋作用,在伸膝时增强;而其屈膝作用,在屈髋时增强。了解以上这些肌肉的功能解剖特点,对于临床检查、诊断和治疗都是有帮助的。

第二节 骶髂关节损伤

一、骶髂关节扭伤

【损伤机制】

骶髂关节是一微动关节,该关节的韧带有的在关节的后方从髂骨翼走向骶骨的后面,有些韧带则位于骨盆内,这些韧带非常坚强,特别是在年轻的运动员其韧带不易损伤。因此,骶髂关节扭伤在运动损伤中比较少见,扭伤的部位一般发生在腰骶韧带。

【症状体征】

1. 疼痛

多有明显外伤史,感到下腰疼痛,迈步行走时疼痛,迈步越大疼痛越严重。行走不稳,出现跛行。疼痛有时向臀部或大腿后方放射,但疼痛放射路线与坐骨神经痛的放射路线不同。

2. 压痛

骶髂关节处有明显的压痛点,伤侧比健侧明显。腰臀部肌肉紧张,有时还会有板腰出现。

3. 特殊检查法

临床上许多用于检查椎间盘突出、坐骨神经痛或腰骶部扭伤的方法,在骶髂关节扭伤时都可出现阳性。抬腿超过 90°时,会出现骶髂部痛,但加强试验为阴性,"4"字试验及骨盆分离试验为阳性。

【处理方法】

急性期治疗为局部制动、卧床休息,并采用冷敷、压迫等方法。24 小时后,改用热敷治疗,可以消除肌肉痉挛。同时可以使用粘膏带固定,或使用特制的围腰支持带固定,在不引起严重疼痛的情况下,逐渐进行康复锻炼。

二、骶髂关节半脱位

【损伤机制】

骶髂关节是骨盆后弓的主要部分,是脊柱与下肢间联系的枢纽,也是保护脊柱不受来自下肢力量冲击的缓冲带。骶骨的耳状关节面朝向后外侧,髂骨的关节面则向前内侧,两关节面均被软骨遮盖,表面光滑,属于滑膜关节。关节间有不规则的突起和凹陷部,借以稳定关节,并有韧带附着以增强关节稳定。该关节在生理上有一定的活动范围,超越生理范围的扭转则可发生关节损伤或半脱位。

骶髂关节半脱位,有前后之别。屈膝、伸髋动作使附着于髂骨前侧的股四头肌紧张,向前牵拉髂骨则形成髂骨向前半脱位。反之,伸膝、屈髋时,使附着于坐骨结节的腘绳肌紧张,向后牵拉髂骨则形成使髂骨向后半脱位。

【症状体征】

1. 疼痛

伤后患者立即感觉一侧腰骶部疼痛,站立或走路时疼痛加剧,转动困难。患肢呈半屈曲状,主动或被动伸屈均明显受限,并引起剧烈疼痛,有时疼痛向足跟和腹股沟处放射。

2. 骶髂部畸形

骶髂部有明显压痛,压痛侧与对侧比较不对称,有明显局部突起。

3. 异常体位

患者站立时,患侧下肢不敢着地,多以健侧负重,使腰骶脊柱弯向健侧;坐位时,必须用健侧坐骨负重,腰部向患侧倾斜旋转;躺下时多取健侧卧位,患侧卧位常引起骶髂部疼痛。

4. 骨盆检查多种试验阳性

如骶髂关节旋转试验、单髋后伸试验、"4"字试验以及骨盆分离和挤压试验、直腿抬高试验等均可呈阳性。

5. 轴向叩痛

患者卧位,患侧下肢伸直,检查者叩击其足跟,可引起患侧骶髂关节处疼痛。或者患者坐位,两手支撑床面,使臀部悬空后,突然落下着床,会引起患侧剧烈疼痛。

6. X 线检查

可见患侧骶髂关节密度增高或降低,两侧关节间隙宽窄不等。两侧髂后上棘不在同一水平上,向前半脱位时髂后上棘位置偏上,向后半脱位时髂后上棘位置偏下。

【处理方法】

本病治疗以手法为主,常常可以取得较好的临床效果。现介绍几种手法如下:

1. 侧卧扳肩推臀旋脊分牵法

患者侧卧位,患侧在上,患肢屈膝屈髋,健侧下肢自然伸直,全身肌肉放松。术者站立于患者背后,用一侧肘臂向后扳肩按压,另一侧肘臂向前压推臀髂部,上下反向摆动数次,使之放松脊柱旋转同时用力反向推压并向上下分开推牵,即可复位。

2. 仰卧屈髋法

患者仰卧床边,术者立于其患侧,以腋部夹住其患侧足踝,同侧手臂托住其患肢小腿后侧,另手托住其股骨大粗隆;然后牵引下肢,并在牵引的同时屈膝屈髋,并内收、外展、摇转,反复几次再将下肢向对侧季肋部按压,压至最大限度,常可闻关节复位响声或手下有关节复位感;否则,可顺势转为稍外展外旋,再向下施以牵抖手法。用此法治疗前脱位。

3. 俯卧单髋过伸复位法

患者俯卧床边,术者立于其患侧,一手按压其患侧骶髂关节,另手托其患肢膝部,缓缓旋转患肢几次,并逐渐上提患肢使髋过伸,同时用力下压骶髂关节,两手成反向扳按。或者助手向后上方及健侧牵拉患肢,术者双手按压患侧骶髂关节,闻响即复位。此法适用于体弱而向后半脱位者。

4. 牵伸蹬踏法

患者俯卧或侧卧,医者站立床上,双手握其患肢踝部向后上方牵拉,使髋过伸至最大限度,同时用足蹬踏患侧骶髂关节处,或用手按压闻响即复位。此法适用于身体强壮,肌肉发达,向后半脱位者。

第三节 股骨颈骨折

股骨颈骨折相当常见,一般以老年患者居多,因为老年人骨质疏松,关节囊松弛不稳,骨小梁变得极为脆弱,易发股骨颈骨折。损伤原因大多为生活性损伤,如平地滑倒或绊倒,或从座椅上跌下致伤等。运动员一般不存在骨质疏松,其损伤多因受到强大的暴力所致。

【损伤机制】

青壮年人股骨近端骨结构十分坚强,股骨颈与股骨干之间并非是简单的支柱连接,股骨近端产生的应力变化也十分复杂。造成股骨颈骨折有直接外力和间接外力两种原因。一种是由跌伤时直接外力所造成,但一般需要较大的暴力才能发生股骨颈骨折,如摩托车摔倒或高处坠落伤等。另一种是因间接外力所造成,即股骨颈抵于髋臼后缘,因杠杆作用而发生骨折。

疲劳性股骨颈骨折是一种特殊性质的骨折,是由于多次轻微外伤的积累而逐渐发生的。如长跑运动项目或长途急行军等,多次重复的极限应力作用于股骨头可造成骨折,这一事实已被临床及实验研究所证实。其特点是有一慢性经过,症状不重,骨折线与新生骨痂同时存在。疲劳性股骨颈骨折的发生机制,至今仍不能肯定。如有人用骨的结晶分子结构的移位来解释,有人则认为是由于骨营养动脉闭塞引起中心性骨缺血坏死的结果;还有人认为是重复应力使骨质吸收和替代过程加速,吸收快于替代,因而首先引起局部骨质疏松,最后由于继续负重而导致骨折。

【骨折分型】

股骨颈骨折有多种分型方法,可以帮助选择治疗方法和判断预后。

1. 按骨折部位分型

(1)头下型 此型骨折临床最为多见。骨折面完全在股骨头下,整个股骨颈皆在骨折远段。这类骨折发生后血液循环受损较为严重,但骨折复位后稳定性相对良好。

(2)头颈型 骨折面的一部分在股骨头下,另一部分则经过股骨颈,故称头颈型。此型骨折由于遭受剪应力的影响而稳定性最差,骨折复位后稳定性相对较差。

（3）经颈型　全部骨折面均通过股骨颈,实际中此型骨折极为少见。

2. 按骨折线走行分型

Pauwels 于 1935 年提出这一分型方法。主要依骨折线与股骨干垂直线所成的角度分型。由于股骨头及股骨颈的移位和旋转,往往使骨折线的走行难以判断,而需在复位后始可测量,故在应用上有一定限制。

Ⅰ型：角度小于 30°者,骨折稳定性最好。

Ⅱ型：角度在 30°～50°之间者,骨折稳定性次之。

Ⅲ型：角度大于 50°者,骨折最不稳定。

3. 按骨折错位程度分型

Garden 于 1961 年提出这一分型方法,分以下 4 型：

Ⅰ型：不全骨折。

Ⅱ型：完全骨折,但无错位。

Ⅲ型：骨折部分错位,股骨头外展,股骨颈轻度上移并外旋。

Ⅳ型：骨折完全错位,股骨颈明显上移并外旋。

【症状体征】

1. 病史

患者多有明显滑倒或跌落史,抑或有过度持久负重史。症状伤后患者髋部疼痛,活动时加重,疼痛可放射至大腿内侧或膝部,髋关节活动障碍,患肢短缩或呈外旋畸形。也有患者仅感觉疼痛,尚能站立行走或骑自行车,无明显畸形,亦应怀疑股骨颈骨折。此类情况可能属于不完全骨折或嵌插骨折。

2. 体征

（1）叩击痛　在患肢足跟部或大粗隆部叩打时,髋部有轴向冲击疼痛。在腹股沟韧带中点的下方常有压痛。

（2）畸形　患肢有轻度屈髋屈膝及外旋畸形。常见以下阳性体征：大转子上移,其尖端位于 Nelaton 线（髂前上棘和坐骨结节间连线）上方；两侧 Shoemaker 线（大转子尖端和髂前上棘间连线）交点位于脐下健侧。

（3）托踵试验　阳性,检查者以手掌托起患肢足跟,患侧足向外旋,脚尖不能自然指向上方为阳性,与患肢伤后外旋畸形有关。

（4）肿胀　股骨颈骨折多为囊内骨折,出血不多,又有关节囊和周围肌群包裹,因此外观上肿胀不明显。

（5）骨摩擦音和骨摩擦感　在搬动和检查患者时偶尔听到或感到骨摩擦音和骨摩擦感,则可证明骨折,但不应特意检查这一体征,以免加重患者痛苦。

3. 辅助检查

X 线检查髋关节正侧位片,可明确诊断和了解骨折类型,病理情况。对怀疑股骨颈骨折 X 线检查无明显改变的患者可进行 CT 或 MRI 检查。

【鉴别诊断】

1. 股骨粗隆间骨折

多为老年人,股骨粗隆处压痛,有骨摩擦音,局部肿胀明放,可见皮下瘀斑。X 线检查可明确诊断。

2. 髋关节后上脱位

也有大转子上移,但伤肢呈典型的屈曲、内收、内旋畸形,不能外旋,在臀部可扪及脱位的股骨头。多见于青壮年,结合 X 线不难区别。

3. 髋关节软组织损伤

局部疼痛较明显,常见皮下瘀斑,功能障碍轻,可呈保护性姿势。X 线检查无异常。

【处理方法】

对股骨颈骨折的治疗主要包括三方面:股骨颈骨折本身的治疗;股骨颈骨折不愈合、股骨头缺血坏死的预防和处理;并发症的预防和治疗。

影响骨折愈合的因素包括骨折预后与患者年龄、骨折部位、骨折移位情况、骨折类型、治疗时机和方法等都密切相关。年龄越大,骨折越靠近股骨头,移位越明显,粉碎塌陷越严重,血运破坏或障碍越重,则预后越差。

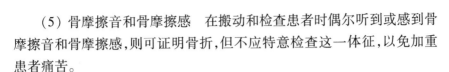

第四节　股骨头骨骺滑脱

本病好发于从事舞蹈训练和体操项目的 11～17 岁运动员。或少年棒球投掷手,由于姿势不正确,可逐渐发生股骨头骨骺滑脱。

【损伤机制】

男性在 13～16 岁、女性在 11～14 岁时,为骨骺生长发育最快阶段,也是股骨头骨骺滑脱移位的多发年龄。大幅度的髋关节外展或内旋运动,使本身软弱的骺板发生损伤,或轻微髋关节扭伤,日常训练的劳损,或肌肉收缩引起骨骺的逐渐移位,血液运输发生障碍,日积月累终于导致股骨头骨骺滑脱。

【症状体征】

1. 急性滑脱

（1）患者有外伤史，多在伤前 3 周左右患髋疼痛或不适，伤后疼痛加重。

（2）患髋有外旋畸形，活动受限和不能负重，或行走时明显跛行。

（3）X 线片显示有股骨头骨骺滑脱。

2. 慢性滑脱

（1）较为常见，发病隐匿，症状多逐渐加重。病初只感髋部容易疲劳，逐渐疼痛不适、局部发僵、逐渐跛行。

（2）疼痛位于髋关节周围，并向腹股沟、大腿前方及同侧膝关节放射。

（3）逐渐发生患肢短缩，患髋活动受限，内旋外展尤甚。甚至患髋不能完全屈曲，并有大腿外旋。此不同于臀肌挛缩症之屈髋受限，后者患肢内收不能屈髋，但经过外展能被动屈髋，且伴有臀部皮肤沟纹状下陷或出现皮肤小窝。

（4）早期 X 线检查显示骨骺影在股骨颈上缘延长线以下，骨骺变薄、骺板增宽、关节囊阴影膨隆等。晚期重度滑脱 X 线检查显示股骨头骨骺比健侧薄，股骨颈变短，骨骺与股骨颈错位重叠或者出现骨性关节炎改变。

【处理方法】

治疗股骨头骨骺滑脱症的主要目的是使滑脱的骨骺及时得到复位，或尽可能接近正常位置；不能损伤股骨头的血液循环，防止缺血性坏死的发生；促使骨骺骺板融合，防止再滑脱。

1. 急性滑脱

可于全麻下行轻柔手法复位。复位后维持牵引 4~6 周，待滑脱处有纤维性愈合后行行内固定术，术后继续牵引 3~4 周。治疗期间下肢不能进行负重活动，直至骨性愈合。

2. 慢性滑脱

滑脱前期或轻度滑脱者，立即停止负重，术后继续牵引 3~4 周后可持拐离床行走，4~6 个月后方可负重。

第五节 髋关节脱位

髋关节属于人体典型的杵臼关节,四周有强大的肌群、韧带及关节囊保护,具有良好的稳定性,不易脱位。但在体操、杂技、摩托车等项目中却偶有发生,在全身关节脱位中,仅次于肩、肘关节脱位而居第 3 位,约占 8% ~ 10%。髋关节囊的内下壁和后下壁较薄弱,容易从这两处发生脱位。不合并髋臼骨折的单纯性髋关节脱位只有前、后两种,以后脱位最为常见,其发生率约为前脱位的 10 ~ 20 倍。

一、髋关节后脱位

【损伤机制】

多由强大的间接暴力引起。当髋关节处于屈曲 90°位,外力使大腿急剧内收并内旋时,股骨内收、内旋,股骨颈在髋臼前缘形成支点,因杠杆作用迫使股骨头向后上方脱位。股骨头挤压后臼缘形成力点,使股骨头外展、外旋造成后脱位。若股骨头在内收、内旋位时,暴力使股骨头冲击后缘,同时使后臼骨折,形成髋臼骨折。或当髋及膝两关节均处于屈曲位时,外力由前向后作用于膝部,再经股骨干而达髋部,如汽车在高速行进中突然刹车,由于惯性使坐位乘客膝部受到外力撞击而脱位。或外力由后向前作用于骨盆,亦可发生股骨头后脱位,如在屈髋弯腰状态时,外力由后向前突然作用于骨盆,使股骨头相对后移而脱位。

【症状体征】

1. 病史

有明确外伤史,如撞车或高处坠落等。

2. 症状

不能行动,髋关节疼痛、肿胀。

3. 体征

呈屈曲、内收、内旋、短缩畸形。髋关节可有弹性固定,在臀部可触及上移的股骨头。

4. 辅助检查

X 线检查可见股骨头位于髋臼的外上方。

【处理方法】

病人如有休克情况时应先抗休克,而后进行手法整复。手法应轻柔、忌粗暴,应在麻醉后肌肉松弛无痛下进行。髋关节后脱位复位方法很多,以下列举几种主要的复位手法。

1. 艾利斯(Allis)法

又称提拉法。患者仰卧地板上,助手按住两侧髂前上棘固定骨盆。术者屈肘牵提其患肢腘窝部,使髋膝关节各屈曲90°,沿股骨纵轴,徐缓用力提拉并进行旋转,如听到或感到明显弹响声则表示股骨头滑入臼内复位。而后,可将下肢放平伸直,畸形自动消失,活动自如。复位后下肢即刻能完成内收、外展、旋转等动作,表示复位成功。

2. 毕格洛夫(Bigelow)法

又称旋转法。体位同上,患肢髋膝各屈曲90°,术者一手握住其小腿踝上部,另一手前臂置于腘窝下方,先沿大腿纵轴方向牵引,在继续保持牵引的同时,将患髋依次作内收、内旋、极度屈曲,然后再外展、外旋并伸直。复位过程中,如感到或听到弹响,患肢伸直后畸形消失,即已复位。

3. 斯迪姆森(Stimson)法

又称重力法。患者俯卧于检查台上,患髋及下肢悬空,髋及膝各屈曲90°,助手扶持健肢,固定骨盆,术者一手握持患肢足踝,用自己的膝置于患者小腿近端,持续向下加压,利用肢体重量和外加压力使软组织松弛,使股骨头进入髋臼。

4. 包乐尔(Bohler)法

又称颈膝牵顶法。患者仰卧于地板上,使骨盆固定。患肢髋膝屈曲各90°,用宽布带套在患侧腘窝与术者颈部;术者一膝跪于地面,一膝屈曲并置于患者腘窝下,一手执患者膝腘部,另一手放在小腿下段之胫骨前,然后术者伸直躯干和颈部,使布带向上牵引患肢,同时放于小腿上方的一手向下加压力,作用力缓慢进行,牵引时放在膝部的手可向不同方向旋转,若听到响声则复位成功。

二、髋关节前脱位

【损伤机制】

患肢外旋或内旋,使股骨头穿破前方薄弱的关节囊,发生髋关节前脱位。前脱位原因主要是以杠杆作用力为主,当股骨强力急骤外展并外旋时,大粗隆与髋臼上缘相顶撞,以此为支点形成杠杆作用,患肢再稍外旋,迫使股骨头穿破关节囊,由髂股韧带与耻股韧带之间的薄弱区脱出。若股骨头停留在闭孔内,压迫闭孔神经为闭孔型;如股骨头位于前上方,到耻骨下支水平为耻骨型,此型脱位的股骨头可冲击股动脉,引起血管破裂;若股骨头上移超越耻骨下支,则称为高位型。

【症状体征】

1. 病史

有明确外伤史。

2. 症状

髋关节疼痛、肿胀，功能丧失。

3. 体征

患肢外展、外旋和轻度屈曲畸形，比健侧稍长，髋关节功能完全丧失。被动检查时，患髋有疼痛、肌肉痉挛并有弹跳感。在闭孔或腹股沟附近可摸到脱位的股骨头。

4. 辅助检查

摄 X 线前后位片，股骨干呈外展位，股骨头在髋臼下方，与闭孔或耻骨、坐骨重叠。

【处理方法】

复位方法：患者仰卧，充分麻醉后，一助手压住双髂前上棘，另一助手握住患者小腿近端，保持屈膝，顺着原有畸形方向用力向外下方牵引，并内旋；术者用手向髋臼方向推挤股骨头，与此同时，令助手持续牵引并同时内收患肢，常可听到或感到股骨头纳入髋臼的弹响，畸形消失，当即复位。复位后一般牵引 3 周。保持内收、内旋、伸直位，防止患肢外展，以免再脱出。

第六节　股骨大结节滑囊炎

　　股骨大结节部是一个四方形骨隆起，位于股骨颈和股骨干联接部的上方。大部分臀部肌肉抵止于此，如臀小肌抵止于粗隆前方、臀中肌抵止于粗隆外侧、梨状肌抵止于粗隆顶部等。大结节部有 3~4 个滑液囊，其中臀大肌滑液囊较其他滑液囊略大，臀大肌纤维由臀部斜向外下，在跨过股骨大粗隆外面时，被腱膜代替，臀大肌滑液囊位于此腱膜与大粗隆间。在臀大肌下缘深层与股外侧肌筋膜之间为臀股滑液囊；臀中肌抵止于大结节前已被腱膜替代，在该肌腱止端与大结节之间，有臀中肌浅滑液囊；在该肌腱与梨状肌肌腱之间，也有一滑液囊，称为臀中肌深滑液囊，两者统称为臀中肌滑液囊。上述滑囊的作用是减少关节活动时股骨大结节和肌肉之间的相互摩擦。

【损伤机制】

多为髋关节部直接受到碰撞或遭打击所致。如足球守门员侧扑球时,股骨大结节处的滑囊隆部撞击地面,使滑囊急性损伤,囊壁血管扩张、充血,渗出物增加,滑液分泌旺盛,以至于发展到后期出现退行性变,与周围组织广泛粘连。

另如,长跑、自行车运动时滑囊反复受到摩擦,或举重运动员的负重下蹲等动作,使大粗隆与肌腱之间经常摩擦。以上多次反复的局部刺激,会使滑囊增生肥厚、滑膜纤维化、滑囊内液变性等退行性改变,最后可导致炎症蔓延与周围组织粘连。

【症状体征】

1. 疼痛

髋部外侧方疼痛不适,其性质由隐痛逐渐成为持续性钝痛、酸痛,或胀痛不适。局部活动或直接碰撞该部位时疼痛加重,尤其在跑步,跳跃或较长时间走路后则疼痛明显。

2. 下肢跛行

为缓解疼痛患肢采取微屈髋、屈膝并以足前部着地行走,步态跛行。同时患肢略有外展、外旋,这种姿势可使臀部肌肉松弛而减轻摩擦及牵拉性疼痛。

3. 肿胀

患肢股骨大结节处部位饱满、肿胀,局部有压痛,严重者可触及囊性包块。

4. X线检查

X线检查常为阴性,少数病程长者可能出现钙化斑点。

【处理方法】

(1)急性损伤者,应制动休息,局部实施冷敷,或外敷中药等消肿止痛,然后进行压迫包扎。

(2)病程较长滑囊明显者,可行局部滑囊内注射强的松龙或醋酸可的松类药进行封闭治疗,并抽吸出滑囊内液。应注意无菌操作,避免感染。症状严重者可行手术切除。

(3)手法治疗具有缓解疼痛、促进炎症渗出吸收的作用。具体手法为:患者侧卧,患侧在上,稍屈膝屈髋。术者先在大转子上方进行指压,然后从髂骨翼向下至膝外侧按压,手法不宜过重,目的是松弛臀大肌、臀中肌、阔筋膜张肌等肌肉。最后以股骨大转子为中心,指压痛点,用较大力量刮拨局部5~10次,刺激发炎的滑囊,促进血运,使炎症吸收。

第七节　坐骨结节损伤

坐骨结节是坐骨上、下支移行处的后部,骨质粗糙而肥厚,坐骨结节可分为上、下二部。其上部又被横嵴分为上、下两处,半膜肌附着处在上,股二头肌及半腱肌附着处在下。其下部粗糙不平,有大收肌附着。在肌腱与坐骨结节之间有滑液囊,滑液囊是结缔组织中的囊状间隙,它的内壁为滑膜,囊内有少许滑液,以减少肌腱与骨的摩擦。常见的坐骨结节部的损伤有坐骨结节骨骺分离症和坐骨结节滑囊炎等。

一、坐骨结节骨骺分离症

【损伤机制】

坐骨结节与肌腱附着处的骨骺端的骨骺线发育较晚,一般在20~25岁时才闭合。竞走、体操等运动项目,或舞蹈演员易引起该处的骨骺分离。损伤的机制是突然屈髋、伸膝动作,使股二头肌、半腱肌及大收肌突然收缩,将坐骨结节处的骨骺撕脱而发生骨骺分离。

【临床症状及诊断】

有明显的屈髋或膝关节过伸的外伤史。损伤时常伴有响音,随即出现疼痛,直抬腿时疼痛加重。伴有跛行、拒坐、坐骨结节压痛,下肢活动障碍。有时可触及撕脱移位的骨块。

X线可确诊,显示有分离的不规则骨骺块,晚期可见干骺端肥大或有干骺端囊性变。

【处理方法】

症状较轻者,应制动休息,或用拐杖不负重走路。局部采用物理治疗方法,如超短波、电磁疗法等,或使用中药外敷等促进血液循环,以加快损伤的骨骺端恢复。

损伤严重者,可采用手术将骨块切除和复位内固定。

二、坐骨结节滑囊炎

【损伤机制】

多因体操、武术,跆拳道等项目的运动员,长期练习分腿劈叉、向上高踢腿等动作,可使肌腱与坐骨结节之附着部反复受到牵拉。或长期坐位工作使臀部反复受到摩擦,引起局部炎性反应。上述动作可使坐骨结节滑囊长期反复的受压和摩擦,囊壁发生渗出、增厚或纤维性改变,引起慢性滑囊炎。

【症状体征】

1. 病史

多见于经常坐位劳动的体瘦中老年人,臀部坐位摩擦、挤压史。常单发、偶有双侧累及。

2. 症状

疼痛位于坐骨结节部,特别当坐时尤甚,严重者不能坐或单臀坐凳。疼痛不向外扩散。

3. 体征

在坐骨部可触及增厚如隔垫,在侧卧屈髋位,于坐骨结节部可触及5～12cm 大小不等肿物,伸髋或站立位不易触得。肿物多有较大张力。

4. 辅助检查患者屈侧卧屈髋屈膝位,局部消毒后,在坐骨结节处触及肿物进针,抽取滑液。早期多为淡血性,慢性期为淡黄色渗出液。液量15～80mL 不等。X 线检查无明显改变。

【鉴别诊断】

(1)坐骨结节部皮脂腺囊肿:本病一般不痛,位置表浅,常与皮肤粘连,而不与坐骨结节相粘连。

(2)坐骨结节末端病:本病疼痛部位也在坐骨结节,但可向大腿后侧扩散,腘绳肌主动收缩或被动牵拉可诱发疼痛。坐位时一般不痛。

【处理方法】

1. 物理疗法

避免坐骨结节部受压,同时可采用湿热敷、超短波、离子导入等治疗方法。

2. 局部封闭

症状明显,可清楚地触及波动的滑囊时,可用注射器抽吸滑囊内液体,同时也可使用药物封闭治疗。每周1 次,一般3～5 次可愈。

3. 手法治疗

患者俯卧位,术者先按压环跳、承扶穴后,从臀部开始向下至腘窝进行按揉,使臀大肌、梨状肌、股后侧肌群松弛,减轻对坐骨结节的牵拉作用。再用双拇指重力按压、弹拨坐骨结节。若臀肌发达,改用肘尖按压坐骨结节,刺激局部滑囊。而后患者改为仰卧,双手自抱大腿,尽力屈髋,使坐骨结节更靠近体表,术者用拇指推压坐骨结节,由轻柔逐渐到加重刺激。但此手法不宜时间过长,一般持续3～5 分钟。

第八节 弹响髋

本病多见于足球、冰球、手球守门员,跨栏、自行车运动员以及战士经常练习侧匍匐前进等。

髂胫束是全身最厚的筋膜,由阔筋膜张肌和臀大肌的腱膜共同组成。阔筋膜张肌起于髂前上棘及髂嵴外唇之前,位于缝匠肌与臀中肌之间,肌腹呈梭形,纤维向下而稍向后走行,至大粗隆上方移行为腱性组织,成为髂胫束的前上部分的起始。臀大肌起自髂后上棘到尾骨尖的部位,肌纤维平行斜向外下方,其止点腱膜的外上部分移行于髂胫束,为髂胫束的后下部分的起始。在髂胫束与股骨大结节之间有一滑囊,另在髂胫束浅面有一皮下滑囊,外伤或反复摩擦可引起滑囊炎症。

【损伤机制】

髂胫束或臀大肌筋膜带与股骨大结节间长期摩擦而局部增厚。当髋关节活动时,特别是当髋关节屈曲、内收或内旋时,紧张的筋膜带在大结节的隆凸上滑动,在髋的外侧能听到弹响。此外,也可因髂胫束炎性增粗而使其活动时在大结节上来回弹动而出现弹响声。髋关节囊及韧带等组织炎性改变,使组织增生肥厚、钙化或粘连,运动时彼此间相互摩擦也出现声响。

【症状体征】

1. 病史

臀大肌内长期药物注射史。

2. 症状

患髋主动屈曲活动时,能听到"咔嗒"声,或看到弹拨动作。合并滑囊炎时大粗隆部有疼痛和压痛。

3. 体征

患者屈髋、屈膝位先进行髋内收、内旋后,再伸直下肢时可闻及弹响,或在大粗隆处触之有弹拨感。沿臀大肌纤维走行方向可触及一挛缩束带,当髋关节内旋、内收时更为明显。或个别患者可无弹响,但髋关节内收、内旋和屈曲受限。跑步时,双下肢呈外旋状。站立位双下肢不能完全并拢,或并拢困难。坐位时双膝分开,不能做膝关节重叠(架二郎腿)动作。或有卧位直腿时,不能进行仰卧起坐动作。下蹲时屈髋困难,必须分开双膝关节再蹲下,轻者蹲下后双膝还能并拢,重者双膝不能并拢。

4. 辅助检查

髋部 X 线检查为阴性。

【处理方法】

目前尚无确定疗效的保守治疗方法,多采用局部手法按摩,以减轻症状。具体手法一般采用患者侧卧,患侧在上,稍屈膝屈髋,从髂骨翼向下至膝外侧进行按揉、以使局部肌肉及肌腱放松,改善血运。

对于青少年运动员患此症,日常生活和体育运动若无明显影响,仅有髋关节部弹响而无疼痛者,不需特殊治疗。

第九节　梨状肌综合征

梨状肌呈三角形内宽外窄,位居臀部深层,起于骶骨盆面第 2～4 骶骨前孔旁边,沿小骨盆壁向外下行,通过坐骨大孔将该孔分为上下两孔,最后止于股骨大转子上缘的后部。其作用是使髋关节外旋。

该肌受第 1～2 骶神经支配,在梨状肌上孔有臀上神经和臀上动、静脉通过,在梨状肌下孔有臀下神经、坐骨神经、阴部神经、股后皮神经和臀下动、静脉及阴部内动脉通过,其中的坐骨神经由腰 4～骶 3 脊神经前支组成,沿骨盆后壁下行,自梨状肌下孔穿出。

【损伤机制】

直接或间接暴力使梨状肌本身发生损伤或劳损。如髋部不协调的或超生理范围的内外旋转,被动或主动突然牵拉,使梨状肌牵扭伤或肌膜撕裂伤,继而发生出血、肿胀,或充血、水肿,使梨状肌体积增大,甚至与周围组织发生粘连。

另外,可能与工作条件、生活环境有关。比如长时间坐冷板凳,或出汗后风吹着凉等均可诱发梨状肌痉挛,从而出现神经、血管受压的相关症状。

【症状体征】

1. 病史

多有抬重物梨状肌牵拉受伤史,或局部受凉、着风寒;或有盆腔炎症或骶髂关节炎症史。

2. 症状

有坐骨神经痛表现。即出现患侧下肢沿臀区、股后区和小腿外侧面放射性疼痛,疼痛剧烈,呈刀割样,或烧灼样,或牵拉状。有时也表现为酸胀麻痛,疼痛因活动或劳动而增剧,休息后而减轻。有时疼痛向大腿后外侧或会阴部放射,有时会有阴部坠胀感或有排尿异常等。有时因梨状肌周围的血管受刺激引起血液循环障碍,出现下肢发紫、发凉等症状。

3. 体征

在梨状肌投影区有明显的深压痛,或局部可触及硬结,或钝厚感,或条索状,或有空虚感等。急性期可有臀部肌紧张,或痉挛,或局部肿胀;慢性期可有肌萎缩、松弛或轻度弥漫性肿胀。

4. 梨状肌紧张试验阳性

患者仰卧,患肢伸直,抗阻力性的大腿内收、内旋,或主动外旋时,出现沿坐骨神经区放射痛,如果迅速放松则疼痛缓解。

5. 直腿抬高试验阳性

直腿抬高 60°以前疼痛明显,超过 60°后疼痛反而减轻,以此可区别于腰椎间盘突出症。

6. 辅助检查 X 线检查为阴性

肌电图提示潜伏期延长、震颤电位等神经受损表现。

【鉴别诊断】

1. 腰椎间盘突出症

病变部位在腰部,腰活动受限。直腿抬高试验阳性,腿抬得越高症状越重。与大腿内、外旋位置无关,梨状肌紧张试验阴性。而梨状肌综合征,疼痛主要在臀部,下肢作旋转运动时加剧,并沿坐骨神经向下放射。X 线、CT、MRI 可以得到证实。

2. 骶髂关节损伤或半脱位

多呈歪臀跛行,压痛在骶髂关节,两侧髂后上棘不对称,单腿负重试验阳性等可以区别。

【处理方法】

1. 推拿治疗

急性或慢性损伤均可使用。

患者俯卧位,术者在臀部用按压法或用肘臂滚法,使臀大肌松弛,并使下肢被动后伸,为对深层梨状肌进行手法治疗作准备。当臀大肌松弛后,可较清楚地触摸到梨状肌,在梨状肌上由内侧向外侧按压,并弹拨肌肉,手法应缓和而深沉。若臀大肌发达,术者可用肘尖按压弹拨,但力量不能过重,此手法是治疗的主要步骤,应该反复 5~10 遍。最后沿肌肉走行方向推按理顺软组织,同时使下肢进行较大幅度的后伸外展活动。术后多数人感到臀部沉重感减轻,此后腰臀部应注意保暖,不能受寒。

2. 改善髋部肌肉和肌力之间的平衡

对劳损肌肉进行强化肌力练习,在整个肌肉活动度内做低强度等张抗阻运动。牵张劳损的肌肉。开始时采用轻柔的渐进性的抑制技巧。当患者能忍受时,可做自我牵张练习。对于未直接损伤的肌肉,如果与不平衡的力学有关,则要做牵张练习和肌力强化训练。

第十节 耻骨骨炎

此病在足球运动员中多见,其次是跨栏、短跑、举重、网球、羽毛球、排球等运动项目。

【损伤机制】

耻骨联合由两侧耻骨的纤维软骨样间盘组成,其上下左右有许多纵横韧带连接,正常之间距为 4～6mm。由于跨栏等运动项目反复持久牵拉软骨盘,或者软骨盘轻微外伤,会引起耻骨联合周围韧带松弛,造成耻骨联合分离,使耻骨间软骨盘部产生软骨炎,严重者可引起局部发生缺血性坏死,或发生耻骨联合分离。

【症状体征】

1. 损伤史

多有损伤史,但逐渐发病,一般在损伤之后数天出现症状。

2. 疼痛

耻骨联合部有持续性疼痛,咳嗽可加重疼痛,疼痛沿内收肌和腹直肌放射。有时疼痛放射到会阴或外生殖器。下肢活动时可增加疼痛,特别是髋外展、内收时疼痛尤甚。但也有在准备活动后疼痛缓解,运动后又出现疼痛的现象。

3. 压痛

耻骨联合附近压痛明显,压痛点可在耻骨联合、耻骨结节、耻骨弓等处。腹肌收缩时,其在耻骨附着处也会疼痛。

4. 髋被动外展及主动内收抗阻试验阳性

5. 骨盆分离和挤压试验阳性

有时可触及开大的缝隙和两侧分离的耻骨端。

6. X 线检查

X 线检查显示,耻骨联合之关节面毛糙不平,耻骨联合附近可出现点状脱钙,或见耻骨联合加宽,晚期还可见密度增高、边缘硬化、唇样增生,引起耻骨联合间隙变窄,或耻骨联合融合,甚至骨化。

【处理方法】

本病有自然恢复的倾向,但一般症状大多可持续几周。疼痛发作期间应停止训练,注意局部休息,或可口服消炎止痛药,或湿热敷等。也可进行局部药物封闭治疗。

第十一节 骨盆及髋部损伤的功能训练

1. 骨盆及髋部肌肉的拉伸训练

(1)臀肌主动静态拉伸训练

动作功能:牵拉臀肌肌群。

动作要点:

以牵拉左侧为例(图12-1)。

① 被牵拉者采用坐姿,坐于瑜伽垫上。头部保持中立位,背部挺直,右膝伸直,左腿屈膝,左脚置于右膝外侧。

② 右臂抬高屈肘,用肘窝固定胫骨上端,左手手扶右手前臂外侧,同时向右后方逐渐发力,当臀部感觉到中等强度牵拉感时保持30秒后缓慢还原。

(2)梨状肌主动静态拉伸训练

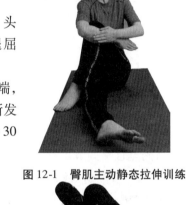

图12-1 臀肌主动静态拉伸训练

动作功能:牵拉梨状肌。

动作要点:

以左侧为例(图12-2)。

① 呈仰卧姿,将左脚脚踝放在右膝上方,保持头部及身体紧贴地面

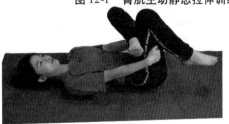

图12-2 梨状肌主动静态拉伸训练

② 双手抱住右大腿后侧,将右腿拉向身体,直至左侧梨状肌有中等强度拉伸感保持30秒后逐渐还原。

2. 骨盆的稳定性训练

臀桥动作:

【初级】

动作要点：

如图 12-3：

① 练习者采用仰卧姿势，两肩下沉，手放身体两侧，屈膝 90°，双脚与肩同宽且踝关节足背屈 90°置于地面。

② 臀部抬高做髋伸动作，同时配合呼气，至躯干与大腿呈一条直线后保持 1~2 秒，缓慢还原配合吸气感受腹腔气体的充盈。

③ 动作重复 20~30 次，始终保持背部挺直，切忌反弓。

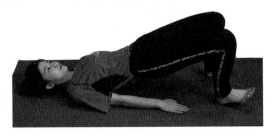

图 12-3　臀桥动作（初级）

【高级】

动作要点：

如图 12-4：

① 练习者采用仰卧姿势，两肩下沉，手放身体两侧，屈膝 90°，双脚与肩同宽且踝关节足背屈 90°置于地面。

② 臀部抬高做髋伸动作，至躯干与大腿呈一条直线后，右侧髋关节髋屈 90°，左髋关节屈使躯干还原至地面，作为起始姿势。

③ 左侧髋关节做髋伸动作，10~15 次，保持骨盆位置始终不变，呼吸方式与初级相同。

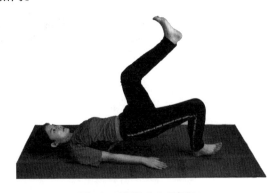

图 12-4 臀桥动作（高级）

第十三章　大腿和膝部的运动损伤

由于大腿部的股骨干骨折在运动损伤中非常少见,只是在摩托车等运动项目的比赛或训练中偶有发生,故本章对于股骨干骨折的内容不作介绍。大腿部最常见的运动损伤是肌肉损伤,可见于各种运动项目,包括肌肉拉伤、挫伤、撕裂伤及各种慢性劳损性伤病等。

膝关节是人体最大的关节,其关节腔容积、滑膜及软骨面积等均居各关节之首位。组成膝关节的股骨和胫骨是人体最长的两块骨骼,膝关节屈伸运动时,两块长骨的杠杆臂能产生较大的剪力。由于股骨下端关节面与胫骨上端关节面的接触面积相对较小,导致膝关节的骨性结构不太稳定,而稳定和加固膝关节的作用,则主要依赖于膝关节周围的韧带和其他软组织来维持。膝关节是人体最大的负重关节,加之部位浅表和骨性结构不稳的特点,使得膝关节的损伤率在全身各关节运动损伤中居于首位。

第一节　大腿和膝部的解剖特征

一、大腿肌群的分布特征

1. 大腿前侧肌群

（1）缝匠肌　是全身最长的肌肉,起自髂前上棘,向内下斜行至膝构成鹅掌,止于胫骨上端内侧面。收缩时具有屈髋、屈膝的作用。

（2）股四头肌　粗大有力,向下经髌骨延长为髌韧带止于胫骨粗隆。其中股直肌为双关节肌,其他为单关节肌。股四头肌是维持人体直立、行走及跑、跳的主要肌肉,其功能是屈髋、伸膝等。

2. 大腿内侧肌群

（1）内收长肌　起自耻骨体前面,止于股骨嵴内侧唇。

（2）耻骨肌　在内收肌之上,起自耻骨,止于股骨粗隆和股骨嵴粗线上 1/3。

（3）内收短肌　起于耻骨体及其下支的前面,止于股骨嵴的内侧。

（4）内收大肌　分两个部分,起于坐骨结节、坐骨支和耻骨下支,止于股骨粗线内侧唇上 2/3 及股骨内上髁。

内侧肌群的主要功能是使大腿完成内收、屈和外旋等动作。

3．大腿后侧肌群

（1）股二头肌　长头起于坐骨结节，短头起于股骨嵴外侧之下部及外髁上线，二者融合一起，止于腓骨小头及其前部之筋膜。功能为伸髋、屈膝，还能使膝外旋。

（2）半腱肌　与股二头肌长头固定在一起，下行与缝匠肌、股薄肌形成鹅掌，止于胫骨上端内侧面。有伸髋、屈膝及内旋膝的作用。

（3）半膜肌　起自坐骨结节的上外压迹，主腱止于胫骨内髁后部，其功能与半腱肌相同。股二头肌、半腱肌和半膜肌又合称腘绳肌。立定跳远、多级跨跳、蛙跳、后蹬跑、纵跳摸高和俯卧背腿等辅助练习，可以发展腘绳肌力量；压腿、纵劈腿、正踢腿、侧踢腿和直腿体前屈等辅助练习，可以发展腘绳肌的柔韧性。

二、膝关节的骨性结构

膝关节由髌骨、股骨下端关节面和胫骨上端关节面三部分组成。

1．股骨

股骨下端膨大，形成内、外两个髁，两髁下方各有一个向后突出的椭圆骨突，分别叫做内侧髁和外侧髁，两髁上有光滑的关节面，参与膝关节的组成。两髁前方关节面相连形成髌面，后者亦参与膝关节的组成。

2．胫骨

胫骨之上端亦膨大成两个圆形的髁为胫骨髁，其关节面较为平坦，称为胫骨平台，略向后倾斜。内髁呈椭圆形，外髁较接近圆形，左右呈凹陷。在胫骨内、外髁之间骨质粗糙，其上突出部分为髁间隆突，在其前后各有一窝，即髁间前窝和髁间后窝；两个髁被关节软骨覆盖，并进一步延伸向胫骨的内侧后面。

胫骨外髁的外下面有一关节面，与腓骨头构成关节，但是与膝关节并不相通。

3．髌骨

髌骨为略呈三角形的籽骨，近端比远端宽。髌骨的关节面由纵行嵴分为内外两个面，内侧面积较小而外侧面积较大。

伸膝时髌骨压在股骨滑车上部关节面的边缘，髌骨外侧关节面远端部分与股骨外髁相接触；髌骨关节内侧面，直到完全屈膝时才与股骨内髁相互关节。髌骨的存在可加大股四头肌的力臂，为伸膝动作创造良好的力学条件。

三、膝关节的韧带

膝关节的韧带分为关节内韧带和关节外韧带,前者是指膝关节交叉韧带,后者主要包括外侧副韧带和内侧副韧带。

1. 膝的交叉韧带

分前后两条,即前交叉韧带和后交叉韧带,其主要功能是防止胫骨前后错动及膝旋转不稳。膝半屈位时,交叉韧带松弛,膝关节稳定性较差;膝关节伸直位时,前、后交叉韧带被拉紧,此时膝关节处于最稳定状态。

(1)前交叉韧带　起于胫骨棘的前侧,向后、上、外斜行,止于股骨外侧髁的内侧面。前交叉韧带分后外及前内两束,虽然都有防止胫骨向前移位的功能,但各束负责角度不同。掌握各束的功能特点,对诊断韧带是部分断裂或完全断裂很有帮助。前内束于膝屈曲 90°时较紧,膝外翻时易断;后外束当膝屈 30°时较紧张,膝内翻时易断。如果前交叉韧带完全断裂,则以上两个角度的抽屉试验都会出现阳性。

(2)后交叉韧带　起于胫骨棘的后侧,向前、上、内斜行,止于股骨内侧髁的髁间面。其主要作用是限制胫骨向上、向后移位。

2. 外侧副韧带

呈圆柱状,起于股骨外上髁,止于腓骨小头。外侧副韧带与半月板之间无直接联系,二者之间隔有疏松结缔组织。腘绳肌腱在外侧韧带的下方,包含于关节滑膜之中。

屈膝时韧带松弛,伸膝至 150°位时开始紧张,膝关节伸直时紧张度最大。有限制小腿内收及旋转活动的功能。

3. 内侧副韧带

呈扇状,有纵行与斜行两种纤维,分别行走于深浅两层。即纵行韧带位置浅表,斜行韧带位置较深。深层的斜行韧带架于关节间隙上下,与半月板中后部的外缘紧密相连;浅层纵行韧带较长,起自内上髁及内收结节处,下行止于"鹅掌"下的胫骨髁的下方。

浅层纵行韧带的作用是防止膝关节过度外展,当膝关节处于伸直和完全屈曲位时,纵行韧带都将会被拉伸而紧张度增加,只有膝关节在150°位时,纵行韧带稍有松弛;深层斜行韧带具有防止膝关节过度旋转的作用。

4. 腘斜韧带

由半膜肌腱延伸而来,起自胫骨内侧髁,斜向外上方,止于股骨外上髁,部分纤维与关节囊融合,可防止膝关节过伸。

四、膝关节囊

膝关节的关节囊很多,关节囊的滑膜层也是全身关节中最宽阔、最复杂的。滑膜附着于膝关节各骨的关节面周缘,覆盖关节内除了关节软骨和半月板以外的所有结构。

前方关节囊为股四头肌肌腱、髌韧带所覆盖及保护,主要有髌前囊、髌韧带下滑囊及胫骨粗隆间滑囊;后方关节囊则位于半膜肌和腓肠肌的附着点处,为腘绳肌滑囊和腓肠肌滑囊;内侧关节囊主要有"鹅掌"下滑囊和内侧副韧带下滑囊等。此外,还有胫骨粗隆皮下滑囊、胫骨粗隆腱下滑囊等。

五、膝关节半月板

半月板是膝关节内的半月形软骨板,切面呈三角形,位于股骨关节面与胫骨关节面之间,包括内侧半月板和外侧半月板。内侧半月板两端间距较大,呈"C"型,边缘与关节囊及内侧副韧带深层相连;外侧半月板呈"O"形,中后 1/3 处有腘绳肌腱将半月板和关节囊隔开,外侧半月板与外侧副韧带是分开的。

半月板与关节囊相连的边缘部分的外 1/3 的血管较丰富,中间的 1/3 仅有很少的毛细血管,内侧 1/3 为无血管区。在半月板表面覆有滑膜,而内侧没有血管支配的半月板其营养来自滑液。半月板的功能主要有以下几个方面:

（1）有滚珠的作用,使膝关节易于伸屈、旋转等活动;

（2）起减震缓冲作用,保护关节软骨。如在跳起落地时对膝关节的冲击力量的吸收;

（3）由于呈楔形充填关节边缘的间隙,而使膝关节更加严密稳定;

（4）防止股骨过度前滑;

（5）防止膝关节过度伸屈及旋转;

（6）调节关节内压力及滑液分布。

第二节　股内收肌损伤

股内收肌损伤又被称为骑士掼伤,多见于骑马运动、体操、武术、跨栏、网球及足球等运动项目。

【损伤机制】

股内收肌群包括股薄肌、长收肌、耻骨肌、短收肌、大收肌等,该肌群受闭孔神经及股神经支配,其主要功能是使髋关节内收及大腿外旋。外来暴力使大腿突然过度外展,使肌纤维拉伤断裂,或在起、止点处发生撕裂,局部渗血或出血,形成血肿,进而机化,造成粘连,严重者可造成骨化性肌炎,从而影响下肢的功能。如骑马时双腿用力、内收夹紧马腹,马突然左右摆动时,紧收着的两腿被马鞍暴力撑开,使大腿突然外展而拉伤肌肉。或武术中的扑步、侧踢腿等,或羽毛球、乒乓球等跨步救球时,下肢伸直位极度外展等,都容易使股内肌腹部受到牵拉而使肌纤维发生部分断裂,或肌肉附着点处拉伤。

股内收肌损伤,按其损伤部位可分三种:

（1）肌腱止点伤,即损伤发生部位主要在耻骨,相当于股内收长肌在耻骨支上的附着点处。

（2）内收长肌的肌腹与肌腱部的掫伤。

（3）内收长肌的肌腹纤维断裂。

【症状体征】

1. 病史

明显的大腿内侧用力负荷过大。

2. 症状

大腿内侧持续性胀痛,撕裂样疼痛,站立行走受限。急性损伤疼痛明显,有肿胀或皮下淤血。

3. 体征

大腿内侧内收肌断裂处有肿胀、触压痛,可见断端有异常隆起,触及断端分离或凹陷,内收障碍。陈旧性损伤在大腿内侧可触及条索状硬结,有时为质地坚硬的肿块,此为骨化性肌炎。

4. 股内收肌抗阻力试验阳性

即患者双大腿用力内收,而检查者双手在股内侧阻止大腿内收,此时股内侧伤处有疼痛。但在急性损伤时,应避免做任何牵拉股内收肌的动作,内收肌的抗阻力试验也不宜多次检查,防止组织出血、水肿。

5. "4"字征试验阳性

6. 辅助检查

X线检查一般无异常发现。

【处理方法】

1. 冷敷制动

急性期应采取冷敷制动疗法。即用氯乙烷喷敷,冰袋、冰块或冰水等外敷。压迫包扎,抬高患肢,休息位固定或制动。损伤发生 48 小时内,应避免按摩揉搓或热敷。

2. 中药外敷

损伤初期血肿明显,疼痛剧烈,可用活血化瘀、消肿止痛中药外敷患处。亦可外用熏洗药,以消肿止痛。

3. 手法治疗

主要适用于损伤恢复期和慢性损伤。

(1) 指压穴位　风市、冲门、血海等。

(2) 按摩推拿　患者侧卧,患肢在下,半屈曲位,术者双手手掌从耻骨联合向下经大腿内侧到小腿内侧按揉 5～10 遍,力量应由浅至深。此法能解除肌肉痉挛,消肿止痛。急性损伤恢复期手法宜轻,慢性损伤手法宜重。

对肌肉发达者可配合提拿法或用足踩法,但不能用足跟踩,以免加重疼痛。然后,再用双手拇指沿条索作弹拨推按 5～10 遍,力量要深沉,以免使粘连组织松解。不能用暴力推按,防止组织进一步损伤,对硬结明显处可用拇指推压,使其消散。痛点一般是按摩施术的主要部位,若痛点在深部,可先进行下肢内收抗阻力试验,找出相对准确的痛点后再进行治疗。

第三节　腘绳肌损伤

腘绳肌是大腿后面半腱肌、半膜肌、股二头肌的总称,其主要功能有:① 屈膝;② 半蹲位身体重心在前方时有伸膝作用;③ 膝关节伸直位时,有伸髋作用;④ 屈膝位时可使胫骨内旋或外旋,有防止膝关节旋转不稳的作用。组成腘绳肌的三块肌肉都是跨双关节肌肉,因而容易发生损伤。损伤可因暴力大小、性质及肌腱状态的不同而不同,三块肌肉既可单独损伤,也可同时受累。

【损伤机制】

腘绳肌损伤分为慢性劳损与急性外伤的两种类型。

1. 慢性劳损型

逐渐发生,损伤易发的部位多在肌肉附着点、肌腹,或肌腹与肌腱交界处。肌腹部肌肉劳损多在大运动量训练或比赛时发生,压痛较广泛,初有劳累感及酸痛,病程日久则可能出现牵涉痛。发生于近端附着点者,形成坐骨结节止点末端病。

2. 急性损伤型

多由于准备活动不充分,或肌肉疲劳而使局部肌肉过度僵硬等原因,导致肌肉处于紧张状态而收缩和舒张速度下降。急性损伤时根据肌肉收缩性质不同,又可分为主动损伤和被动损伤。

主动损伤是指运动时股四头肌收缩过快、力量过大,使腘绳肌受到猛烈牵拉而引起的损伤。损伤的部位主要在肌腹和坐骨结节附近。其中,途中加速跑容易损伤肌腹部,如百米最后冲刺阶段运动员用力后蹬使膝关节过伸等;起跑、助跑或跳跃时,由于足尖着地、重心后移,腘绳肌用力收缩而容易拉伤其上部的坐骨结节附着处。

损伤后肌肉断裂或部分断裂时,损伤血管可引起较多的内出血,伤后大腿迅速肿胀,并有皮下瘀血。若腘绳肌上部断裂、肌腹下缩者,可牵拉坐骨神经而引起症状。陈旧病例,断裂肌肉部位会产生多少不等的瘢痕,重者会因瘢痕挛缩、肌肉短缩,常常影响屈髋而使跑动时髋关节"前摆"受限,肌肉可能会因此再度拉伤。

【症状体征】

1. 病史

髋和膝剧烈运动损伤史。

2. 症状

大腿后侧疼痛,行走疼痛加重,不能继续跑动,轻者跛行,重者屈膝不能。急性损伤大腿后侧疼痛显著,伤侧下肢跛行、步行艰难。慢性劳损疼痛较轻,多于重复损伤动作时疼痛,伸髋伸膝有疼痛。陈旧性损伤大部分病人无症状,部分病例由于瘢痕挛缩,当大强度运动时才产生疼痛。陈旧性损伤症状虽然不重,但却能严重影响运动员的正常训练及成绩的提高。

3. 体征

局部肿胀,皮下青紫、淤血,可触及紧张的肌肉条索、硬结,重者断裂处可触及凹陷间隙或包块。受伤部压痛明显,早期压痛仅局限受伤的部位,肿胀后可出现广泛压痛。晚期或慢性劳损的压痛点一般不明显,常需腘绳肌主动收缩或抗阻力收缩时,才能确定压痛部位,特别是坐骨结节部损伤尤其如此。压痛点检查时一般要求患者俯卧位,只有这样臀大肌才能被放松,痛点才易被触到。

4. 特殊检查

抗阻屈膝或抗阻伸髋试验阳性。

5. 辅助检查

超声、MRI 检查能够证实诊断并且可以确定肌腱或肌肉断裂的程度。

【处理方法】

（1）急性期应冷敷，加压包扎，抬高肢体休息。急性期过后可采用按摩、中药薰洗、理疗或局部封闭等。

（2）手法治疗。一般从损伤后第二天开始治疗，每次按摩时间一般持续 10 ~ 20 分钟。先从臀部开始，经大腿后侧到小腿后侧用轻快手法的按揉，以达到止痛、松解肌肉、活血化瘀的效果，但不宜用重手法，防止加重损伤。慢性损伤或伤后一周仍未治愈者，以痛点为中心采用按压法、掐法、提拿法，力量要达到深层。有条索或硬块用重法弹拨、推法或双拳按压法，使其硬结逐渐消散。

【预防】

（1）在比赛或训练前，要充分做好大腿肌肉的准备活动，天气较冷季节应先使身体发热，增加肌肉的伸展性和弹性。

（2）必须有计划地进行股后侧肌的力量训练和动作协调性的练习，注意发展腘绳肌的力量、舒缩活动节律与其拮抗肌群的相对平衡能力。

（3）训练后股后侧肌群有疼痛感或发紧感时，常是肌肉拉伤的先兆，应引起重视。此时应做大腿按摩，放松肌肉，必要时要调整训练计划和方法。

第四节　缝匠肌损伤

缝匠肌是全身最长的肌肉，跨越髋、膝两大关节。起自髂前上棘，其肌肉斜向下向内，跨越股直肌、股内侧肌前面，至下端变为扁平状薄腱，越过股薄肌及半腱肌，经膝关节内侧，止于胫骨粗隆内侧面。当缝匠肌收缩时，可完成屈髋、屈膝并使小腿内旋的动作。损伤多为间接外力牵拉肌肉所致，直接外力作用虽然也可使该肌损伤，但运动损伤中非常少见。

【损伤机制】

常见损伤的原因是在跑动中突然转体，使位于身体后方的髋关节在微屈位上发生了急剧的内旋，膝关节相对外旋。这样会使处于紧张状态下的缝匠肌受到旋转暴力的牵拉而导致损伤，如篮球、铁饼等项目。损伤后病理改变，轻者缝匠肌挫伤，或部分肌纤维撕裂；重者肌肉肌腱完全断裂。

【症状体征】

（1）有急性损伤史，伤后大腿前内侧剧烈疼痛、肿胀、皮下瘀斑，或出现跛行、屈髋、屈膝动作受限。

（2）在伤处有明显压痛点，有时可触及条索状肌束。肌肉断裂者，触之肌肉内部可有明显凹陷或裂隙。

（3）抗阻屈髋屈膝试验阳性。病人仰卧位，伸直患腿，检查者用一手压住患侧大腿，嘱病人用力屈髋，大腿前内侧出现疼痛；再叫病人俯卧，检查者用手按住小腿，令病人用力屈膝，仍然是大腿前内侧疼痛者，说明缝匠肌有损伤。

【处理方法】

（1）急性期采用冷敷，加压包扎，抬高肢体，制动休息。慢性期可以采用中药外敷、薰洗、物疗或局部封闭等疗法。

（2）手法治疗用于急性期过后或慢性损伤者，指压穴位选取伏兔、阴市、梁丘、血海等穴位。手法按摩时要求病人仰卧，患肢伸直放松，沿缝匠肌行走路线用按、揉、揉捏等手法治疗。肌肉发硬或有结节者，可做弹拨手法。手法治疗时间一般为 20~30 分钟。

第五节　阔筋膜张肌损伤

本病是以臀部并伴腿痛为特点的一种伤病。常见于中长跑、跨栏、蛙泳等运动项目。阔筋膜张肌起自髂前上棘、髂嵴前部及大腿上 1/3，肌束向下行，夹在阔筋膜的两层之间，腱纤维形成髂胫束，止于胫骨外髁上端。由于该肌跨越膝关节，当它紧张时，其腱纤维髂胫束有力地协助膝关节的腓侧副韧带，从而对维持膝关节的稳定起作用。

【损伤机制】

常见损伤的主要原因是阔筋膜张肌过度疲劳所致。过多的奔跑与跨越，使阔筋膜张肌长期处于紧张状态，从外侧限制了膝关节的屈伸活动，肌肉的血液循环也受到影响，新陈代谢发生障碍，组织变性，发生无菌性炎症，日久引起肌肉筋膜的慢性炎症。另外，支配阔筋膜张肌的腰 4、5 神经及骶 1 神经根受到压迫或刺激发生病变时，可使阔筋膜张肌张力增大或痉挛，最后引起肌肉筋膜炎。

【症状体征】

1. 病史

病史反复膝关节过度负荷史。

2. 症状

患侧下肢酸沉胀痛,有时自髂嵴和臀肌向大腿外侧和膝外侧放射,在活动开始和结束后加重,尤其在作转体、伸髋和急速改变活动方向时更为明显。在膝关节屈伸过程中,患者常需扶持和支撑,方能完全下蹲或由蹲位站起。严重者上下台阶时患侧膝、髋屈伸不利,患肢疼痛不能负重或跛行。

3. 体征

髂前上棘外侧,阔筋膜张肌起始部、肌腹部可有压痛并触及痉挛隆起的肌束,按压该处常有放散性疼痛或麻木等现象,有时可触到粗糙的硬块或条索状硬结。

4. 阔筋膜张肌紧张与松弛试验

病人采用仰卧位,先令其患肢直腿抬高,一般在抬高30°~40°时出现大腿外侧麻木或疼痛;然后令患肢内收、内旋20°~30°位,此时阔筋膜张肌处于紧张状态,再进行直腿抬高则疼痛加重;最后将患肢外展、外旋20°~30°使阔筋膜张肌放松再做直腿抬高,可以抬高到60°~90°也不痛,则本试验为阳性。

5. 大腿抗阻外展试验

病人侧卧位,患腿在上,检查者用手压住患腿外侧,嘱病人用力外展大腿,若阔筋膜张肌处疼痛,则为阳性。

6. 欧伯试验(Ober 氏征)

病人侧卧、患腿在上,检查者一手扶稳髂嵴部,另一手握住踝部使患肢后伸或外展,然后嘱病人尽量内收大腿,膝关节能并拢者为阴性;若膝关节不能并拢,且阔筋膜张肌疼痛者为阳性。

【处理方法】

局部封闭有良好的疗效,关键在于找准压痛点、痛性筋结或索条,药物注射到其周围组织。注射药物多采用醋酸强的松龙,每周一次,可注射3~5次,一般能取得较好的效果。也可使用中药外敷、湿热敷或超短波等物理疗法。

手法按摩治疗,采用病员侧卧位,术者于其髋部作摩、揉、按压和弹拨等手法,同时指压阿是穴、环跳、风市、阳陵泉、足三里等穴位。

第六节　股四头肌损伤

股四头肌损伤是较常见的运动损伤,包括肌肉拉伤、挫伤,肌肉撕裂,骨化性肌炎,股四头肌下血肿等,其中以股四头肌挫伤最为多见。常见于田径、足球、体操、武术等运动项目。

【损伤机制】

可由直接外力、间接外力或慢性劳损等多种原因而致伤。该肌在人体负重较大,位置表浅,又位于大腿前面,极易遭受过度牵拉和碰撞打击而致伤。如剧烈奔跑或突然踢物,股四头肌猛烈收缩,或由于暴力打、砸、碰、撞等作用于大腿前面均可引起股四头肌损伤。伤后局部出血、肿胀、疼痛,使肌肉收缩能力降低,从而影响髋膝关节屈伸功能,使站立行走不够稳定。损伤严重可致股四头肌断裂,形成股四头肌肌疝,或组织广泛出血,产生血肿,造成严重功能障碍。如果伤后未及时休息和治疗,尤其是骨膜下出血日久可发生肌纤维的钙化和骨化形成骨化性肌炎等病理改变。

【症状体征】

1. 病史

明确的大腿前过度牵拉、撞击等外伤史。

2. 症状

疼痛伤后出现大腿前部疼痛,股四头肌处有不同程度的压痛,站立行走困难,甚至不能站立或抬腿,伸膝和过度屈曲受限、疼痛加重。

3. 体征

轻度肌肉挫伤肿胀不明显,重度挫伤有皮下淤血、肿胀。肌肉有断裂时,肿胀更明显,若在肌腱部断裂,可有膝关节肿胀及关节积液。血肿多在股四头肌深部,由于肌肉内部口径较大的血管损伤而致。

4. 伸膝抗阻试验阳性

如果股四头肌伸膝无力或疼痛,伸膝抗阻试验即为阳性。但是单纯股直肌损伤,而股内、外侧肌并未损伤时,对伸膝功能影响并不十分明显,为防止误诊应注意寻找压痛点以助诊断。

5. X线检查有时可见钙化阴影

【处理方法】

(1)外伤初期时,患者仰卧,术者用双掌轻轻按揉大腿前面,使肌肉变软。有硬结和条索处,用推压法或弹拨法,尽量使其结节消散。然后用手掌小鱼际快速轻击、轻柔大腿前方,以加速血运,促进吸收,消除肌肉疲劳。

(2)陈旧性股四头肌损伤,用较重手法在大腿按揉,并配合大面积的提拿法或捏法。对肌肉发达者可用足踩法,使肌肉放松、促进组织代谢。

痛点、硬结和条索处是手法治疗的重点,多采用较重力量,常用推按、掐、捏或弹拨手法以消结化淤。如果硬结或条索经一段时间治疗后,不见消退,反而变得坚硬,应拍 X 光片确诊。若有早期骨化性肌炎表现,宜停止手法治疗,否则会加重骨化肌炎的发展。当骨化性肌炎停止发展后,可考虑手术摘除。

积极主动地进行股四头肌练习,防止肌肉萎缩和粘连。练习时可用弹性护腿保护股四头肌,以防止新的损伤发生。

第七节　膝关节韧带损伤

膝关节韧带损伤非常多见。主要常见于足球、摔跤、冰雪、篮球、橄榄球、体操、跳高及跳远等运动项目。因外力大小、方向及损伤部位不同,其病理变化也不一致(图 13-1)。

由于在韧带损伤的同时,也常发生半月板损伤,甚至产生胫骨内外髁的骨折,形成复杂的联合损伤。又因膝关节的骨性结构不够稳定,其稳定很大程度上依赖于膝关节韧带,若治疗不当会给运动员的运动能力带来严重的影响。

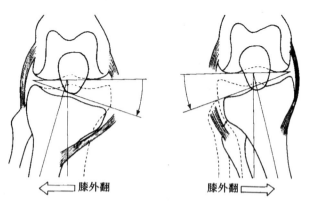

<-- 膝外翻　　　　膝外翻 -->

图 13-1　内外侧副韧带损伤

一、膝关节内侧副韧带损伤

膝关节韧带损伤中以内侧副韧带损伤最为常见。该韧带分深、浅两层,深层系关节囊韧带,与关节囊紧密相连,可分为前、中、后三部分。浅层扁而,较坚韧,起自股骨内上髁,止于胫骨内髁及其下方。根据韧带损伤程度,一般分为内侧副韧带不完全断裂和内侧副韧带完全断裂两种损伤类型。

(一) 膝内侧副韧带不完全断裂

【损伤机制】

膝关节屈曲状态下,小腿突然外展外旋;或足及小腿固定,大腿突然内收内旋,都可导致内侧副韧带损伤。上述动作在踢足球、摔跤、跳箱时最常见。

例如,踢足球"对脚"、摔跤"钩绊",或跳箱落地时双腿没有并拢而失去平衡,一侧小腿外旋外展位持重,或落地不稳而身体向对侧倾倒等动作,都可使膝关节发生扭转,引起内侧副韧带的损伤。此外,链球、铁饼身体旋转投掷等动作,也时常会发生同样的损伤。这类损伤部位多在韧带的股骨附着处,有时也可在韧带下部。

若扭转力量较小,则损伤只限于内侧副韧带本身,韧带内部纤维部分断裂,表面仍旧保存原有的连续性,为不完全断裂。

【症状体征】

1. 外伤史

一般都有明显的外伤史,受伤时可听到韧带断裂的响声。

2. 症状

受伤时膝部内侧常突然剧痛,但又会立即减轻,运动员常常仍能继续运动或比赛;或者在裹扎绷带粘膏固定后,疼痛缓解而能继续运动,不过随后疼痛又逐渐加重。一般疼痛部位局限于膝关节内侧。韧带受伤处有压痛,尤以股骨上的韧带附着点明显。

3. 体征

膝关节肿胀程度较轻,有时无肿胀。由于局部刺激,有时可引起半腱肌及半膜肌的保护性痉挛,致使膝关节保持在轻度屈曲位置,被动使之伸直有抵抗感。如果在损伤处注射普鲁卡因,则肌肉痉挛立即消除,膝亦可完全伸直。

4. 膝关节侧向试验阳性

膝关节伸直位,以一手抵于膝的外侧,另一手持小腿向外侧扳动(外展小腿)时；或于膝屈曲 30°位使小腿外旋外展时,于韧带创伤处产生剧烈疼痛。

5. 特殊检查

X 线检查：在局麻下,伸直膝关节,按上述检查方法强力使膝内收或外展,拍正位 X 线片,如侧副韧带完全断裂,则伤侧关节间隙增宽。MRI 可显示韧带的情况,还可发现意料不到的韧带结构损伤与隐藏的骨折线。

【处理方法】

1. 损伤早期

防止创伤部的继续出血,并予适当固定,以防再伤。伤后局部可立即用氯乙烷麻醉降温,到皮肤上有一薄层雪霜出现时为止,再用厚的棉花夹板包扎固定。另一方法是以橡皮海绵及弹力绷带压迫包扎,再用冰袋局部冷敷,并抬高患肢,制动休息。

2. 恢复期

一般 24 小时后,可打开棉花夹板与弹力绷带,重新观察局部的变化情形。一旦出血停止,治疗目标即应转向如何使出血吸收,可用局部外敷中药,或湿热疗法、按摩等。但损伤后的 48 小时内,按摩与湿热疗法在损伤部位的周围施行,3 天后才可治疗损伤部位,但不应引起疼痛。

3. 功能锻炼

功能锻炼对一切膝关节副韧带损伤都非常重要,一般以股四头肌和膝关节屈肌的锻炼为主。

当损伤性炎症消除后,可先进行股四头肌的肌肉抽动运动,再做直抬腿练习,以后再逐次练习直抬腿的抗阻运动、屈曲位伸膝抗阻运动等动作。一旦局部损伤的修复程度已足以使患者站立时,即可用粘膏支持带或使用弹力绷带裹缚固定后练习走路。尤其重要的是应该增加鞋跟内侧楔形高度,以限制膝关节产生外展、外旋运动。

(二) 膝内侧副韧带完全断裂

【损伤机制】

膝内侧副韧带完全断裂损伤机制与不完全断裂基本相似,只是下肢扭转力量或外来的暴力较大。

其损伤部位最常见于韧带的浅层前部,其次是韧带股骨内髁附着点,再次是胫骨内髁(韧带撕裂或撕脱性骨折)。若发生深层韧带断裂,则多为韧带的股骨或胫骨端的附着点处撕裂,或韧带与半月板的附着处撕裂。一般而言,韧带的完全撕裂,大部分都合并关节滑膜撕裂,并产生关节内积血,或合并半月板撕裂及前交叉韧带损伤,或合并关节软骨骨折等。

【症状体征】

1. 病史

一般都有明显的外伤史,受伤时可听到韧带断裂的响声。

2. 症状

受伤时,局部产生剧烈疼痛,但很快减轻,随后又逐渐加重。有明显压痛,伴有半腱肌、半膜肌、股二头肌等产生反射性的保护性痉挛,膝被固定于轻屈曲位。

3. 体征

令病人平卧、膝关节伸直位或屈曲30°的位置,检查是否有不正常的关节内侧开口活动,如果有不正常的关节隙开口感又无抵抗,则可判定为完全断裂。其中,伸直位松弛者,多为纵行韧带完全断裂;屈曲30°位松弛者,多为斜行韧带完全断裂。利用被动运动使膝屈伸及小腿旋转的方法,检查膝关节是否有"绞锁"征象,以排除外侧半月板损伤。

膝关节发生痉挛不能屈伸时,则诊断比较困难,应在严格无菌操作下穿刺抽出积血,并于压痛较明显处注射普鲁卡因麻醉后再进行检查。

4. X线检查

在膝关节外展位置下比较两膝的内侧裂隙,如果损伤侧较宽,即证明有膝内侧副韧带的完全断裂。

【处理方法】

如果韧带的断端距离不会太远,只要良好的固定可望愈合。通常将膝关节放于20°～30°屈曲内翻位,用石膏托前后固定,固定时间为4～5周。

二、膝关节外侧副韧带损伤

膝外侧副韧带损伤较为少见,即使发生也远不如内侧副韧带损伤严重。因正常人下肢都有轻度膝外翻,且膝的外侧又有髂胫束、股二头肌及腘绳肌保护,加强了膝外侧副韧带的作用,因此不易损伤。

【损伤机制】

膝外侧副韧带呈条索状,膝关节屈曲位时处于较松弛状态,所以下肢的扭转力量一般不会使其产生撕裂,而常常是由于小腿的突然内收而导致损伤。例如,足球运动员带球行进中,突然膝关节内侧受到直接的蹬踏,容易发生膝关节向外侧成角,导致外侧副韧带损伤。另外,当膝屈曲位时,如果小腿内旋内收的力量过大,有时也可以损伤外侧副韧带。

从上述的解剖特点可知,膝外侧韧带一旦发生严重损伤,就常常合并其他组织的损伤,如关节囊、髂胫束、腓肠肌的外侧部分及腘绳肌腱损伤,甚至引起腓总神经的损伤等。但是,由于外侧副韧带不与外侧半月板连接,所以即使损伤也很少合并半月板损伤。

【临床症状及诊断】

1. 外伤史

一般都有明显的外伤史,受伤时可听到韧带断裂的响声。

2. 症状

大多数病例都有膝内侧遭受突然遭受外力的受伤史,伤后在膝关节的外侧有局限性疼痛及肿胀。如果损伤仅限于膝外侧副韧带,则无关节腔积液与肿胀;相反,如果同时损伤了关节囊或前交叉韧带,则有不同程度的关节积液。"盘膝"位将韧带拉紧,再沿韧带的走行方向检查,可以查出明显的压痛点。

3. 体征

外侧副韧带损伤时,压痛点在股骨外髁或腓骨小头处。侧压试验(分离试验):膝关节伸直,检查者一手握住伤肢踝部,另一手掌的大鱼际顶住膝上部的内侧或外侧,强力内收或外展小腿,

4. X 线检查

比较小腿内收位左右两侧膝关节,损伤侧的外侧关节间隙变宽,或有腓骨小头撕脱性骨折。

【处理方法】

轻度和中度损伤,采用非手术治疗,可参照内侧副韧带不完全断裂。

三、膝关节前交叉韧带损伤

前交叉韧带损伤是比较严重的膝关节损伤,对患者的膝关节功能有很大的影响,不但影响体育运动,还可能影响日常活动。多见于一些膝关节扭转、半屈、急停、碰撞等动作较多的运动项目,如足球、滑雪、摔跤、柔道、体操、篮球等。前交叉韧带损伤既可单独发生,也可合并内侧副韧带和半月板损伤。

【损伤机制】

前交叉韧带平均长度约为 35~40mm,宽度约为 10mm,分为两束,即前内束和后外束。其主要功能是防止胫骨向前移位,同时又有防止膝过伸、过屈及防止膝内翻的作用。在膝关节伸屈的过程中,两束交叉扭转,

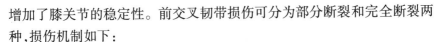

增加了膝关节的稳定性。前交叉韧带损伤可分为部分断裂和完全断裂两种,损伤机制如下:

1. 膝内翻或外翻扭伤

膝关节近伸直位内旋、内收时,可损伤前交叉韧带的后外束;屈膝于90°位外展、外旋时,可损伤前内束。如果暴力过大则两束同时断裂,即为完全断裂。在一般情况下,膝外翻扭伤时,膝的内侧副韧带应先断裂,后再损伤前交叉韧带。但少数情况下也会发生前交叉韧带断裂而内侧副韧带未受损伤,这一点必须引起注意。

2. 膝关节过伸损伤

此机制可单独损伤前交叉韧带,多由于膝关节突然过伸引起。但多数是先撕裂关节囊、损伤后交叉韧带,再撕裂前交叉韧带。

3. 膝关节屈曲位支撑

膝关节屈曲状态下,大腿前面受到外力的撞击,股骨髁向后错位,可使前交叉韧带单独受伤。该损伤动作经常见于足球运动员的训练或比赛中。

【症状体征】

1. 急性损伤史

损伤时患者感到膝关节内有撕裂感,随即产生膝关节剧烈疼痛,关节肿胀、软弱无力及有不稳定感。

2. 症状

伤者不能完成正在进行的动作,甚至不能行走而被迫倒地。

3. 体征

如韧带断裂并伴有撕脱性骨折,则出血快、肿胀迅速、疼痛严重;若韧带部分断裂,则出血较少、肿胀较轻。关节内积血严重时,影响小腿血液回流,可出现凹陷性浮肿,关节周径比健侧增粗。当膝后血肿压迫腘动脉时,足背动脉搏动变弱或摸不清,甚至肢端变色呈暗紫色。随着关节积血及疼痛的加重,关节周围肌肉出现保护性痉挛,将膝固定于屈曲位,拒绝任何搬动或活动。

4. 前抽屉试验阳性

这种试验不宜反复强行检查,尤其是伴有撕脱骨折片时,以免加重损伤(图13-2)。急性期由于疼痛性股四头肌痉挛,抽屉试验可能阴性,必要时需在麻醉下进一步确认。

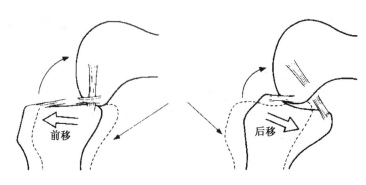

图 13-2　抽屉实验

5．X 线检查

正侧位可显示胫骨前方髁间窝处有撕脱骨折片，骨折片可沿前交叉韧带的走向移动。

【处理方法】

（1）前交叉韧带部分断裂或单纯断裂而无明显移位者，可用石膏固定患膝于屈曲 30°位，固定 6 周左右，并加强下肢的肌力锻炼。

（2）有撕脱骨折片并移位者，应先试以手法复位，即在外旋、内翻及伸直位用石膏固定，然后进行 X 检查判断是否已经复位。若复位良好，继续固定 6 周左右，并辅以功能锻炼。

四、膝关节后交叉韧带损伤

后交叉韧带在膝关节活动中起着运动轴心的作用。其主要作用为限制胫骨后移，保证膝关节的后向稳定作用，同时限制胫骨过伸，并在一定程度上限制小腿内旋、内收、外展的作用。损伤断裂后将会引起膝关节后向不稳及旋转不稳，手术修复较为困难，从而影响膝关节功能，并导致一系列后遗病变而损伤关节内其他结构，严重时可引起膝关节功能完全丧失，在诊治上应加以重视争取及早处理。

【损伤机制】

在膝关节韧带中，后交叉韧带最为强大，其强度为前交叉韧带的两倍，非强大暴力不足以致伤，其损伤较为少见。

1．膝关节过伸

膝关节在过伸动作中，过伸的应力点位于胫骨上端前方，这样会产生胫骨向后移位，膝关节后交叉韧带首先受累而造成损伤。如果暴力过大，也可引起后交叉韧带断裂，同时并发后关节囊的严重损伤。

2．胫骨向后移位

屈膝位时小腿（胫骨）受到来自前方的暴力，使小腿上端产生由前向后的移位，致使后交叉韧带承受向后的应力而损伤。该损伤动作同样多见于足球等运动项目。

【症状体征】

1．外伤史

2．症状

损伤后主要表现为膝关节后向不稳及向侧方旋转不稳，这是继发膝关节内部结构损害的结果。膝关节早期不稳在伤后很快出现，是由于膝关节失去韧带的后向稳定作用所致；后期不稳可以在伤后较长时间才会出现，是由于膝关节周围肌肉、韧带失代偿所致。

3．特殊检查

后抽屉试验和膝关节重力试验均为阳性。后者的检查方法是令患者仰卧伸膝位，检查者双手缓缓抬起患者大腿远端（膝上约 10cm 处），若见胫骨近段向后滑移，髌骨远端明显向下塌陷，则为阳性，提示后交叉韧带断裂。

4．X 线检查

在应力下显示关节间隙增宽，或在前后方向上移位，或可见撕脱骨折片。

【处理方法】

单纯后交叉韧带断裂或不全断裂，可先用石膏固定患膝于屈曲 30°位，在石膏固定前，应注意将患侧胫骨近端向前推，并且将膝部形态调整到与正常状态完全一致。固定时间一般为 6 周左右，固定期间应加强股四头肌等肌群的功能锻炼。

五、腘斜韧带损伤

腘斜韧带损伤较为少见，偶见于跳远、跨栏及羽毛球等运动项目。

【损伤机制】

腘斜韧带位于膝关节后方的深层，起于胫骨髁后内方，斜向外上，止于股骨外髁后上方。该韧带前方纤维构成膝关节囊的一部分，后方纤维与半膜肌腱相关联。当半膜肌收缩时，该韧带紧张；当膝突然或者强迫过伸位，或强力对抗屈膝运动时，可引起该韧带损伤。

有时也见直接暴力损伤，或见于无明显外伤史而长时间站立、由于劳累而引起腘斜韧带慢性炎症者。

【症状体征】

1. 病史

起病或急或隐渐。

2. 症状

膝部尤其是腘窝部疼痛不适,易疲劳、乏力。膝过伸时疼痛,逐渐患膝伸直受限。有时会出现膝关节功能异常,如步行或上下楼梯时腿软等。

3. 体征

膝过伸应力试验阳性,或主动屈膝内旋小腿抗阻用力时引起膝后部疼痛,或出现继发性屈膝挛缩,或由于后关节囊及韧带过于松弛而出现膝过伸等。

4. X线检查

一般无特殊异常,但局部损伤后若有异位骨化或血肿钙化时,膝后方可见密度增高。

【处理方法】

损伤早期以非手术治疗为主,防止过度用力和膝关节屈伸,可用石膏固定于膝关节略屈曲位,制动休息3~5周。急性期过后仍有疼痛者,可行局部封闭治疗。也可用中药外敷,物理治疗等。手法按摩对慢性损伤和晚期膝关节挛缩者非常有效,可在大腿后侧及腘窝部采用按、摩、揉捏等手法,常用穴位可使用殷门、委中及阿是穴等。

第八节　膝关节半月板损伤

半月板损伤是常见的膝关节运动损伤,可见于各类运动项目,尤其多见于篮球、排球、足球、体操、柔道、摔跤等。造成半月板损伤的力量可分为压迫、旋转、外展与内收、屈曲与伸直四种,损伤经常是其中一种或数种作用力复合作用的结果。损伤机制主要是间接暴力引起,也可以由于多年慢性劳损而导致半月板磨损、松动、变性等。

一、半月板撕裂

【损伤机制】

主要是由间接暴力引起的。在膝关节伸屈运动中,半月板与胫骨平台关系十分密切。当膝关节伸直时,半月板向前移动;屈曲时,半月板向后移动;膝关节旋转、内外翻时,半月板又和股骨髁一起活动,使半月板与胫骨平台骨面之间相互摩擦。因此,如果在膝关节伸屈过程中,同时进行膝的旋转、内外翻动作,则半月板本身就会发生不一致的多向活动,而容易造成损伤。

在体育训练中经常见到小腿固定,股骨在内、外旋或内、外翻位状态下,进行下肢的突然伸直或下蹲等动作。此时,半月板处于不协调的运动之中,如果半月板受到挤压而限制了活动范围,则容易造成撕裂。例如,篮球运动中的运动员争球、切入投篮等动作,在跳起或落地同时,往往伴有身体的旋转;或足球运动中追球疾跑转向或急停转身;或体操中的筋斗及各种下法落地时,由于重心不稳往往造成膝关节急剧左右晃动等,都会有膝关节屈伸、扭转而发生内、外侧半月板的损伤。

内、外侧半月板损伤的机制略有不同。例如,当膝关节半屈和外展位时,使半月板向膝关节中央后侧移动,此时若股骨远端骤然内旋,将半月板夹入股骨内髁和胫骨平台之间,在股骨髁的强力牵拉下,内侧半月板可发生破裂;当膝关节微屈或膝关节由屈曲位伸直时,股骨突然外旋,容易导致外侧半月板撕裂。

另外,膝关节在外翻或内翻状态下负重旋转时,亦可造成内侧或外侧半月板撕裂。如举重运动员由下蹲位起立时,为增大力量往往将双膝并拢,呈双膝外翻姿势。此时,外侧半月板受到挤压,站立时膝关节必须进行由屈位到伸位的负重运动,而且膝伸直过程又伴有轻度扭转,极易损伤外侧半月板。

【症状体征】

1. 疼痛

多在膝关节受伤时膝内有撕裂感,随即关节疼痛,疼痛以损伤侧最明显,但有时在急性期,疼痛的部位常难以确认。

如果单纯性半月板中部撕裂而未影响滑膜,损伤当时可无明显疼痛,而在以后运动量大或强度大时才出现疼痛症状。损伤后期,疼痛的出现恒定在一侧是半月板损伤的疼痛特点。

2. 压痛

压痛是常见症状体征,可位于内侧关节间隙或膝眼部,与半月板损伤部位有关。

3. 关节积血、积液

受伤早期产生急性创伤性滑膜炎,或合并关节囊、韧带损伤,可引起关节内积血而加重疼痛,行走时呈跛行步态,并有皮下瘀斑,抽出积血后可减轻疼痛。在慢性期因半月板的异常活动而刺激滑膜,常会出现少量

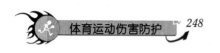

积液,积液一般是黄色透明的粘稠液体,积液多少与运动量及强度有一定的关系。

4. 响声

膝关节活动时在损伤侧可听到清脆的响声,有时伴有疼痛,响声一般恒定在损伤的一侧。

5. 关节"交锁"

"交锁"是半月板损伤的典型特征。当走路或做某个动作时,突然卡住、膝不能伸屈,伴有剧烈疼痛,即是"交锁"。"交锁"是破裂的半月板突然移位,卡在股骨髁与胫骨平台间而引起的。待患膝缓慢自行活动,如外翻、回旋和伸屈运动后,使被嵌夹的破裂半月板移出股胫关节间隙,膝关节伸屈立即感觉轻松、滑利,即是"解锁"。半月板损伤的患者中约有1/3可出现此现象,是较重的损伤症状。活动中若反复出现"交锁"现象,会加重关节面的损伤,可并发创伤性关节炎。

6. 膝关节不稳感

在高低不平路面行走或上下台阶时,膝关节不稳;经常有滑落感或打软,以致行走时常需用手扶住患侧大腿或膝部。

7. 特殊体征检查

通常在急性损伤反应消失后进行。

(1)麦氏试验　将小腿外旋和外展,在逐渐伸直过程中出现弹响和疼痛者为阳性。

(2)Apley 氏试验　患者俯卧、屈膝,术者握足踝部,向下挤压,同时旋转胫骨有疼痛感者为阳性。外翻位挤压时,检查外侧半月软骨;内翻位挤压时,检查内侧半月软骨。

(3)膝关节重力试验　患者侧卧、使患肢悬空,做膝关节自主活动,由于小腿的重力作用,挤压居下的半月软骨,引起弹响和疼痛者为阳性。

(4)研磨试验　该项检查具有非常重要的诊断意义,它包括提拉分离和挤压旋转两部分,是鉴别韧带损伤和半月板损伤的常用方法,疼痛部位往往提示半月板损伤的位置。

8. 辅助检查

对诊断和鉴别诊断半月板损伤具有重要意义。

(1)X 线检查　膝关节正侧位 X 线片,鉴别诊断上有意义,可以观察有无游离体、创伤性关节头和其他骨性改变。

(2)关节内造影检查　关节内充气和碘水造影可以帮助诊断,但不

完全可靠。

（3）关节镜检查 关节镜检查既是诊断半月板损伤主要方法，也是治疗关节内游离体的主要手段。

【处理方法】

膝关节半月板损伤急性期和慢性期的治法不同。

1. 急性期

若关节积血明显，应在无菌条件下，抽出积血，然后用棉花夹板加压包扎固定2~3周。固定目的是减少活动、压迫止血，从而减轻症状。

如半月板为边缘附着处损伤，经固定后有再愈合的可能性。固定2~3天后即可开始超短波等方法治疗，有利消肿止痛。

如有"交锁"，应设法"解锁"，以免长期"交锁"损伤关节软骨。具体"解锁"方法多采用膝伸屈、内收或外展，再小腿内旋或外旋的方法。如果局部疼痛、肌肉痉挛而"解锁"困难时，绝对不要勉强进行，应该先口服或局部擦拭消炎止痛药物，待疼痛痉挛解除后再实施"解锁"，否则会损伤关节软骨。

2. 慢性期

陈旧性半月板损伤是不能自行愈合的，但是可以没有症状或症状轻微。因此，要结合运动项目及症状决定治疗方案。

一般没有症状的半月板损伤不必治疗，但应加强肌力练习以稳定膝关节。症状不明显不妨碍训练者，应结合运动项目及性质特点处理。

对膝关节负担较小的周期性运动项目，可在严密观察下训练，对训练量及强度予以监督，必要时进行手术治疗。

对膝关节要求较大的非周期性运动项目，如篮球、排球、体操等运动项目，宜早期手术。否则，由于破碎半月板的磨损及关节运动走行轨迹改变，可导致关节软骨继发损伤，或因动作失调引起其他意外损伤。

3. 手法按摩

适合于陈旧性半月板损伤。

主要用按、揉、提拿法放松股四头肌及小腿胫前肌群，在关节间隙处用推压、弹拨手法。手法应深沉而缓和，配合膝关节屈曲、旋转动作，在髌骨周围用捏法或刮法刺激局部，加快血运，促进组织修复。

二、膝软骨盘损伤

盘状软骨是半月板的形态变异，绝大多数见于膝关节的外侧。

【损伤机制】

盘状软骨比正常半月板大，厚而宽的盘状软骨嵌塞于膝关节外侧股间隙，并不增加膝关节稳定性。任何情况下的膝关节过度运动，都可能使盘状软骨易损伤。另外，有些盘状软骨上面有横嵴，当伸屈活动时，股骨髁与横嵴会发生摩擦而损伤其软骨面。

【症状体征】

1. 损伤后其症状与半月板损伤相同，所引起的"交锁"不易解除而呈持续性，关节运动长时间受限。

2. 关节"弹响"

是膝关节盘状软骨损伤的特殊体征，对诊断具有决定意义。当膝关节屈伸到一定角度时，突然发出一个清晰的弹响，比半月板损伤更清晰响亮，同时伴有关节跳动感和小腿横向摆动。也有部分患者并无"弹响"，仅有小腿横向摆动，或其"弹响"在扭伤后才出现。

3. 其他症状

如关节隙压痛、关节不稳等与半月板损伤相同。

4. X 线诊断

可见患侧关节间隙增宽，股骨外髁发育较小，腓骨头位置比正常稍高。关节造影可显示宽厚的盘状软骨。

【处理方法】

急性期和慢性期治疗方法同半月板撕裂。

三、膝关节半月板囊肿

膝关节半月板囊肿多发于外侧半月板，按囊肿发生部位一般分为四类，即半月板内囊肿、半月板周围囊肿、滑膜性囊肿和半月板关节囊分离等。其实半月板关节囊分离并非严格意义上的半月板囊肿，多为内侧半月板与内侧关节囊及内侧副韧带深层分离，内有液体潴留。临床上常见的主要为半月板周围囊肿和半月板内囊肿。

【损伤机制】

反复损伤或一次暴力损伤后，引起半月板退行性改变和纤维性变，局部渗出增加，并有粘液分泌，逐渐增大后形成囊肿。囊肿物与一般腱鞘囊肿相似，为黄色果冻样的粘稠液体，但也可以为机化的血肿，甚至囊肿中有游离体。

【症状体征】

1. 外伤史

多有膝关节损伤史。

2. 症状

本病是一种慢性伤病,症状一般多不明显,多发生于外侧半月板的外缘,囊肿大小不等,小者不能触及,中等大者在外侧膝眼即可触及,甚至可以看到。

3. 体征

囊肿波动感不明显,膝伸直时由于股骨髁和胫骨平台压迫,使囊肿向前突出而肿块增大,屈膝时缩小。患者有时感到膝关节慢性疼痛、肿胀,活动越多,疼痛越重。个别病人可伴有关节弹响、"交锁"以及关节腔积液等症状。

4. X 线检查

一般无明显改变。

【处理方法】

过去认为连同半月板一并切除是最好的方法,而局部切除常易复发。近年来,由于关节镜技术的发展,有人提出,经关节镜检查半月板完好者仍应单纯切除囊肿,或用关节镜从关节内将囊肿作旋削处理。

第九节　髌骨损伤

髌骨是人体最大的籽骨,它具有保护股骨关节面,保护膝关节在半屈位置的稳定性,防止膝异常的内收、外展以及前后错动的功能。同时还具有增加股四头肌的作用力矩,以加强股四头肌力量和增加膝的回转能力等作用。

髌骨直接位于皮下,非常容易受到直接暴力的打击,而且自由活动度大,更容易发生慢性损伤。

一、髌骨骨折

髌骨骨折以中壮年多见,青少年很少发生。其骨折可分为四个基本类型,即横断、粉碎、纵型和撕脱型骨折。其中以横断型骨折最为多见,约占所有髌骨骨折的2/3。

【损伤机制】

横断型骨折多为间接暴力所致,膝关节屈曲时,随着屈曲角度的增加,髌骨接触面逐渐向上移,在屈膝 30°～50°之间时,髌骨所承受的压力最大,当股四头肌突然强力收缩时,而造成横断骨折。另外,运动员跑跳过程中,膝关节长期处于半屈位发力可造成髌骨疲劳骨折,此类骨折也多为横断型骨折,多见于排球运动员。

粉碎骨折占髌骨骨折的第二位,主要为膝部直接暴力的撞击而致。由于直接暴力对股四头肌的两侧扩张部分破坏较轻,故此类骨折往往不发生分离移位。髌骨前部皮肤有时有损伤,甚至形成开放骨折。

纵型及撕脱者均较少见。当屈膝位同时有外翻动作时,髌骨被拉向外侧,在股骨外髁上形成支点,造成外侧的纵行骨折。撕脱者多在髌骨下端,不涉及关节面。

【症状体征】

1. 外伤史

有明确的外伤史。

2. 症状

膝部疼痛、肿胀,关节内有大量积血,局部有皮下瘀血斑。膝关节软弱无力,不能完成伸膝或站起动作。疲劳性髌骨骨折,一般为逐渐发生膝痛、打软、肿胀等症状。

3. 体征

髌骨位置较浅,可触到骨折端,移位明显时,可在上下骨折间触到一横沟。但检查时不可被动屈膝或令其用力伸膝,以免加重骨折端移位。

4. X 线检查

有助于判断骨折的类型及移位情况。

【处理方法】

1. 非手术疗法

单纯髌骨骨折,髌骨周筋膜、关节面尚完好者,或骨折无移位者,均可采用非手术治疗。即将膝关节内积血抽出,用敷料压迫,再以石膏托将膝固定于伸直位,约 5～6 周。

2. 疲劳骨折

经休息固定后多可自愈。

二、髌骨脱位和半脱位

因外伤或膝关节结构缺陷等原因,髌骨脱位在运动损伤中并不少见;又由于损伤脱位后,髌骨多可以自动复位,所以临床诊断时常被忽略。

髌骨脱位方向多以外侧脱位较常见。若髌骨脱离原位,其中间纵行骨嵴越过股骨髁(多为外髁)最高点为髌骨脱位；若仅超过滑车外侧关节面的1/2为半脱位。常见于篮球、排球、足球、武术、跆拳道等运动项目。

（一）外伤性髌骨脱位与半脱位

【损伤机制】

外伤性髌骨脱位与半脱位的损伤原因有直接外力与间接外力两种因素，其中以间接外力为主。

直接外力多为摔倒时膝关节直接跪地，或膝的髌骨部被踢、被撞等直接暴力打击髌骨内侧或前内侧，引起髌骨向外侧脱位或半脱位。但是，髌骨向内侧、上、下方向的脱位者，非常较少见。

间接外力多为膝扭转时，由于内翻或外翻改变了股四头肌—髌骨—胫骨结间的力线，加上股四头肌的突然收缩致使髌骨脱位或半脱位。

【症状体征】

1. 外伤史

有明确的急性损伤的外伤史

2. 症状

膝部肿胀、皮下积血，髌骨向外脱位而位于股骨外髁的外侧。有时髌骨多已自行复位，再行屈膝时则膝痛加剧。髌骨内缘压痛明显。由于疼痛、肿胀，膝活动障碍。也有部分患者无明显急性外伤史，或膝关节曾受过外伤，行走、跑步时突然发生膝打软，当膝关节屈曲时髌骨突然向外侧脱出，伴有响声，髌骨停留在股骨外髁的前外侧，随后出现膝关节畸形，即正常髌骨部位塌陷低平，在股骨外髁前外侧有明显异常骨性隆起，局部伴有压痛、肿胀。

3. X线检查

髌脱位尚未纠正时可见髌骨外移至股骨外髁前外侧，或其他异常位置；有时髌骨可在正常位置，关节内多有积血，关节间隙可加大，也可见髌骨内缘的撕脱骨折片。

【处理方法】

一般应行手法复位。一手抓提髌骨，另一手端稳小腿使之伸直膝关节同时提拉髌骨还原，很容易复位。

（二）习惯性髌骨半脱位和半脱位

【损伤机制】

多因外伤造成髌骨脱位后愈合不良，髌骨稳定装置受到损害，或重复小伤使膝内、外侧力量平衡失调，或者先天性发育不良因素，均可导致习惯性髌骨脱位。病理表现为髌骨失稳,反复的异常横向摆动引起髌骨软骨软化或骨性关节炎。

【症状体征】

1. 外伤史

2. 症状

是膝部打软、不稳,有时出现假性"绞锁",或膝部有僵滞感,或自觉髌骨有横向异常摆动,或有摩擦音。

3. 体征

膝关节肿胀、不适,下蹲后再站起时,可出现髌骨移行轨迹异常,或有突然复位的轻度响声。

4. X 线检查

显示髌骨外移骑跨到股骨滑车外侧面,或者出现其他方向的移位等。

【处理方法】

症状轻者,可行伸膝固定 2~3 周,加强股四头肌力量练习,运动形式应为等长性收缩。关节内若有积血,应予抽吸,注意防止感染。

三、髌骨软化症

髌骨软化的主要病理变化主要是髌骨软骨的退行性改变,它是膝关节运动创伤中最常见的伤病,约占膝关节运动创伤的 40% 以上。跑跳时髌骨软骨面承受巨大的压力和磨损,而髌骨的软骨又最厚,可达其他关节软骨厚度的 2 倍。髌骨软骨的营养,主要依靠滑液渗透来维持,营养供应较差,髌骨软骨受磨损的机会多,修复比较困难,因而髌骨软化的发病率极高。

髌骨软化的发生与项目的特点有明显关系,投掷、篮球、排球、体操、举重运动员发病率较高,尤其是铁饼运动员发病率最高。

【损伤机制】

本病损伤原因主要与膝关节解剖学及动力学特征和运动项目的技术特点有关。

1. 膝关节解剖学及动力学特征

膝关节在 30°~50°时伸膝力量最大,而绝大多数的运动动作都是在屈膝 30°~50°时发力,此时髌骨软骨面承受的压力最大。又由于膝屈伸于 30°~50°之间时,髌、股关节接触范围最大,而这时膝关节的稳定性又主要依靠髌骨维持,所有这些解剖生理学特点,都成为髌骨软骨在半蹲位受伤的潜在因素

2．运动项目的技术特点

例如,篮球的滑步防守与进攻、急停与踏跳上篮;跳高运动员最后一步制动、踏跳转体;铁饼运动员的半蹲转体;排球的半蹲起跳与救球等,都要求膝于半蹲位"发力",发生膝屈曲扭转(包括小腿的内外旋,内收及外展)。上述动作使髌骨与股骨的关节面之间必然产生"不合槽"的"挤压"与"捻错"应力,导致髌骨面的某一部分发生损伤。

膝扭转动作不多的项目,如半蹲位起跑或运动中急停,跑台阶的半蹲位用力等,从解剖动力学上来看也有扭转力量,因为膝由屈到伸的过程中,小腿也逐渐外旋,同样构成对髌骨的挤压作用。

3．髌骨软化病理变化

上述原因而发生一次性外伤,或积累性创伤,或慢性劳损等,都可以引起髌骨软骨软化。髌骨软化的病理变化可分为以下四期:

（1）炎症反应期　发病初期阶段,表现为软骨表面失去光泽,颜色灰白或暗黄,局限性软化、肿胀或纤维化;

（2）增生期　软骨磨损变薄,出现裂隙,龟裂,纤维增生;

（3）破碎剥脱期　软骨面破碎,剥脱,骨质裸露,硬化;

（4）变形期　软骨面大面积脱落、缺损、软骨下骨板硬化及骨赘增生,髌骨体积增大而变形。

【症状体征】

1．膝痛或膝软无力

患者均有膝痛,酸软无力症状。上下楼梯时明显,休息后减轻或消失。有膝不稳或打软,多见于半蹲位或上下楼时。

2．半蹲位痛

半蹲位痛是本病重要体征。膝痛位于髌、股之间或髌骨周围,负重时主动用力疼痛加重。有时关节僵滞、活动不灵或有不适感。

3．过伸痛

膝关节伸直位或过度伸展时疼痛加重,多与脂肪垫炎症性增厚有关。

4．假性"交锁"

膝屈伸运动时,有时会出现的类似于"交锁"的症状,但症状较轻而持续时间短暂,随时即可"解锁",此系髌骨软骨面不平所致。

5．特征检查

髌骨压痛及研磨痛,伸膝抗阻试验阳性,单足半蹲试验阳性。

6. X 线检查

早期意义不大,晚期软骨缘有唇样增生,或关节面有骨质增生。

【鉴别诊断】

1. 半月板破裂

可引起翼状皱襞及滑膜肿胀。有时半月板前角破裂也出现伸膝痛,但疼痛位置主要位于股胫关节间隙。麦氏征及摇摆试验阳性等可以鉴别,必要时可进行关节造影或核磁共振检查。

2. 类风湿性关节炎

以滑膜炎症的症状为主。膝关节呈梭形肿胀,多关节发病,关节积液较多,血液检查时血沉加快,或有类风湿因子阳性等。

3. 髌下脂肪垫炎

虽然也有过伸痛,但无髌骨症状,而且脂肪垫肥厚隆起、挤压痛。膝轻度屈曲比伸直位疼痛减轻,而髌骨软骨软化则正相反。

4. 假性髌骨软骨病

如滑膜皱襞嵌挤征、局限性滑膜炎等,也有半蹲痛、压髌痛、摩擦音等有时很难区别,需要进行关节镜检查。

【处理方法】

本病以非手术治疗为主,多数症状可减轻。对于继发性髌骨软骨软化,应首先治疗其原发病。

1. 加强关节周围肌力

非手术治疗中最重要而有效的措施是锻炼股四头肌力量。股四头肌力量锻炼过程中应注意以下几方面:

(1)避免膝关节半蹲位发力的各种动作的练习;

(2)股四头肌等长肌力训练的形式,以增强其力量并保持髌骨和股骨髁滑车正常轨迹的滑行。如直抬腿练习和非痛点静力性半蹲练习;

(3)训练或比赛时,应注意使用特别护具对髌骨加以保护;

(4)注意加强腘绳肌的肌力练习,加强身体其他部位及全面的素质锻炼。

2. 手法治疗

凡长期保守治疗无效,症状逐渐加重且影响训练者,或有游离体"绞锁"等症状,可行手术治疗。

3. 物理疗法

物理疗法以超短波效果较好,有时也可采用中药外敷等,以加速血运,改善髌骨的营养状况。

4. 手法按摩

按摩手法主要是按点膝关节周围的穴位,如足三里、阳陵泉、阴陵泉、犊鼻及血海、梁丘等。放松股四头肌,按压滑膜关节隙,或对髌骨周围痛点采用刮、揉等,具体手法如下:

(1)患者仰卧,术者双手按揉大腿中下部,并用提拿法使股四头肌松弛,用同法放松小腿外侧肌群。术者用手小鱼际沿髌骨周围按压,以松弛髌周组织;另用较重手法按压股外侧,此法对减轻膝部疼痛有很大作用。

(2)术者拇指、食指沿髌骨边缘用刮法推压髌骨,使其边缘翘起;推压髌骨上缘,则可使其下缘翘起;膝屈曲15°向上推压髌骨尖,则可使髌骨上缘翘起;推压髌外缘,则可使内缘翘起。以此类推,可使髌骨各边缘翘起,在翘起的边缘用刮法。在痛区应加重手法,手法由轻渐重,用强刺激手法,以患者能忍受为度。然后在髌骨四周作掐法,手指尽量插入髌骨下面,向上提拉髌骨,并使其上下左右移动。

第十节　髌腱腱围炎

髌腱腱围炎系指引起髌尖下端髌腱附着点及髌腱、腱围部疼痛的创伤性病变。临床上以髌尖腱起点处疼痛为主,所以又称谓"髌尖末端病"。本病多见于跳跃、篮球、排球等运动项目。又称"跳跃膝"或"篮球膝"。

【损伤机制】

伸膝动作是由股四头肌通过髌骨与髌腱实现的,运动员跳跃时髌骨与髌腱承受很大的牵拉力,这种牵拉力与本病的发病有着直接的关系。其损伤机制可分为慢性劳损和急性劳损两种。

1. 慢性劳损

最为常见,如跳跃运动员长期大量专项训练过度。反复牵拉髌腱及其髌尖附着处,可引起血液供应障碍。此外,反复的机械牵拉直接破坏了腱围血管,或血管受到反复牵拉,引起血管内膜肥厚,进而管腔狭窄,供血不足而引起变性。

2. 急性劳损

可为猛力弹跳时一次拉伤,损伤髌腱甚至出现小的撕脱骨折,或者外力直接撞击髌尖部出现症状。

【症状体征】

1. 膝部疼痛

在半蹲或起跑时有疼痛,重者上下楼梯、行走都有膝痛,膝关节酸软无力,往往影响正常训练。

2. 压痛

是诊断本症的主要依据。膝关节伸直,术者一手用"虎口"向下推髌骨。另一手拇指压髌骨下缘或髌尖时,有明显压痛,也可以在髌骨其他部位有压痛,也可触到髌骨边缘不光滑及软组织增厚。

3. 股四头肌肌力减弱

股四头肌僵硬,甚至有硬结,病程久者有轻度肌萎缩,股内侧肌尤为明显。

4. 单肢起蹲试验

患肢作下蹲和起蹲动作时,膝前部疼痛。抗阻伸膝试验阳性。

5. X线检查

髌骨有局部脱钙现象,或囊性改变,髌骨边缘骨质增生或骨化。

【处理方法】

1. 药物封闭

以醋酸强的松龙加普鲁卡因,进行痛点封闭有很好效果。注意注射的药物应到髌腱周围而不是髌腱内,如果药物进入髌腱组织内,会促使髌腱发生变性。如果痛点在髌腱部,应注入腱围内,即注入深筋膜与髌腱之间,即可收到良好效果。

如一次局封未愈,5~7天后可重复注射。一般注射3~4次为1疗程。连续次数过多,易引起局部组织退行性改变。

2. 物理疗法

采用超短波、蜡疗,湿热敷或中药外敷等。若反复发作,可行小针刀剥离,在髌腱于髌尖附着点深层刮拨髌尖,松解腱尖。

3. 手法按摩

按摩治疗在部分病人中有一定效果。

可先用双手手掌均匀按揉大腿肌肉,然后在大腿前侧用提拿法治疗;再用双侧掌部快速叩击肌肉,使股四头肌放松,解除痉挛,增加肌肉弹性;最后使用刮法,即拇指沿着髌骨边缘,手法由轻渐重,开始感到局部很痛,但经数次后,虽然手法力量加大,反觉疼痛减轻,刮法是治疗此症的有效手法。

【预防】

髌腱腱围炎多系膝关节局部负担过重造成的,合理的训练方法不但可以预防本病的发生,而且还能及时消除已经出现的髌尖痛的症状。本病的预防应该注意以下几个方面。

(1)加强负重静蹲及蹲起力量练习,使髌尖部结构及髌腱逐渐适应牵拉力量,有利于防止突然拉伤。

(2)训练中要贯彻循序渐进的原则,尤其青少年运动员,在开始训练的初级阶段,要逐渐增加跳跃运动量,使膝关节及其肌腱逐渐适应。

(3)掌握正确的技术要领,如据研究表明,跳高时膝关节起跳角度越小对髌腱的牵拉力越大,应该使运动员掌握良好的起跳角度,减少对髌腱磨损。对已经受伤发病的运动员,及时改正不正确的技术,对治疗尤为重要。

(4)对已伤运动员应调整训练计划,尽量减少膝关节的负荷量。

第十一节 膝部滑囊炎

膝部有许多与关节活动和肌腱滑动结构有关的滑囊,有的与关节腔相通,有的则孤立存在。滑囊常因受到损伤、感染等因素刺激而产生炎症、粘连。膝部经常发生炎症的滑囊主要有髌前滑囊、髌韧带下滑囊、鹅掌滑囊、半腱肌滑囊等。

一、髌前滑囊炎

髌骨前方有三个滑囊。髌前皮下滑囊位于皮下与深筋膜之间,髌前筋膜下滑囊在阔筋膜与股四头肌腱之间,髌前肌腱下滑囊在股四头肌腱与髌骨之间。髌前滑囊炎多见于髌前皮下滑囊,常见于柔道、摔跤、足球、篮球等运动项目。

【损伤机制】

反复摩擦、挤压、碰撞等机械因素,均可引起髌前滑囊炎。其中,膝关节遭受急性碰撞时,最易发生急性创伤性滑囊炎。

急性损伤者,多有滑膜水肿、滑囊积液,或因创伤出血而致滑囊积血等病理改变。

慢性炎症者,则有囊壁肥厚、充血、水肿、渗出、增生粘连,或纤维沉着等病理改变。

【症状体征】

1. 局部肿胀

髌骨前面半球形隆起,有局限性肿块,肿块柔软、界限清楚。若滑囊内积液过多,肿块触之有波动感。

2. 疼痛

髌前部有轻度疼痛,活动后加重;急性期红肿疼痛明显,触之局部有热感。

3. 临床检查

直腿抬高试验时,肿块大小和硬度不变。一般膝关节功能不受限。

【处理方法】

1. 急性期

以患膝制动休息为主,或用中药外敷等。

滑囊积液明显者,亦可穿刺抽液,囊内注射醋酸强的松龙,并压迫包扎。操作应在无菌条件下进行,严格控制感染的发生。

膝部疼痛症状明显者,应减少或调整膝部力量训练,防止过多的单一动作,并做股四头肌力量练习,通过肌肉的活动促进炎症吸收。

2. 慢性期

慢性滑囊炎可用中药薰洗或物理疗法,疼痛剧烈影响活动者可行手术切除。

3. 手法按摩

手法按摩是治疗慢性滑囊炎的主要手段。

指压穴位多选取犊鼻、膝眼、足三里、委中等。

手法按摩主要按揉膝关节周围软组织,以活血化瘀、舒筋通络。一般首先用力推压囊肿,由髌骨中心向四周推压,尽量使囊内液体减少。然后对滑囊壁用刮法,对肥厚的滑囊壁边缘,手法适当加重,使局部组织充血,有利于积液的吸收和组织的修复。

二、髌下滑囊炎

【损伤机制】

髌下滑囊位于胫骨结节与髌韧带之间。当膝关节于半屈位时,滑囊受到压力最大,多见于跳跃动作较多的青少年或运动员。反复机械性摩擦,可引起该滑囊发炎。

【症状体征】

1. 症状

局部肿胀、疼痛、膝关节屈伸活动受限。

2. 体征

可见髌韧带两侧生理凹陷消失并显凸起,局部压痛。半蹲位疼痛,髌韧带深部压痛,尤其是在膝关节伸直位时,压痛最明显。

【处理方法】

治疗方法与髌前滑囊炎的治疗基本相似。

三、半膜肌滑囊炎

半膜肌滑囊位于半膜肌与腓肠肌内侧头之间,在腘窝的深筋膜之下,其基底紧密附着于膝关节的后关节囊上,有时可与膝关节腔相通。

【损伤机制】

本病按发病原因不同,可分为原发性和继发性滑囊炎。原发性滑囊炎发生原因不清,可能与体质有关,多见于儿童。继发性滑囊炎可继发于骨性关节炎、类风湿性关节炎、半月板损伤等,尤其内侧半月板后角损伤最易继发性半膜肌滑囊炎。

【症状体征】

1. 症状

局部有疼痛、压痛,关节活动略受限制。若屈膝时膝前方也有肿胀,说明滑囊与关节腔相通。

2. 体征

腘窝偏内侧有肿块,可摸到波动,伸膝时明显,屈膝时缩小甚至消失。

【处理方法】

急性期治疗与髌前滑囊炎基本相似,可采用囊内穿刺抽液并注入醋酸强的松龙。慢性增生,反复发作,顽固不愈者,可行手术切除。

四、腘窝囊肿

【损伤机制】

腘窝囊肿是腘窝内滑液囊肿的总称,中年以上发病率高,男多于女,通常位于腘窝外侧,多由于邻近肌肉间的经常摩擦,反复损伤造成。

【症状体征】

1. 症状

腘窝部有囊性肿物,早期无压痛,有波动感,与皮肤不粘连,表面光滑,穿刺可抽出粘稠的液体。

2. 体征

膝关节作快速屈伸运动后,囊肿即可膨胀而体积增大；膝关节屈曲,并用手加压按摩囊肿,可使囊肿内的积液回流到关节腔而体积变小。囊肿长大到一定程度,则可引起膝关节的屈伸活动受限。

3. X 线检查

可以看到在腘窝有球形的软组织阴影,膝关节造影可证实该腘窝囊肿与关节腔是否相交通。

【鉴别诊断】

1. 半月板囊肿

内侧半月板囊肿,屈膝时由于膝内侧副韧带的压力,可使其自膝内侧消失,自腘窝部显示出来。

2. 腘窝动脉瘤

可摸到与脉搏一致的搏动。

3. 孤立性外生骨疣

恒定存在,硬性骨隆起,X 线检查可以证实。

4. 腘窝静脉曲张

膝关节作快速屈伸运动,腘窝部可出现肿块,但仔细触摸,可有绳索状物、硬结、压痛,或沿静脉区皮肤颜色有改变。

5. 脂肪瘤

多见于中年肥胖女性,瘤体柔软、表浅、恒定存在。

【处理方法】

疼痛症状明显,或影响膝关节活动者,可行手术切除。手术切除时务求彻底,否则有复发的可能。手术应该切到通关节腔的颈部,即腘窝囊肿与关节腔相通之狭窄处,将颈部结扎。

第十二节　膝关节滑膜炎

膝关节囊内有滑膜覆盖,是人体最大的滑膜腔。滑膜有丰富的血管,滑膜细胞分泌滑液,营养无血管的关节软骨、半月板等。滑膜能使关节面润滑、摩擦减少,利于关节的屈伸活动。滑液为粘蛋白碱性液体,具有防止酸性代谢产物的对关节的损害作用。正常关节内积液一般为 5～10mL。

滑膜受到刺激时发生炎症性反应,液体分泌增加,关节积液增多。创伤和劳损是最常见的原因。

一、创伤性滑膜炎

【损伤机制】

膝关节各种外伤、骨折、过度劳损、关节内游离体、关节手术、粗暴的手法治疗等均可刺激或伤及滑膜而产生独特的炎症反应,发生滑膜充血、水肿、渗出,关节内压增高,产生大量积液等。

【症状体征】

1. 症状

单单纯滑膜炎疼痛不明显,而以胀感和不适为主。关节肿胀、积液通常在损伤后5～6小时才出现。膝关节屈曲90°时,髌韧带两侧凹陷消失或饱满。

2. 体征

积液增多时,可以出现浮髌试验阳性,关节内抽出液为黄色渗出液。本病当与关节内血肿相鉴别,后者伤后短时间内出现,疼痛明显,局部温度增高,关节穿刺抽出液为全血。

【处理方法】

1. 急性渗出期

关节内少量积液,可加压包扎、抬高患肢和制动休息。积液多时,可在严格无菌操作下行关节穿刺抽液并加压包扎。

2. 恢复期

多采用物理疗法或中药薰洗。注意练习直腿抬高和加强股四头肌锻炼。手法治疗主要是推揉膝关节上方的肌肉,也有利于积液吸收,但不宜在膝部肿胀区域进行过多按摩,防止渗出液增加。

二、慢性滑膜炎

【损伤机制】

慢性滑膜炎往往由急性创伤性滑膜炎未能及时治愈而转化而成的,而在运动员则多为膝关节劳损和一些急慢性损伤的合并症。如半月板损伤、十字韧带断裂、髌骨股骨软骨病、膝关节手术等,均可继发本病。

由于损伤的滑膜反复充血、水肿、渗出,关节内积液持续存在,关节液由碱性变为酸性,粘液量减少,关节液中有絮状纤维素,久之滑膜肥厚,形成粘连,影响关节正常活动功能。

【症状体征】

1. 症状

疼痛不明显或轻微疼痛,关节肿胀,软组织增生肥厚,触之有柔韧感。膝部屈伸不利,多有股四头肌萎缩,或关节不稳。

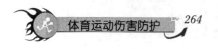

2. 体征

检查有浮髌试验阳性,关节穿刺可抽出淡黄色液体。

3. X 线检查

有时可显示髌上囊肿胀影。

【处理方法】

加强股四头肌锻炼,湿热敷和适当休息,关节渗液多时可用弹力绷带加压包扎。手法按摩治疗,可参照膝部滑囊炎的治疗手法。

第十三节　膝关节不稳

膝关节骨结构异常、髌骨脱位、肌肉瘫痪等均可引起膝关节不稳,但以膝关节韧带损伤所致的膝关节不稳属最常见。凡引起膝关节韧带损伤的运动项目,均可以出现膝关节不稳症状。主要常见于跆拳道、摔跤、冰雪、篮球、体操及跳高、跳远等,其中以跆拳道运动员最为常见。

【损伤机制】

膝关节韧带损伤后,未及时修复或修复不当,使膝关节加固及限制作用遭到破坏。或者因长期慢性牵拉而继发韧带松弛,膝关节在某种活动状态下则能出现不稳定。

根据韧带损伤引起胫骨移位的方向,可将膝关节不稳分为单平面不稳、旋转不稳和复合型不稳三种类型。

1. 单平面不稳

指膝内外侧韧带及交叉韧带断裂,造成膝的侧向及前后不稳。

(1) 内侧不稳　胫侧副韧带、内侧关节囊韧带、前交叉韧带、后斜韧带及后关节囊的内侧部分破裂或松弛。

(2) 外侧不稳　外侧关节囊韧带、腓侧副韧带、股二头肌腱、髂胫束及前、后交叉韧带破裂或松弛。

(3) 后侧不稳　后交叉韧带、弓状韧带及腘斜韧带破裂或松弛。

(4) 前侧不稳　前交叉韧带及外侧、内侧关节囊韧带破裂或松弛。

2. 膝旋转不稳

膝关节在超常范围的旋转。

(1) 前内侧旋转不稳　为临床常见型。胫侧副韧带、内侧关节囊韧带、腘斜韧带及前交叉韧带破裂或松弛。

(2) 前外侧旋转不稳　前交叉韧带、外侧关节囊韧带及部分弓状韧带破裂或松弛。

（3）后外侧旋转不稳　后交叉韧带、腘肌腱及外侧关节囊韧带破裂或松弛。

（4）后内侧旋转不稳　胫侧副韧带、内侧关节囊韧带、腘斜韧带、前交叉韧带及后关节囊的内侧部破裂或松弛。

3. 复合型不稳

（1）前外侧—前内侧复合旋转不稳定　此型较常见，胫骨两髁均向前移位，内翻和外翻应力试验均不稳定。

（2）前外侧—后外侧复合旋转不稳定　膝关节外侧大部分结构及前交叉韧带断裂或松弛。

（3）前内侧—后内侧复合旋转不稳定　所有内侧结构包括半膜肌肌腱复合结构、前后交叉韧带等联合破裂或松弛。

【症状体征】

1. 急性损伤

有程度不同的膝关节肿胀或损伤韧带局部肿胀、压痛、功能障碍，或疼痛剧烈、肌肉痉挛等。

2. 慢性损伤

陈旧性病例，膝关节不稳、无力、屈伸功能障碍；行走或运动时，反复出现膝"打软"；关节经常肿胀，有时有积液。伤病日久，可出现膝周围肌肉萎缩，形成继发性骨性关节炎。

3. 常用特殊检查方法

（1）膝内、外翻应力试验阳性　提示膝关节内侧不稳或外侧不稳。

（2）抽屉试验阳性　提示膝关节后侧不稳或前侧不稳。

（3）膝旋转试验阳性　膝关节在超常范围的旋转，膝关节内、外侧间隙张开，提示膝关节存在内外或前后旋转不稳。

【处理方法】

1. 单纯性韧带损伤

单纯性韧带损伤所致不稳，急性期固定制动有良好效果，可以应用石膏支架或运动限制支架治疗。其中以运动限制支架固定效果最好，支架活动范围在30°～60°，3个月内循序渐进地进行肌力训练，但一般半年内都须使用夹板，以防胫骨的旋转。去除固定后，应用弹力绷带保护数月。

2. 复合型损伤者

复合型损伤者，应争取早期进行修复手术。

3．陈旧性损伤

陈旧性膝关节不稳者，应行重建术。术后的肌力锻炼非常重要，若锻炼及训练不及时或方法不合理，即使修复手术合乎要求，但由于膝关节周围肌肉力量减弱，仍不能控制关节的稳定。

第十四节　大腿部的功能训练

一、腿部肌肉的伸展训练

1．腘绳肌的伸展训练

动作功能：牵拉腘绳肌。

动作要点：

如图 13-3：

① 被牵拉者仰卧于物理治疗床，左腿抬高。

② 牵拉者站立于被牵拉者左侧，左手固定其骨盆，右手托住被牵拉者左侧小腿，缓慢向上抬，右腿抬起用脚背固定被牵拉者右腿。

③ 当被牵拉者腘绳肌有中等强度牵拉感时保持 30 秒后缓慢还原。

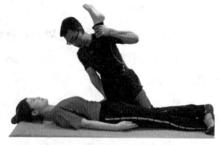

图 13-3　腘绳肌的伸展训练

2．腓肠肌主动静态拉伸训练

动作功能：牵拉腓肠肌。

动作要点：

如图 13-4：

① 练习者单腿利用前脚掌站立于台阶边缘，身体保持直立，挺胸收腹，手扶固定物保持平衡。

② 腓肠肌缓慢放松，使踝关节背屈，当腓肠肌感到中等强度拉伸感时保持 30 秒后还原。

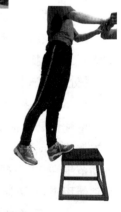

图 13-4 腓肠肌主动
静态拉伸训练

二、膝关节稳定性训练

动作功能：提升膝关节周围骨骼肌的肌耐力，增加膝关节的稳定性。

动作要点：

如图 13-5：

① 练习者背靠墙壁，双脚距离墙臂保持30 厘米，双脚与肩同宽。

② 大腿控制这身体缓慢下落，使大腿与地面平行，小腿保持与地面垂直，坚持 30 秒时间还原。

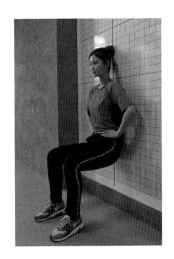

图 13-5　靠墙静蹲

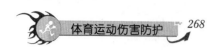

第十四章　足踝部损伤

足踝部损伤在运动损伤中的发生率仅次于膝部,病伤虽小但却常常长期影响运动员的训练及运动成绩的提高。由于足踝的结构比较复杂,对其解剖及生理功能的认识尚不完全,足踝部运动损伤的预防与治疗目前仍有一定的困难。

第一节　足踝部的解剖特征

人体在站立、行走、下蹲等动作中,足踝部的稳定性与灵活性十分重要,其功能是由踝关节的骨性结构、韧带、关节囊以及通过踝关节的肌肉共同完成的。因此,充分了解足踝部的解剖特征及其功能,对认识足踝部运动损伤的发生机制及其防治具有十分重要的意义。

一、骨与关节

足踝部的骨性结构主要由胫骨、腓骨和跗骨(距骨、跟骨、骰骨、舟骨、楔骨)、距骨和趾骨组成,足部关节由踝关节和距跗关节构成。

踝关节(由胫、腓骨下端的关节面与距骨滑车构成)又名距上关节,属屈戌关节,由胫腓骨下端及距骨组成,它只能在单一平面上进行屈伸运动。踝关节负重大,行走、跳跃时全身重量都落在踝关节上。

1. 踝穴

踝穴是踝关节的近端关节面,它由胫、腓骨下端构成。外踝较内踝长1cm、并偏后方1cm左右;内踝顶端分成两个钝性突起,即前丘与后丘,有内踝韧带附着;在矢状面,胫骨下端后缘与前缘比较,更向下方延伸而形成后踝,可以防止距骨在踝穴内的后移。

2. 距骨关节

距骨体滑车关节面与胫骨下端关节面相关节。在胫骨下端关节面的前后方,各有一个向上隆起的嵴,以适应距骨体滑车。距骨体前宽后窄,当踝关节伸屈运动时,踝穴可以适应距骨体前宽后窄的解剖特点,从而保持踝关节的稳定性。

二、韧带与关节囊

1. 外踝韧带

自前向后又分为腓距前韧带、腓跟韧带和腓距后韧带。

（1）腓距前韧带　韧带薄弱，起于外踝前缘，向前内侧而止于距骨的外侧面。在踝关节跖屈位时，有限制足内翻活动的作用；在踝关节中立位时，有对抗距骨向前移位的作用。当距腓前韧带断裂以后，可以出现踝关节前抽屉试验阳性。

（2）腓跟韧带　位居三束之中，起于腓骨外踝尖，向后下方止于跟骨侧面的一个小隆起。该韧带宽5mm、长12mm，强度中等。该韧带还汇入足外侧韧带，向前延伸到骰骨和第五跖骨基底。在踝关节90°位时，有限制足内翻活动的作用。腓跟韧带断裂后，当被动使足内翻时，距骨在踝穴内发生向外侧倾斜。

（3）腓距后韧带　三束中最坚强者，起于外踝内侧面的外踝窝，经距骨后面而止于距骨的外侧结节及其附近，具有限制踝关节过度背伸的作用。

2. 内踝韧带

又称三角韧带，较外侧副韧带坚厚，自前向后又分为胫距前韧带、胫跟韧带和胫距后韧带，其中胫距前韧带向足部的延续为胫舟韧带。三角韧带又可分为深、浅两部。浅层靠前起自内踝之前丘部，止于距骨上部；深层靠后主要由胫距后韧带组成，起于内踝之后丘部，止于距骨内侧结节及其前方。

三角韧带具有限制距骨向外侧移动，防止小腿位移和限制足过度内翻的功能。由于韧带十分坚厚并与关节囊紧密相连，当踝关节受到外翻、外旋应力时，常常发生内踝骨折却不发生三角韧带断裂。

3. 下胫腓韧带

又分为下胫腓前韧带、骨间韧带、下胫腓后韧带与下胫腓横韧带。其中，骨间韧带是骨间膜的延续，最为坚固。骨间膜起于胫骨，斜向外下而止于腓骨。当踝关节背伸活动时，腓骨轻微上移，并向外后方旋转。

4. 关节囊

踝关节的关节囊前侧由胫骨下端前缘至距骨颈，后侧由胫骨下端后缘至距骨后结节。前后关节囊松弛、薄弱，两侧关节囊由侧副韧带加强。

三、肌肉与肌腱

1. 肌肉

踝关节的运动形式主要是屈伸运动。使踝关节跖屈的肌肉主要是腓肠肌与比目鱼肌,其次是胫后肌、拇长屈肌和腓骨长肌。踝关节背伸肌有胫骨前肌、趾长伸肌、拇长伸肌等,它们所做的功只相当于跖屈肌的 $1/5 \sim 1/4$。正常人的足有外翻趋势,由于踝关节跖屈肌与足的内翻肌肌力强于踝背伸肌与足外翻肌,可以达到踝与足的稳定与平衡,对抗踝背伸与足外翻的活动。

另外,起着踝关节背伸、外翻动作的趾长伸肌的力量,远不如使踝关节背伸、内翻的胫骨前肌的肌力强大,故踝关节内翻损伤占绝大多数。

2. 肌腱

(1)踝前侧肌腱 由内向外为胫前肌腱、拇长伸肌腱、趾总伸肌腱等组成。胫前肌腱使足背伸、内翻,其余伸趾肌腱均使足背伸。

(2)踝内侧肌腱 由前向后依次为胫后肌腱、屈趾肌腱及拇长屈肌腱等组成。在屈趾肌腱与拇长屈肌腱之间,有胫后血管及神经通过。胫后肌腱能够使足跖屈、内翻;屈趾肌腱与拇长屈肌腱具有屈趾、屈拇和加强足弓的作用。

(3)踝外侧肌腱 外侧为腓骨长、短肌腱共居同一鞘内,在跟骨外侧分为两条。腓骨短肌腱位于深面,止于第五跖骨粗隆;腓骨长肌腱绕过跟骨滑车突的下方至足底,止于第一楔骨和第一跖骨基底部的外侧。外侧肌腱作用是使足外翻和跖屈。

(4)踝后侧肌腱 后侧的跟腱为人体最长最坚强的肌腱,长约15cm,起于小腿中部,由腓肠肌及比目鱼肌合成,在踝的后部最窄最厚。止于跟骨结节后面的下半部。跟腱止点上方约 3cm 处是断裂的好发部位。

四、踝关节运动与步态

踝关节运动的方式是由距骨体滑车关节面的形状所决定的。从侧方观察距骨体滑车并不是圆柱体的一部分,而是圆锥体的一部分,圆锥体的基底在腓侧,腓侧的曲率半径大于胫侧。因此,当踝关节屈伸运动时,腓侧运动的范围较胫侧长。

踝关节发生在水平方向上的旋转运动形式较为复杂。当跖屈时伴有水平方向的内旋,当背伸时伴有水平方向的外旋。踝关节在矢状面屈伸运动的运动轴不是水平的,内侧恰通过内踝前丘的稍后下方,外侧通过外踝的顶端,运动轴与胫骨干纵轴相交成约80°角。也就是说,踝关节屈伸活动的运动轴是自内上向外下倾斜,水平面上与膝关节屈伸运动轴相交成20°~30°角。

踝关节的屈伸运动与距下关节是联合的。当踝跖屈时,足内翻、内旋;踝背伸时,足外翻、外旋。踝关节跖屈时,足内侧缘抬高、外侧缘降低,足尖朝内称之为旋后;背伸时,足外侧缘抬高、内侧缘降低,足尖朝外称之为旋前。

正常踝关节屈伸活动范围约为60°~70°,其中背伸活动约为20°,跖屈活动约为40°~50°。平地步行时踝关节背伸10°左右,跖屈15°~20°左右,共约30°活动范围。

在步态周期中,踝关节屈伸运动的范围平均为20°~30°,年龄越大,屈伸运动范围越小。不同速度下的步态,踝关节屈伸运动范围也不相同,在快速的步态中,踝关节跖屈的程度变少。在患病的踝关节(如创伤性关节炎等)步态周期中,全部踝关节运动范围都减小,其中以背伸运动减少最显著。

第二节 踝关节韧带损伤

踝关节韧带损伤在运动损伤中非常多见,在关节韧带损伤中占第一位。当踝部受冲撞扭转,或足踩到不平地面而身体失去重心时,均可使踝部韧带损伤。本病常见于篮球、足球、滑雪、田径等运动项目。

根据韧带损伤的程度和病理变化,可分为单纯韧带损伤和联合损伤。前者损伤程度较轻,损伤后一般不影响关节稳定性,属于稳定性损伤;后者是指韧带完全断裂,踝关节可发生半脱位或脱位,并伴有其他部位或组织的损伤,为不稳定性损伤。

【损伤机制】

踝关节韧带损伤可分成三个主要类型:① 踝外侧韧带损伤,包括前距腓韧带损伤、跟腓韧带损伤、后距腓韧带损伤,系踝内旋和足内收、内翻应力所致;② 踝内侧韧带损伤,即三角韧带损伤,系踝外旋和足外展、外翻应力所致;③ 下胫腓韧带损伤,又称踝外旋损伤,多系足固定、小腿内旋而引起的胫腓骨间韧带损伤。

三种类型损伤之中,以踝外侧韧带损伤最为常见,其原因主要有两方面。一是踝内侧三角韧带较为坚强,而外侧韧带相对较薄弱;二是足部不正确着地动作,往往是足外侧缘或足背部着地,可造成强力内翻,损伤踝外侧韧带。在运动中,由于某种原因身体失去重心,或在运动中脚被踩、被绊,或场地不平等都可产生足关节的过度内翻动作,造成踝关节外侧韧带损伤。

【损伤类型】

1. 单纯韧带损伤

损伤发生在单侧韧带,根据损伤程度不同又分为韧带部分断裂和完全断裂两类。

（1）韧带部分断裂　韧带纤维受到牵扯引起掼伤或部分断裂,以距腓前韧带损伤最多见,其特点是踝关节活动仍然保持稳定现象。

（2）韧带完全断裂　多损伤于距腓前韧带或与跟腓韧带同时断裂,严重时距腓后韧带也可发生断裂。或有踝关节的暂时性脱位或半脱位,甚至合并小的撕脱性骨折。

2. 联合损伤

韧带损伤同时,常常合并足踝部的其他组织损伤。联合损伤主要包括以下几个方面的合并性损伤。

（1）外侧韧带损伤合并内侧三角韧带损伤　这种损伤多发生于踝跖屈、旋后位的扭伤,受伤时距骨向前脱位,三角韧带的胫距前韧带也可以被拉断。

（2）合并舟骨损伤　当踝旋后动作过度而损伤外侧韧带时,内踝尖可同时撞击舟骨,使舟骨发生错动而造成软骨板的损伤。

（3）合并距骨骨折　为距骨关节面的软骨骨折,该骨折早期 X 线检查很易漏诊,多由于晚期韧带损伤已愈,而踝部仍有疼痛症状,随着骨质吸收或软化才可能被 X 线检查发现。

【症状体征】

1. 外伤史

有明显足踝部损伤及足外翻或内翻史。

2. 疼痛

损伤后踝关节外侧或内侧疼痛,走路时踝关节活动时疼痛加重。

3. 肿胀

伤后由于局部出血和组织液渗出增加,引起踝关节的外侧或内侧出现局部肿胀,并逐渐延及踝关节前部。如果韧带完全断裂,断裂部腱鞘与关节腔相通,积血会进入腱鞘管内,鞘囊随即膨起而发生肌腱肿胀。

4. 皮下淤血

韧带、关节囊等撕裂后其毛细血管破裂，出现皮下淤血，伤后 2～3 天淤血青紫最明显。

5. 跛行

走路踝部疼痛，足跟不敢着地，勉强行走也只能用足外缘着地。主要是由于出血积聚于关节间隙，或断裂的韧带、软组织嵌入关节内所致。

6. 压痛

压痛点多在踝关节的外侧、距腓前韧带及跟腓韧带。但寻找压痛点时，应特别注意联合伤的检查。如外踝部有撕脱骨折时，压迫骨面则有明显疼痛，或有骨擦音等。

7. 被动足旋转痛

被动旋转足关节时产生疼痛或疼痛加剧，这一检查是受伤动作的重复，注意不要过度牵引及摇晃踝关节，防止加重韧带损伤。若外侧韧带损伤，则在外侧相应的损伤部位出现疼痛。如果外侧出现疼痛的同时踝内侧也出现疼痛，则可能伴有舟骨损伤或距胫韧带损伤。

8. 踝关节不稳

该检查目的是检查外侧韧带是否有完全断裂，这种检查应在受伤当时立即进行。由于受伤时产生局部休克而疼痛较轻，尚未发生踝关节肌痉挛，所以容易查出阳性体征。一旦出现出血、肿胀、疼痛等，则必须先注射普鲁卡因封闭后再进行检查，或在伤后 3～5 日肿消后再查。具体检查方法有二：

（1）距上关节抽屉试验　检者一手握小腿，另一手握足跟，在踝稍距屈位，使距骨向前或向后错动；两踝对比，若患侧活动范围较大即属阳性，说明踝关节外侧韧带完全断裂。

（2）踝关节强迫内翻或外翻试验　两侧对比，如果伤侧距上关节在外侧"开口"较大，即为踝外侧距腓前韧带断裂或跟腓韧带断裂；如果伤侧距上关节在内侧"开口"较大，则为三角韧带断裂。

9. X 检查

对诊断踝关节韧带损伤没有直接作用，主要是鉴别诊断或判定有无合并骨折。

【处理方法】

1. 急性重度损伤

为防止踝部出血肿胀，需用冷水浸浴 10～20 分钟，或用冷冻剂喷雾，使局部小血管收缩；外敷中药，用厚棉垫加压包扎；术后患肢抬高，做主动足趾活动。

应该注意，在重度损伤急性期严禁实施局部手法按摩，否则会加重关节内出血或肿胀。

2. 急性轻度损伤

在采用一般治疗的同时，可以采用手法治疗。按压解溪、昆仑、太溪、绝骨等穴位，以舒筋活络；自足趾向小腿做轻揉法及擦法，以消肿止痛；双手轻轻牵引踝部，并置双手掌于内外踝处，向中央挤压踝部，使关节间隙及韧带恢复常位。

3. 恢复期治疗

（1）轻度损伤　若一天后肿胀不明显、疼痛好转，可做小步慢跑或行走，做足跟不离地的下蹲动作。下蹲开始可做十次，以后逐渐加多次数。

（2）重症损伤　损伤2天后可以采用手法治疗，双手拇指由足向小腿推压，力量均匀，反复十遍，在跟腱两侧及内外踝凹陷处，用拇、食指按揉，可达到消肿止痛、舒筋活血的效果。损伤一周后，如果踝部无明显疼痛，可以开始练习慢跑及下蹲动作，练习时踝部用护踝或胶布支持带保护，防止再伤；还要加强小腿肌肉及踝关节力量练习，以增加踝关节的稳定性。

（3）对踝关节稳定性较好者采用拔伸、摇晃法。患者仰卧，术者一手握住足前半部，向上牵拉足部，另一手推踝部，在牵引同时内外翻踝部；左右摇晃足部以增加关节间隙，消除关节粘连，其力量以不引起疼痛为度；此后，术者双手握足拔伸，同时跖屈、背屈踝关节，以增加踝关节活动范围。

4. 联合损伤

合并舟骨或距骨损伤者，最好用棉花压迫包扎后，再以短腿石膏托固定3~4周。合并暂时性脱位或半脱位，或有撕脱的小骨片，采用相应的手术治疗，应予手术修补。

5. 踝关节不稳

踝部韧带断处理不当，常造成踝关节不稳或有反复性脱位，严重影响运动员的日常训练和比赛，而且伤病日久多继发踝的骨关节病。症状较轻者，可以用粘膏支持带保护进行常规训练，同时要加强踝周围肌肉的力量训练，如负重提踵、足尖行走等；症状较轻者必须进行手术治疗。

第三节 踝关节骨折

踝关节骨折常见于跳伞、滑雪、跳远等运动项目,是一种最常见的关节内骨折。

【损伤机制】

根据损伤外力的作用方向不同,踝关节骨折可分为踝关节外翻外旋、内翻内旋和垂直压缩型骨折三种类型。

1. 外翻外旋型骨折

足极度猛力外翻时,距骨沿矢状轴向外翻转,距鞍角就像楔子一样使两踝分开。这时胫腓韧带首先受到牵扯,继而距骨向外挤压外踝,结果发生外踝骨折。如果力量过大,内踝受到韧带牵扯也可同时发生骨折,或伴有三角韧带的撕裂。

足极度猛力外旋时,"前脚"向外,使距骨沿着纵轴旋转,同样也有楔子样作用使两踝分离而发生骨折。

2. 内翻内旋型骨折

当足过度内翻时,足的内缘翻起,迫使两踝分离,致使胫腓韧带及踝关节的外侧韧带受到猛力的牵拉。这种损伤如果力量不大时,只发生内踝骨折;如果力量过猛,则常同时合并腓骨髁骨折,或踝关节的外侧韧带撕断。

3. 垂直压缩型骨折

多因从高处垂直落地,距骨直接冲击踝穴关节面引起压缩性骨折。根据踝关节落地时的着地部位不同,分为背伸型和跖屈型两种类型。前者是指胫骨前下缘骨折,后者则为胫骨后下缘骨折及胫骨远端粉碎性骨折。若踝关节同时还受到旋转、内收、外展等暴力的共同作用,则可能发生复合压缩型骨折。

【症状体征】

1. 外伤史

本病均有明显的外伤史。

2. 症状

伤后踝部剧痛,关节肿胀、畸形,不能着地行走等。

3. 体征

特别是未出现肿胀之前,如果发现足踝部向两侧或前后错位,即表明有踝穴破损。如内、外侧或胫腓韧带受伤,可在相应部位压痛。若踝上有压痛,说明有骨折;跟腱附着点的侧上方压痛时,表明在胫骨下关节面的后缘骨折;如果压痛出现在前缘,表明胫骨下关节面的前缘有骨折。腓骨挤压痛判定腓骨是否有骨折,可用手握住小腿的中部,将胫骨和腓骨向一起挤压。如果有骨折发生,则在骨折部出现疼痛。检查踝关节活动范围时,应握住足跟,然后向两侧踝部推压或极度内、外翻。如活动范围超乎正常,即为踝穴破坏。

5. X 线检查

不仅有助于骨折确诊,还可确定骨折类型。

【处理方法】

踝关节活动是在负重的情况下进行的,其稳定性极其重要。因此,保持踝穴的完整性和完全重建胫距关节面,是治疗踝关节骨折的两项重要原则。

1. 早期处理

如果确定存在骨折时,首先应按一般性骨折进行急救处理。即应将足、踝关节及小腿的下 1/3 处用厚棉花及绷带裹缚压迫止血,然后用长夹板固定。

2. 后期处理

根据骨折后内外踝及距骨有无错位,可分为两类不同的治疗方法。

(1)无错位骨折　适用于踝关节的内踝或外踝无错位骨折。如果骨折只是一条裂隙,也没有韧带撕裂,只用粘膏支持带固定,棉花压迫止血即可,病人常常可以不用拐杖行走。如果局部疼痛可注射普鲁卡因 1～2 次;约 3～4 周后将粘膏带除去,改用护踝保护。

(2)骨折后踝及距骨有错位　如果骨折后因局部活动而发生错位或粉碎骨折,一般先用绷带等压迫止血,待肿胀消除后将压力绷带除去,更换短腿石膏管型靴固定。石膏型靴约 4～5 周后除去,再以粘膏支持带保护踝关节,并于鞋跟的内侧或外侧楔形加高,以防止足的突然内、外翻而引起骨折部的再次损伤。如果损伤比较严重,距骨向两侧移位使踝关节完整性遭到破坏时,一般手法很难复位,最好采用手术治疗。

第四节　踝关节骨性关节病

踝关节骨性关节病在运动员中非常多见,尤其多见于足球、体操、篮球、手球、冰雪等项目运动员及舞蹈演员。本病的发生与运动员的训练年限有关,训练年限越长,发病率越高,伤情也越严重。

【损伤机制】

本病发生的主要原因是踝关节活动过度和反复扭伤,基本病理变化为关节内滑膜、关节面软骨等组织发生病理性退行性改变。病程日久者,多有骨疣形成。所谓骨疣不同于边缘性骨赘,它实质是骨反复受到刺激后而引起的骨质隆起。而骨赘则是由慢性滑膜炎或慢性关节炎引起的,是在关节边缘由骨软骨组织形成的骨性隆起。骨疣和骨赘的形成是踝关节骨性关节病较为严重的病理改变。

1. 踝关节活动过度

主要是由于踝关节反复屈伸或过度内、外翻而引起局部过劳、关节软骨微细损伤的积累而成。如果在踝过伸或过屈的同时,又加上踝的内外翻就更容易引起此病。例如,体操跳马、平衡木、高低杠、单杠的各种"高下法"时的踝背伸与内外翻,或足球运动员足的内外侧或正脚踢球时足跖屈与内外翻等动作,都使踝关节发生超常范围的不合槽活动,使关节内的骨关节面反复受到撞击与挤压。如此长年训练,必然会引起关节软骨的磨损而出现损伤性改变。

2. 踝关节反复扭伤

踝关节扭伤后,如过早的参加练习,可能会出现肌肉无力、韧带松弛、关节不稳等现象,很容易再次发生扭伤。反复扭伤的关节软骨由于某一部分不断受到撞击,也会引起软骨或骨损伤而发生骨关节病。另外,反复扭伤的结果必然产生踝关节的急性或慢性创伤性关节炎,关节内滑液性质的改变,也会影响关节软骨的营养、增加软骨间的相互摩擦,从而会加快踝部慢性骨关节病的病程发展。

【症状体征】

1. 疼痛

骨性关节病的最显著症状是疼痛。早期踝部酸痛无力,清晨加重,踝部发僵。踝部轻微活动后,则关节疼痛减轻、活动滑利;但过度活动后,疼痛又会明显加重,这是骨关节病疼痛特点。晚期疼痛剧烈,踏跳、落地及用力踢球时均有踝部疼痛,或天气变化时疼痛加重。

2. 压痛

关节周围有压痛,压痛点多为病变处,其中以关节间隙压痛最为明显。小腿肌肉经常处于紧张状态,检查可有小腿肌肉发硬,甚至出现肌肉的压痛。

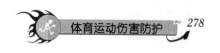

3．关节肿胀

踝关节出现滑膜增厚、关节积液、腱鞘炎症及骨质增生等，以上病变均可造成踝关节周围软组织的肿胀。

4．关节受限

早期关节软组织纤维化、晚期骨刺增长，均可使关节活动范围减小，踝关节背伸、跖屈及旋转均受限。关节游离体卡在关节间隙某位置时，可出现踝部"交锁"现象。

5．关节摩擦感

因关节表面不平滑、关节游离体在关节内移位，以及肌腱软骨的磨损，故检查踝部有摩擦感或响声。

6．X光检查

早期无特殊表现，晚期则表现为关节缘有骨质增生，甚至有骨疣或骨赘的形成，以上表现是诊断本症重要依据。

【处理方法】

由于大部运动员无主诉症状或症状很轻，因而保守治疗仍是首选方法。

1．改进训练方法

治疗时首先必须改进训练、消除病因，严格控制引起踝部疼痛的动作。适当调整训练内容，避免单一的踝关节背伸、跖屈、内外翻动作，减少踝部的突然受力动作（如用力踏跳、踢球等）。还要注意局部休息，为损伤组织修复提供合适的环境。

2．保持踝关节稳定

通过加强踝及足部的肌肉力量练习，以保持踝关节的稳定作用是非常重要的康复疗法。特别是对体操、足球、滑雪运动员及舞蹈演员，踝部过度屈伸扭转几乎是不可避免的技术动作，因而在加强踝部的肌力练习的同时，训练时必须以支持带包裹踝关节部，以限制过度活动，并保持关节稳定。

3．物理治疗

坚持长期进行红外线、超短波等常规物理治疗。

4．手法按摩

先用按法、拿法放松小腿肌肉，并用拇、食指沿跟腱两侧提拿，以减少肌肉对踝部的牵拉，增加局部血运；而后一手握住足前部，另一手握足跟部，同时向下牵拉踝关节，用力进行背伸、跖屈及内外翻等动作，以增加关节间隙、分解关节粘连、解除肌腱的挛缩，以改善关节活动范围。用拇指从跟腱两侧开始，绕内外踝下方至足背，沿关节间隙推压，在痛点或关节活动痛处用重掐法、刮法，以刺激局部滑膜、韧带，以稍产生疼痛为度。最后在小腿、踝、足背、足底用擦法，使之发热而达到活血消肿的作用。

第五节 跟腱断裂

跟腱断裂常见于体操、足球、武术等运动项目。跟腱是人体中最坚强、粗大的肌腱，起自小腿中 1/3，止于跟骨后结节中点。止点正位于皮下，止点的上方的跟腱前后面，各有一滑囊衬垫。后方滑囊将皮肤与跟腱分开，前方滑囊将腱与前方的脂肪垫分开。

【损伤机制】

按其受损机制可分为直接暴力或间接暴力。

1. 直接暴力

（1）锐器直接切割跟腱部造成其断裂。在运动项目中极少见，偶见武术运动员刀枪对练中配合失误等。

（2）当跟腱处于紧张状态时，外力直接打击跟腱。如足球比赛中，抢球者从后方直接踢到控球者的跟腱部等。

2. 间接暴力

肌肉突然收缩牵拉跟腱引发跟腱断裂，常见于体操、武术中的空翻等动作，或篮球运动中的后仰起跳投篮等。运动员起跳时踝关节由背伸位至跖屈位的过程，是由小腿三头肌、腓骨肌、胫后肌及屈趾肌群等共同完成。这些肌肉、肌腱在这一过程中分工是不同的，背伸位时（约70°）跟腱处于牵拉紧张状态，其他则处于松弛状态。因此，当踝关节背伸位 70°时突然发力，主要是由跟腱来承受，如果此时腱围存在病变，就易发生断裂。

【症状体征】

1. 外伤史

受伤时多可闻及响声。

2. 症状

局部肿胀疼痛，小腿无力，不敢站立和行走。

3. 体征

踝关节活动受限，跟腱轮廓消失，可触及凹陷并有压痛，不敢提踵。但有时跟腱断裂后，由于胫后肌及腓骨肌的作用踝关节仍可屈曲，因此容易发生误诊。

4. X 线检查

可显示跟腱不连续。

【处理方法】

对于跟腱断裂的治疗,多数人认为非手术疗法效果较好。即屈膝、屈踝、跖屈位石膏固定 8 周,一般不影响日常生活。严重者手术治疗,注意早期功能锻炼。

对专业运动员同常人的要求并不一样,早期应积极采用手术治疗。其手术治疗的优点能掌握跟腱的松紧度。由于间接暴力造成的跟腱断裂多呈马尾状,直视下有时无明显的断端,手术时可编织缝合。

第六节　腓骨长肌腱滑脱

腓骨长、短肌是足外翻的原动肌,并有屈踝的作用。两肌均起于腓骨外侧,两肌腱从外踝后缘、沿着踝沟转至足底,腓骨长肌腱止于第 1 楔骨和第 1 跖骨底;腓短肌腱止于第 5 跖骨底。外踝后缘的踝沟处有坚硬的韧带组织,形成外踝支持带保护腓骨肌腱于踝沟内。腓骨肌腱沿踝沟下行途中,外踝作为滑车在外踝尖部急转向前下方。外踝部是该肌腱成角最大处,因此容易在该部位发生肌腱滑脱。腓骨长肌腱滑脱又称"弹响踝",常见于篮球、足球及滑雪等运动项目。

【损伤机制】

最常见的损伤机制是在足内翻位时,踝关节突然被动背伸。这时,腓骨长肌突然保护性的收缩,导致腓骨长肌腱在外踝部滑脱。另外,当足位于轻度外翻位时,腓骨长肌突然收缩,肌腱撞击于外踝的支持带可造成支持带破裂,而引发腓骨长肌腱脱位。

另外,先天性因素也是该腱产生滑脱的重要原因,即先天性踝沟发育不良、沟浅或缺如,或腓骨上支持带薄弱,当足内翻位或背伸时而造成腓骨肌腱滑脱。

【症状体征】

1. 疼痛

踝关节前外侧或前内侧出现疼痛、肿胀,活动较多和剧烈运动后症状明显加重,休息后又能部分缓解。

2. 压痛

踝关节前外侧或前内侧压痛,可出现多处压痛点。

3. 关节活动受限

踝关节背伸活动受限,并伴有踝关节背伸和内外翻时疼痛,或患肢单足下蹲时产生疼痛或疼痛加重。

4. 踝关节不稳可以伴有踝关节不稳,常常出现"腿打软",或伴有响声。

5. X 线检查

一般无异常发现,当踝关节不稳时,可以通过内翻位和前后抽屉位测量出距骨的倾斜度和前移位的程度,以判定踝关节损伤的程度。

【处理方法】

踝关节软组织损伤综合征的治疗分为非手术治疗和关节镜手术治疗。非手术治疗包括物理治疗、制动休息以及药物封闭和踝关节康复训练等。临床上可根据患者的情况,选择上述几种方法进行综合治疗。保守治疗 3~6 个月无明显效果,则应行关节镜手术治疗。

第七节　踝关节软组织损伤综合征

由于本病症状反应常常在足踝部外侧,故又称踝关节前外侧撞击综合征。一般在踝关节扭伤后,常规的 X 线检查,既没有发现骨折,也未见脱位,经过一段时间的恢复和治疗,肿胀疼痛虽然明显减轻,但活动量增加和剧烈运动后,肿痛又会加重。症状反复发作、迁延不愈。所以,临床上将踝关节扭伤后无骨折脱位,而且反复出现踝关节前外侧肿痛者,称为踝关节前外侧撞击综合征。

【损伤机制】

当踝关节内翻位扭伤或旋后位扭伤时,常常造成外侧韧带以及下胫腓前韧带,受到内翻应力的牵拉发生断裂,甚至前外侧关节囊也出现撕裂。以后由于反复的内翻扭伤和踝关节屈伸运动,可能导致一部分撕裂的韧带断端嵌入前外侧沟内。或者曾被损伤韧带的愈合处,出现了增生、肥厚或形成了瘢痕,造成踝关节前外侧肿胀和疼痛。

【症状体征】

1. 疼痛

踝关节前外侧或前内侧出现疼痛、肿胀,活动较多和剧烈运动后症状明显加重,休息后又能部分缓解。

2. 压痛

踝关节前外侧或前内侧压痛,可出现多处压痛点。

3. 关节活动受限

踝关节背伸活动受限,并伴有踝关节背伸和内外翻时疼痛,或患肢单足下蹲时产生疼痛或疼痛加重。

4. 踝关节不稳可以伴有踝关节不稳,常常出现"腿打软",或伴有响声。

5. X 线检查

一般无异常发现,当踝关节不稳时,可以通过内翻位和前后抽屉位测量出距骨的倾斜度和前移位的程度,以判定踝关节损伤的程度。

【处理方法】

踝关节软组织损伤综合征的治疗分为非手术治疗和关节镜手术治疗。非手术治疗包括物理治疗、制动休息以及药物封闭和踝关节康复训练等。临床上可根据患者的情况,选择上述几种方法进行综合治疗。保守治疗 3～6 个月无明显效果,则应行关节镜手术治疗。

第八节　跟骨跟腱止点末端病

跟骨跟腱止点末端病是一种常见的运动损伤,多见于体操、武术等运动员。

【损伤机制】

跟腱远端止于跟骨后结节,结节部的跟腱其周围无腱鞘,依靠疏松的网状结缔组织与其周围的筋膜相连接。网状结缔组织含有血管,用以供给肌腱的营养。跟骨跟腱止点末端病是由于踝关节经常处于过伸位或起跳过多所致。如体操运动员练习踺子小翻,踝经常处于过伸位起跳。跟腱的止点经常受到异常的牵扯力量,从而引发该处肌腱受损、腱围水肿,甚至局部软骨变性或发生骨质增生等。

【症状体征】

1. 疼痛

跟腱处疼痛、肿胀,踝背伸 70° 用力蹬地时疼痛明显。或者只限于踏跳时及劳累后疼痛。

2．压痛

压痛点在腱止点处,按压时疼痛明显,痛如针刺。

3．跟腱粗大

跟腱变性增生而肿胀、粗大。

4．X线检查

对本病诊断有意义,早期多正常或有腱组织肥厚阴影;晚期可见腱止点骨化及骨质增生。

【处理方法】

1．早期应暂时停止跑跳动作的训练,或调整训练计划,增强跖屈肌力量。可在不负重的条件下练习膝关节屈伸运动,通过对小腿三头肌的牵拉作用,来促进跟腱及其周围组织的血液循环、改善肌腱的营养,促进损伤组织的康复。

2．急性发作期,可采用局部冰敷,再用粘膏支持带限制踝背伸,使踝关节不超过80°。疼痛者剧烈者,还可服用消炎止痛药。

3．慢性期可行物理治疗、推拿、中药薰洗及药物封闭等。

4．晚期顽固病例,跟腱内有钙化或骨化者,可施行手术纵行切开腱组织,切除变性钙化或骨化的硬块,并松解粘连。

第九节　足背隆突症

足背隆突症实质就是足背侧的骨质增生,以跆拳道、足球等运动项目较为多见。

【损伤机制】

训练比赛中一次性足背部挫伤,或反复足背部受到打击、踩压,足背部肌腱、韧带或软骨及其骨面受损,局部组织渗出、增生而导致骨化隆起。

【症状体征】

(1)足背隆起坚硬、疼痛、压痛,跑跳甚至行走时疼痛加剧,穿鞋压迫摩擦也引起疼痛。

(2)足背部突出的硬结固定不动,常有锐利的压痛或指刮痛。

(3)隆起部位多在内侧足纵弓的背侧,硬结不随肌腱移动,可与伸趾肌腱炎相区别。有时在隆突处的皮下,由于摩擦可产生继发滑囊炎。

(4)X线检查,早期阴性或仅见软组织增生密度增高影,病程日久可见到疼痛处有唇样增生、关节间隙狭窄、局部骨质隆突等。

【处理方法】

1. 非手术治疗

早期无明显骨质变化时,隆起不大、穿鞋无困难者,宜穿软面低跟鞋,减少跑跳动作或局部直接刺激。亦可于隆突处用海绵做圈保护,或将跖底用粘膏支持带、平足鞋垫保护足弓。也可多采用超短波、湿热敷,或中药薰洗等。疼痛明显,尤其伴有滑囊炎者可局部封闭治疗。

2. 手术治疗

骨唇增生明显或临床症状明显,或滑膜嵌入关节隙而关节活动受限,或经治不愈者,可采用手术方法切除嵌在关节内的滑膜及突出的骨唇。

第十节　跖骨疲劳性骨折

跖骨疲劳性骨折又称为行军足,多见于新入伍战士,因而得名。在运动损伤中常见于是竞走、长跑运动项目。

【损伤机制】

主要是由于过度疲劳,使足部肌肉、韧带失去保护支持作用而足弓塌陷,使平素负重较少的第Ⅱ、Ⅲ、Ⅳ跖骨头的负重增加,超过骨皮质及骨小梁的负担能力,从而造成一种局部的应力骨折。

【临床症状及诊断】

1. 疼痛

症状最初表现为前足痛,特别感觉在跑跳时疼痛最明显,随着运动量的加大,疼痛加重,稍有加休息状态可略减轻,局部于跖间隙或骨干上有压痛。

2. 肿胀

足背部有时可见组织肿胀及某一跖骨骨膜肥厚不平或骨性肿大。

3. X 线检查

早期可为阴性,2～3 周后可见骨折线及骨痂形成。

【处理方法】

治疗多以休息为主,应避免跑跳或过多走路。鞋底前部可适当垫高,使负重点后移。还可配以局部封闭、中药外敷或超短波物理治疗等。

局部疼痛明显,X 线显示有明显骨折,应采取有效的外固定,1 个月后可去除外固定。

第十一节　踝关节功能性训练

1. 平衡垫单腿支撑

动作功能：改善身体平衡性，提高踝关节的稳定性。

动作要点：

如图 14-1：

练习者单脚站立于平衡榻上，双臂侧平举保持平衡。

坚持 30 秒至 1 分钟后缓慢还原。

2. 单腿提踵

动作功能：提升踝关节周围肌肉的肌力与肌耐力，提高踝关节稳定性。

动作要点：

如图 14-2：

① 练习者身体保持直立，手扶固定物，头部保持中立位，挺胸收腹。

② 单脚站立于台阶边缘处，吸气时足背屈身体下落，呼气时足跖屈身体上升。重复 15～20 次后结束动作。

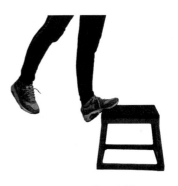

图 14-1　单腿支撑

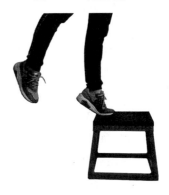

图 14-2　单腿提踵

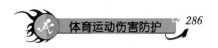
参考文献

1. Magee DJ. 骨科检查评估. 罗卓荆, 译. 北京: 人民军医出版社, 2007

2. 南登昆. 康复医学(第四版). 北京: 人民卫生出版社, 2008

3. 曲绵域, 于长隆. 实用运动医学. 北京: 北京大学医学出版社, 2003

4. 关玲等译. 解剖列车(第三版). 台湾: 军事医学科学出版社, 2015

5. 王煜. 运动软组织损伤学. 成都: 四川科学技术出版社, 2010

6. Dr. Gill Solberg. Postural Disorders and Musculoskeletal Dysfunction. Churchill, 2007

7. 原林等. 筋膜学. 北京: 清华大学出版社, 2011

8. Mark D. Miller, Jon K. Sekiya 原著, 邱贵兴等译. 运动医学: 骨科核心知识. 北京: 人民卫生出版社, 2009

9. 汪华侨等译著. 肌与骨骼的解剖功能及触诊. 天津: 天津科技翻译出版社, 2013

10. A. L. KAPANDJI 原著, 顾冬云等译. 骨关节功能解剖学. 北京: 人民军医出版社, 2011

11. Carolyn Kisner, Lynn Allen Colby. Therapeutic Exercise: Foundations and Techniques. American: F. A. Davis Company, 2012

12. 胡名霞. 动作控制与动作学习. 台湾: 金名图书有限公司, 2011

13. Mahmut Nedim Doral. 运动损伤: 预防诊断治疗与康复. 张文涛等译. 北京: 人民卫生出版社, 2015

14. 王国祥. 运动损伤与防治. 北京: 知识产权出版社, 2004

15. 赵斌. 体育保健学. 北京: 高等教育出版社, 2013

16. 王安利. 运动损伤预防的功能训练. 北京: 北京体育大学出版社, 2013

17. 孙莹等. 月骨周围损伤的机制、分类及 X 线改变. 现代医用影像学, 2014. 5

18. 焦爽等. 本体感觉训练预防踝关节运动损伤研究进展. 中国运动医学杂志, 2009. 6

19. 戴闽等. 成人肱骨远端骨折术后肘关节功能个性化康复治疗. 中

国矫形外科杂志,2012.14

　　20. 刘小平等.踝关节运动损伤的成因及快速康复方法分析.中国医院药学杂志,2016.10

　　21. 廖冬发等.青年战士腕舟状骨骨折17例诊治分析.中国骨与关节损伤杂志,2011.9

　　22. 陈艳.陕西省不同运动水平网球运动员常见运动损伤调查研究.西安体育学院学报,2016.6

　　23. 王焯等.腕舟状骨骨折漏诊分析.中国骨与关节损伤杂志,2007.7

　　24. 李智尧等.网球肘研究新进展.中国骨伤,2011.1

　　25. 任玉衡等.优秀运动员的运动创伤流行病学调查.中国运动医学杂志,2000.4

　　26. 敖英芳等.运动员前交叉韧带损伤的流行病学研究.体育科学,2000.4

　　27. 张金林等.我国优秀艺术体操运动员腰椎体骨骺损伤.中国运动医学杂志,2000.4

　　28. 崔芳等.康复训练对运动性肩袖损伤微创术后肩关节功能恢复的影响.中国康复医学杂志,2008.1

　　29. 吴秋霞.肩胛肌肉强化训练治疗慢性肩袖损伤临床研究.中国康复医学杂志,2015.8

　　30. 李元敬等.优秀女子标枪运动员最后用力阶段肘关节生物力学分析及运动损伤调查.中国组织工程研究与临床康复,2007.22

　　31. 包莺等.足球运动中半月板损伤的特点、伤后处理及康复.辽宁师范大学学报,2007.2

　　32. 赵立君等.运动性跟腱损伤的临床流行病学特点.中国临床康复,2006.28

　　33. 吴鹏.狭窄性腱鞘炎的诊疗进展.湖北中医药大学学报,2013.3

　　34. 高想等.体外冲击波在腱止点末端病中的应用.中国康复医学杂志,2010.8

　　35. 陈香仙等.肱骨外上髁炎的推拿与抗阻运动康复研究.北京体育大学学报,2011.6

　　36. Zalavras CGet al. Operative treatment of intra-articular distal humerus fractures,Am J Orthop,2007,12：8

37. Engebretsen AH et al. Prevention of injuries among male soccer players: a prospective, randomized intervention study targeting players with previous injuries or reduced function, Am J Sports Med. 2008, 36(6)

38. Agel J et al. Descriptive epidemiology of collegiate women's volleyball injuries: National Collegiate Athletic Association Injury Surveillance System, 1988—1989 through 2003—2004, J Athl Train. 2007, 42(2)

39. Freire V et al. Imaging of hand and wrist cysts: a clinical approach, AJR Am J Roentgenol, 2012, 199(5)

40. Kim JP et al. Arthroscopic excision of dorsal wrist ganglion: factors related to recurrence and postoperative residual pain, Arthroscopy. 2013, 29

41. Mckoy BE et al. Fractures about the shoulder: conservative management, Orthop Clin North AM. 2000, 31(2)

42. Van Dieen JH, Selen LP. Cholevvicki J. Trunk muscle activation in low-back pain patients, an analysis of the literature. J Electromyogr Kinesiol. 2003, 13(4)

43. Emery CA. Injury prevention and future research Med Sport Sci, 2005: 48

44. Cholewicki J, Silfies SP, Shah RA, et al. Delayed trunk muscle reflex responses increase the risk of low back injuries. Spine. 2005, 30(23)

45. McHugh MP, Tyler TE, Tetro DT, et al. Risk factors for noncontact ankle sprains in high school athletes: the role of hip strength and balance ability. Am, J Sports Med, 2006, 34(3)

46. McKay GD, Goldie PA, Payne WR, et al. Ankle injuries in basketball: injury rate and risk factors Br J Sports Med. 2001, 35(2)

47. Tyler TE, McHugh MR, Mirabella MR, et al. Risk factors for non-contact ankle sprains in high school football players: the role of previous ankle sprains and body mass index Am J sports Med. 2006, 34(3)

48. Peate WE, Bates G, Lunda K, et al. Core strength: a new model for injury prediction and prevention. J Occp Med Toxicol. 2007, 2

49. Pirouzi S, Hides J, Richardson C, et al. Low back pain patients jemonstrate increased hip extensor muscle activity during standardized submaximal rotation efforts Spine. 2006, 31(26)